Das Ereignis der Geburt

Beiträge zur Wissenschafts- und Medizingeschichte

Marburger Schriftenreihe

Herausgegeben von Irmtraut Sahmland

Band 5

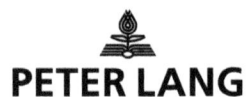

Annika Platte

Das Ereignis der Geburt

Medizinisches Wissen und Deutung des Geburtsaktes vom ausgehenden 18. bis zur Mitte des 19. Jahrhunderts

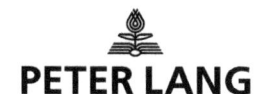

Bibliografische Information der Deutschen Nationalbibliothek
Die Deutsche Nationalbibliothek verzeichnet diese Publikation
in der Deutschen Nationalbibliografie; detaillierte bibliografische
Daten sind im Internet über http://dnb.d-nb.de abrufbar.

Zugl.: Marburg, Univ., Diss., 2017

D 4
ISSN 2198-0152
ISBN 978-3-631-74726-1 (Print)
E-ISBN 978-3-631-74991-3 (E-Book)
E-ISBN 978-3-631-74992-0 (E-Book)
E-ISBN 978-3-631-74993-7 (E-Book)
DOI 10.3726/b13555

© Peter Lang GmbH
Internationaler Verlag der Wissenschaften
Berlin 2018
Alle Rechte vorbehalten.

Peter Lang – Berlin · Bern · Bruxelles · New York ·
Oxford · Warszawa · Wien

Das Werk einschließlich aller seiner Teile ist urheberrechtlich
geschützt. Jede Verwertung außerhalb der engen Grenzen des
Urheberrechtsgesetzes ist ohne Zustimmung des Verlages
unzulässig und strafbar. Das gilt insbesondere für
Vervielfältigungen, Übersetzungen, Mikroverfilmungen und die
Einspeicherung und Verarbeitung in elektronischen Systemen.

Diese Publikation wurde begutachtet.

www.peterlang.com

Meiner Nichte Elisa und meinem Patenkind Flynn –
meinen liebsten Menschenpflanzen

Das Geburtsgeschäft des Menschen darf der Grossartigkeit seiner äusseren Erscheinung und der hohen Bedeutung seines Endzieles wegen unbedenklich als die erstaunenswürdigste Function des menschlichen Organismus betrachtet werden.[1]

---

1 Hermann Friedrich Kilian, „Die Geburtslehre von Seiten der Wissenschaft und Kunst dargestellt", 1. Bd., Frankfurt am Main 1839, S. 207, § 204.

Inhaltsverzeichnis

1. **Einleitung und Methoden** 13
   - 1.1 Einleitung 13
   - 1.2 Medizinhistorische Arbeitsmethoden 18

2. **Ein Einblick in naturwissenschaftlich-medizinische Denkmodelle außerhalb der Geburtshilfe um die Jahrhundertwende 1800** 19
   - 2.1 Medizinische Forschungen und Gedankenkonzepte zur Zeit der Aufklärung 19
     - 2.1.1 Iatromechanik und Animismus – Die Konzepte Hoffmanns und Stahls im 18. Jahrhundert 20
     - 2.1.2 Die experimentalphysiologischen Experimente des Albrecht von Haller im 18. Jahrhundert 22
     - 2.1.3 Die Theorie von der Lebenskraft 26
     - 2.1.4 Untersuchungen zu Galvanismus und Lebenskraft 28
   - 2.2 Präformation oder Epigenese? – Eine große Debatte im 18. Jahrhundert 30
     - 2.2.1 Die Präformationstheorie des Albrecht von Haller 31
     - 2.2.2 Die epigenetische Theorie Caspar Friedrich Wolffs 33
   - 2.3 Friedrich Wilhelm Joseph von Schelling und die Romantische Medizin 38
   - 2.4 Das Ende der Romantischen Medizin und die Hinwendung zum Materialismus 42

3. **Seelenorgan und Seelensitz – Lokalisationsversuche der menschlichen Seele im 18. Jahrhundert** 45
   - 3.1 Soemmerrings Suche nach dem Seelenorgan 46
   - 3.2 Die Arbeiten Franz Joseph Galls im 19. Jahrhundert 47

4. Die Physiologie des Fötus – Wissensstand und Forschungen zu Beginn des 19. Jahrhunderts 51
4.1 Der intrauterine Blutkreislauf 51
4.2 Die intrauterine Atmung 54
4.3 Die intrauterine Ernährung 63

5. Die Auslösung der Geburt 69
5.1 „Das glücklich gebärende weibliche Organ" – Wissensstand zur Anatomie der Gebärmutter 69
5.1.1 Der anatomische Aufbau der Gebärmutter 69
5.1.2 Deutungen von Größenzunahme und Wachstumsprozess der Gebärmutter in der Schwangerschaft 79
5.2 Die Selbstgeburt des Kindes 81
5.3 Die Gebärmutter als vermehrt aktiver Teil der Geburt 83
5.4 Zusammenfassung zu den Anschauungen zur Geburtsphysiologie 93

6. Die Ansichten der Geburtshelfer bezüglich der Geburtsphysiologie und der fötalen Autonomie 97
6.1 Friedrich Benjamin Osiander d.Ä. (1759–1822) 97
6.1.1 Der materne Anteil der Schwangerschaft 101
6.1.2 Der fötale Anteil der Schwangerschaft 109
6.1.3 Zusammenfassung 115
6.2 Johann Christian Gottfried Jörg (1779–1856) 117
6.2.1 Der materne Anteil der Schwangerschaft 122
6.2.2 Der fötale Anteil der Schwangerschaft 125
6.2.3 Rezeption durch andere Geburtshelfer: Adam Elias von Siebold, Hermann Franz Carl Joseph Naegele und Hermann Friedrich Kilian 135
a) Adam Elias von Siebold (1775–1828) 136
b) Hermann Franz Carl Joseph Naegele (1777–1851) 141
c) Hermann Friedrich Kilian (1800–1863) 146

  6.2.4 Zusammenfassung 149
 6.3 Carl Gustav Carus (1789–1869) 152
  6.3.1 Carus' Philosophie die Natur und das Leben betreffend 157
  6.3.2 Der materne Anteil der Schwangerschaft 162
  6.3.3 Der fötale Anteil der Schwangerschaft 165
  6.3.4 Rezeption durch Ferdinand August Maria Franz von Ritgen 174
  6.3.5 Zusammenfassung 181
 6.4 Dietrich Wilhelm Heinrich Busch (1788–1858) 183
  6.4.1 Der materne Anteil der Schwangerschaft 186
  6.4.2 Der fötale Anteil der Schwangerschaft 193
  6.4.3 Zusammenfassung 202
 6.5 Friedrich Wilhelm Johann Ignaz Scanzoni von Lichtenfels (1821–1891) 204
  6.5.1 Der materne Anteil der Schwangerschaft 206
  6.5.2 Der fötale Anteil der Schwangerschaft 213
  6.5.3 Zusammenfassung 219

7. Diskussion und Ausblick 223

8. Anhang 239
 8.1 Schriften der berücksichtigten Geburtshelfer 239
 8.2 Weitere Primärliteratur 245
 8.3 Sekundärliteratur 254
 8.4 Bildnachweise 264

1. Einleitung und Methoden

1.1 Einleitung

Die Zeitspanne des ausgehenden 18. und beginnenden 19. Jahrhunderts ist in vielerlei Hinsicht eine Zeit des Wandels und der Umstrukturierung: Fast schon als Rebellion gegen den im 18. Jahrhundert vorherrschenden aufklärerischen Zeitgeist mit seinem Rationalismus und teilweise kalt erscheinenden Empirismus aufzufassen bahnte sich in den deutschen Ländern langsam die romantische Epoche an, welche die Wichtigkeit von Gefühl, Glaube und Traum betonte. Dabei zeigte sich ein Einfluss der Romantik nicht nur in der Kunst, der Literatur und der Architektur, sondern ebenso in den Naturwissenschaften und der Medizin. Gerade diese sah sich mit dem Problem konfrontiert, physiologische und anatomische Forschungsergebnisse der Aufklärung – so zum Beispiel die Weiterentwicklung der pathologischen Anatomie durch Morgagni oder Hallers Experimentalphysiologie zur Irritabilität der Muskelfaser – bei Betrachtung des Menschen als Gesamtorganismus nicht einordnen und deuten zu können.[2] Es zeigte sich in der Konsequenz der Versuch einer philosophischen Durchdringung von Naturwissenschaft und Medizin, angestoßen vornehmlich durch Friedrich Wilhelm Joseph Schelling (1775–1854) und den Deutschen Idealismus.[3] An einigen Universitätsstandorten Deutschlands, so zum Beispiel Jena, Leipzig, Bamberg, Würzburg, Heidelberg, Göttingen und Berlin, beschäftigte man sich intensiv mit Konzepten der sogenannten Romantischen Medizin. Diese widmete sich einer metaphysischen Betrachtung von Gesundheit und Krankheit, wobei dieser Ansatz von ihren Vertretern als Ergänzung und nicht als Gegensatz der Empirie verstanden wurde. Zentral war der

---

2 Vgl. Iris Isabella Hausmann, „Philosophiam criticam arti medicae non esse inimicam: Dass die kritische Philosophie der ärztlichen Kunst nicht feindlich gegenübersteht. Die Umsetzung der Kritischen Philosophie Kants in der Medizin der Aufklärung diskutiert in der medizinischen Dissertation von Benedikt Gebel aus dem Jahr 1794", Diss. phil., Tübingen 2012, S. 13 ff.
3 Vgl. Teresa Wortmann, „Dr. Johann Ulrich Gottlieb von Schäffer (1753–1829). Regensburger Arzt zwischen Aufklärung und Romantischer Medizin", Diss. med., Regensburg 2011, S. 19.

Gedanke einer Einheit von Natur und Geist, weshalb in der praktischen Medizin eine intensive Beschäftigung mit Psychologie und Unterbewusstsein erfolgte. Es zeigte sich der Versuch, Medizin, Naturphilosophie und Anthropologie in eine neue Verbindung zu bringen und einem einheitlichen Prinzip unterzuordnen. Das Zeitalter der Romantischen Medizin war kurz; sie erstreckte sich vom Ende der 90er Jahre des 18. bis in die 30er Jahre des 19. Jahrhunderts.[4]

Das Fach der Geburtshilfe stand bis zur Mitte des 18. Jahrhunderts noch relativ am Anfang seiner Etablierung als eigenständige medizinische Fachrichtung. Traditionell war die Geburtshilfe eine Dienstleistung von Frauen für Frauen: Die Ausbildung zur Hebamme erfolgte durch Übermittlung von Erfahrungswissen, indem eine Schülerin eine erfahrene Hebamme über einen längeren Zeitraum begleitete und sich deren theoretisches und praktisches Wissen zu Geburt, Wochenbett und Erstversorgung des Neugeborenen aneignete.[5]

Seit der zweiten Hälfte des 18. Jahrhunderts jedoch lässt sich eine Institutionalisierung der Geburtshilfe verzeichnen. Zunächst trat im Jahr 1728 Johann Jakob Fried (1689–1769) die Position als Leiter einer Gebäranstalt in Straßburg an, welche zuvor als Abteilung des Bürgerspitals zur Ermöglichung eines besser strukturierten Hebammenunterrichts gegründet worden war. Im Jahr 1737 erweiterte Fried diese, machte sie auch Studierenden der Medizin für praktische Erfahrungen am Geburtsbett zugänglich und erteilte geburtshilflichen Unterricht. Schon bald errichtete man weitere Institutionen nach dem Straßburger Vorbild: Im Jahr 1751 erfuhr die Entbindungsabteilung der Berliner Charité eine Umorganisation zu einer

---

[4] Zum Weiterlesen dazu Werner E. Gerabek, „Friedrich Wilhelm Joseph Schelling und die Medizin der Romantik. Studien zu Schellings Würzburger Periode", Frankfurt am Main 1995; Werner Leibbrand, „Die spekulative Medizin der Romantik", Hamburg 1956; Dietrich von Engelhardt: „Medizin der Romantik", in: „Enzyklopädie der Medizingeschichte", hg. von Werner E. Gerabek, Bernhard D. Haage, Gundolf Keil, Wolfgang Wegner, Berlin 2005, S. 903–907.

[5] Vgl. Irmtraut Sahmland, „Das ‚Universitäts-Entbindungshaus' in Gießen", in: „Die Medizinische Fakultät der Universität Gießen: Institutionen, Akteure und Ereignisse von der Gründung 1607 bis ins 20. Jahrhundert", hg. von Ulrike Enke, Stuttgart 2007, S. 99–140; Daniel Schäfer: „Geburtshilfe", in: „Enzyklopädie der Medizingeschichte", hg. von Gerabek, Haage, Keil, Wegner, Berlin 2005, S. 463–464.

Hebammenschule nach dem Straßburger Modell, und die Entbindungsanstalt in Göttingen wurde gegründet, wobei hier, wie auch in vielen anderen deutschen Städten, die Anstalt der Universität direkt angeschlossen wurde und einer gemeinsamen Ausbildung von Medizinstudenten und Hebammen diente. Direktor in Göttingen wurde Johann Georg Röderer (1726–1763), der zuvor bei Fried gelernt hatte.[6]

Mit der Etablierung der Geburtshilfe an den Universitäten und der damit einhergehenden Aneignung des zuvor von Hebammen bestrittenen Aufgabenbereichs durch die Ärzteschaft war eine vom Ausbildungszweck bestimmte Medikalisierung von Schwangerschaft und Geburt verbunden. Dabei boten vor allem die zahlreich entstehenden Accouchierhäuser, welche unehelich Schwangeren eine Anlaufstelle bieten sollten, erstmals auch Studierenden und Ärzten die Möglichkeit zur intensiven praktischen Beschäftigung mit der Geburtshilfe. Vor diesem Hintergrund traten auch im deutschen Sprachraum die ersten Fachvertreter der Geburtshilfe hervor und hielten ihre Beobachtungen, Ansichten und Theorien in wissenschaftlichen Büchern fest.[7] Es entstanden Fachzeitschriften, wie zum Beispiel „Lucina. Eine Zeitschrift zur Vervollkommnung der Entbindungs-Kunst" (1802), „Journal für Geburtshülfe, Frauenzimmer- und Kinderkrankheiten" (1813) und „Gemeinsame deutsche Zeitschrift für Geburtskunde" (1827), um nur einige zu nennen. Diese Zeitschriften, welche meist von einem Kollektiv von Geburtshelfern herausgegeben wurden, boten eine Plattform zum Austausch von Beobachtungen, Erfahrungen und physiologischen Forschungsergebnissen.[8] Diese Zeitstellung wird in der vorliegenden Arbeit

---

6   Vgl. Heinrich Fasbender, „Geschichte der Geburtshülfe", Jena 1906, S. 248 f.
7   Diverse Entwicklungen waren dem vorausgegangen: Bereits im Jahr 1604 verfasste Rodericus a Castro (1546–1627) in Hamburg sein geburtshilfliches Werk „De universa muliebrium morborum medicina, novo et antehac a nemine tentato ordine opus absolutissimum". In Frankreich war vor allem François Mauriceau (1637–1709) um die Etablierung der Geburtshilfe als eigenständige Wissenschaft bemüht. Dieser veröffentlichte im Jahr 1668 sein Werk „Traité des maladies des femmes grosses et accouchées, avec la bonne et veritable methode de les bien aider". Vgl. ebd., S. 159 ff und S. 211 f.
8   Vgl. Hans Ludwig, „Die Entwicklung der deutschsprachigen Zeitschriften im Fach Gynäkologie und Geburtshilfe", in: „Zur Geschichte der Gynäkologie und Geburtshilfe. Aus Anlaß des 100jährigen Bestehens der Deutschen Gesellschaft für Gynäkologie und Geburtshilfe", hg. von Lutwin Beck, Berlin, Heidelberg

als Untersuchungsrahmen gewählt, weil die Jahrhundertwende 1800 unter sowohl kultur- als auch medizinhistorischen Aspekten eine höchst interessante war. Dabei erscheint vor allem das Aufkommen der Romantischen Medizin für Untersuchungen zum Ereignis der Geburt äußerst attraktiv, da nicht nur auf naturwissenschaftlicher, sondern auch auf geisteswissenschaftlicher Ebene grundlegend neue Gedankenansätze entstanden. Es ist anzunehmen, dass diese das Verständnis von Schwangerschaft, Geburt und dem Leben in utero maßgeblich veränderten und die in dieser Zeitspanne entstehenden Auffassungen die Folgejahre langfristig prägten. Da die Romantische Medizin vor allem ein deutsches Phänomen war, soll sich diese Arbeit auf die Geburtshilfe in Deutschland beschränken.

Die vorliegende Arbeit zeigt den Versuch, die Ansichten der deutschen Vertreter des noch jungen Faches der Geburtshilfe bezüglich des Ereignisses der Geburt im Wandel von Aufklärung zu Romantik darzustellen. Der erste Schwerpunkt liegt dabei auf Deutungen zum Leben und zur Wertschätzung des ungeborenen Kindes: Eine zentrale Fragestellung ist, in welchem physiologischen Abhängigkeitsverhältnis man den Fötus zu seiner Mutter stehend vermutete und welche natur- oder geisteswissenschaftliche Grundlage dabei die Basis der Argumentation bot. Das Erkenntnisinteresse der Arbeit zielt auf die Beantwortung der Frage, ob dieser als eigenständiges Individuum oder aber als *pars viscerum* der Mutter betrachtet wurde. Außerdem soll aufgezeigt werden, ab welchem Zeitpunkt und durch welchen Umstand der Mensch als Mensch definiert wurde und ob sich diese Definition auf dem Boden naturwissenschaftlicher Erkenntnisse oder auf einer geisteswissenschaftlichen Basis vollzog. Explizit soll dabei herausgearbeitet werden, inwieweit das Ereignis der Geburt bei der Menschwerdung einen wesentlichen

---

1986, S. 357–364. Zu Entwicklungen in der Geburtshilfe vgl. Marita Metz-Becker, „Der verwaltete Körper. Die Medikalisierung schwangerer Frauen in den Gebärhäusern des frühen 19. Jahrhunderts", Frankfurt am Main, New York 1997, S. 25 ff; Hans-Christoph Seidel, „Eine neue ‚Kultur des Gebärens'. Die Medikalisierung von Geburt im 18. und 19. Jahrhundert in Deutschland", Stuttgart 1998, S. 131 ff; Heinrich Fasbender, „Geschichte der Geburtshülfe", Jena 1906, S. 248 ff; Peter Schneck: „Frauenheilkunde", in: „Enzyklopädie der Medizingeschichte", hg. von Gerabek, Haage, Keil, Wegner, Berlin 2005, S. 429–435.

Einschnitt darstellte und durch welche biologischen Veränderungen man ihm welche Bedeutung beimaß.

Der zweite Schwerpunkt der Arbeit liegt auf der Geburtsphysiologie: Das vermutete auslösende Ereignis der Geburt soll vor dem Hintergrund des physiologischen Wissensstandes dargestellt werden; dabei soll vor allem auf die Frage eingegangen werden, inwieweit der Fötus seine eigene Geburt bedingt oder zu dieser aktiv beiträgt.

Als Hauptquellen zur Erfassung individueller Meinungen oder auch eines eventuellen Denkkollektivs dienten zunächst die Hauptwerke von bedeutenden deutschen Geburtshelfern der zu untersuchenden Zeitspanne. Nach der Durchsicht dieser fiel die Auswahl auf fünf Fachvertreter, deren Ansichten im Detail ausgeführt werden sollen: Friedrich Benjamin Osiander der Ältere, Johann Christian Gottfried Jörg, Carl Gustav Carus, Dietrich Wilhelm Heinrich Busch und Friedrich Wilhelm Johann Ignaz Scanzoni von Lichtenfels. Diese Auswahl ergab sich zum einen aufgrund der Tatsache, dass sich diese intensiv mit den hier zu untersuchenden Fragestellungen beschäftigt hatten, zum anderen deckten sie in der Chronizität die gesamte hier zu betrachtende Zeitspanne vom ausgehenden 18. Jahrhundert bis in die Mitte des 19. Jahrhunderts repräsentativ ab: Vom Ausklang der Aufklärung hin zum Vitalismus (Osiander), über die intensive Beschäftigung mit der Naturphilosophie in der Romantik (Jörg, Carus und Busch) bis hin zu einer Abkehr von dieser und einem vermehrt aufkommenden Materialismus (Scanzoni) lässt sich der natur- und geisteswissenschaftliche Wandel anschaulich darstellen. Die Erst- und Zweitauflage von Scanzonis geburtshilflichem Hauptwerk „Lehrbuch der Geburtskunde" aus den frühen 1850er Jahren stellen in dieser Arbeit den Abschluss dar, da für die darauffolgenden Schriften andere, nicht mehr in die zu untersuchende Zeitspanne fallende wissenschaftliche Grundlagen vorauszusetzen sind. Die soeben genannten Vertreter wirkten in zentralen Städten Deutschlands, in welchen man sich intensiv mit Konzepten der Romantischen Medizin beschäftigte, so in Göttingen, Leipzig, Dresden, Berlin und Würzburg. Andere bedeutende Fachvertreter der Zeit, so zum Beispiel Adam Elias von Siebold, Hermann Franz Carl Joseph Naegele, Hermann Friedrich Kilian und Ferdinand August Maria Franz von Ritgen, die sich zu der bearbeitenden Fragestellung nicht dezidiert geäußert haben, sollen an den geeigneten Stellen, so weit dies möglich ist, mit einbezogen werden.

Um ein möglichst vollständiges Gesamtbild zu geben, werden zunächst die für die Fragestellungen dieser Arbeit wesentlichen historischen, naturwissenschaftlichen und medizinischen Hintergründe dargestellt. Insbesondere liegt der Fokus auf zeitgenössischen Auffassungen zur Entstehung des Lebens im Mutterleib und zur Physiologie des Fötus und des Geburtsaktes. Im Anschluss soll die ausführliche Darstellung der fünf Geburtshelfer erfolgen, wobei den Ansichten zum ungeborenen Kind und zur Geburtsphysiologie jeweils eine kurze Biographie vorangestellt wird, um diese in einer Gesamtschau besser einordnen und deuten zu können.

1.2 Medizinhistorische Arbeitsmethoden

Als Arbeitsgrundlage dienten, wie bereits einleitend erwähnt, zunächst die Hauptwerke der bedeutendsten Vertreter der Gynäkologie und Geburtshilfe in dem bearbeiteten Zeitfenster des ausgehenden 18. und beginnenden 19. Jahrhunderts. Diese fanden sich überwiegend im Bestand der Emil-von-Behring-Bibliothek der Universität Marburg, teilweise konnte ein Einblick in dort nicht verfügbare Monographien über entsprechende Onlineressourcen anderer Universitätsbibliotheken gewonnen werden. Soweit mehrere Auflagen eines Werkes vorhanden waren, wurde die Erstausgabe mit den späteren Auflagen abgeglichen, um einen eventuellen Wandel der individuellen Ansichten vor dem Hintergrund neuer Forschungsergebnisse erfassen zu können.

In einem nächsten Schritt schloss sich die Recherche nach weiteren Werken sowie kleineren Schriften und vereinzelten Texten und Publikationen in einschlägigen Fachzeitschriften an, um ein Gesamtbild nachzuzeichnen. Sekundärliteratur zum Themenkontext wurde in den jeweiligen Texten zu den Geburtshelfern mit einbezogen; diese umfasste sowohl Dissertationen als auch medizinhistorische Standardwerke, welche ebenfalls zu einem Teil in der Emil-von-Behring-Bibliothek zugänglich waren. Nicht vorhandene Bücher konnten über Fernleihe bestellt oder auch online eingesehen werden.

Die Erschließung des naturwissenschaftlichen Kontextes erfolgte durch fächerübergreifende Primärliteratur. Sie umfasste aufgrund des facettenreichen Themas dieser Arbeit Werke zu Physiologie, Anatomie, Chemie und Physik, aber auch Philosophie und Theologie. Zudem wurde entsprechende Sekundärliteratur durchgesehen. In der Gesamtschau ergab sich eine umfassende Arbeitsgrundlage zur Interpretation der Ergebnisse.

2. Ein Einblick in naturwissenschaftlich-medizinische Denkmodelle außerhalb der Geburtshilfe um die Jahrhundertwende 1800

Es soll an dieser Stelle zunächst ein kurzer Einblick in das für die Arbeit wesentliche allgemeine Zeitgeschehen der Jahrhundertwende gegeben werden. Dabei sollen neben der kurzen Darstellung grundlegender Denkweisen jene vorherrschenden medizinischen Entwicklungen im Vordergrund stehen, welche die Geburtshilfe sowohl von Seiten der Praxis als auch von Seiten der Theorie beeinflusst und zum Teil nachhaltig geprägt haben. Als zentral zu nennen seien dabei zunächst Untersuchungen zu Irritabilität und Sensibilität, welche späteren Forschungsarbeiten zu Geburtsphysiologie und Theorien bezüglich des Sinnes- und Geisteslebens des Ungeborenen zugrunde liegen. In der Konsequenz dieser Untersuchungen lässt sich ein vermehrtes Aufkommen vitalistischer Gedankenkonzepte verzeichnen, welche über den Begriff der Lebenskraft bis hin zur Naturphilosophie unter den für diese Arbeit wesentlichen Aspekten verfolgt werden sollen. Präformation und Epigenese als grundlegende wissenschaftliche Erklärungsansätze zu Entstehung menschlichen Lebens im Mutterleib sollen ebenfalls vor diesem Hintergrund besprochen werden.

2.1 Medizinische Forschungen und Gedankenkonzepte zur Zeit der Aufklärung

Durch das 18. Jahrhundert hindurch dominierten in ideeller Hinsicht Gedanken der Aufklärung, welche zum Erkenntnisgewinn primär den Gebrauch der eigenen Vernunft postulierten.[9] In den Naturwissenschaften zeigte sich dabei der Versuch, die Natur mittels experimenteller Verfahren

---

9 So schrieb Immanuel Kant als einer der bedeutendsten Philosophen der Aufklärung: „Habe Muth, dich deines eigenen Verstandes zu bedienen!". Vgl. Immanuel Kant, „Beantwortung der Frage: was ist Aufklärung?", in: Berlinische Monatsschrift, hg. von Johann Erich Biester, Friedrich Gedike, 4. Bd., Dezember-Heft 1784, S. 481–494, S. 481.

rational und empirisch zu durchdringen und im Sinne einer vermuteten zielgerichteten Zweckmäßigkeit zu vermessen und zu prüfen; Spekulationen und Hypothesen sollten dabei auf ein Minimum reduziert werden. Vor dem Hintergrund dieses Zeitgeistes gewann in der praktischen Medizin ein vermehrt klinisches Arbeiten am Krankenbett an Bedeutung, in der wissenschaftlichen Medizin entstanden vor allem ab der Mitte des 18. Jahrhunderts neue Gesundheitskonzepte basierend auf aktuellen experimentellen Erkenntnissen, von denen einige nachfolgend dargestellt werden sollen.[10]

2.1.1 Iatromechanik und Animismus – Die Konzepte Hoffmanns und Stahls im 18. Jahrhundert

Durch nicht unerheblichen Einfluss der physikalisch-mechanischen Anschauungsweise des französischen Philosophen und Naturforschers René Descartes (1596–1650) entwickelte sich im 17. Jahrhundert eine iatromechanische Auffassung biologischen Lebens: Der menschliche Körper wurde als eine Maschine interpretiert. Die Entdeckung des Blutkreislaufs durch den englischen Physiologen und Anatomen William Harvey (1578–1657) im Jahr 1628 muss diese Ansicht noch gefestigt haben, ließen sich auf diesen nun physikalisch-mathematische Gesetze übertragen. So wurden das Herz als mechanische Pumpe, welche das Blut durch hydraulische Röhren treibt, die Lungen als Blasebalg, der Knochen als Hebel und die Muskulatur als Seile betrachtet.[11] Selbst die individuelle Lebensspanne eines Menschen glaubte man mittels des Pulses und einer entsprechenden mathematischen Formel berechnen zu können.[12] Friedrich Hoffmann (1660–1742), Lehrstuhlinhaber an der Universität Halle, ist als ein bedeutender Vertreter dieser Anschauungsweise zu nennen: Er erklärte den Vorgang des organischen Lebens als Wechsel zwischen Spannung und Entspannung von Körperfasern.

---

10 Vgl. Urs Boschung: „Aufklärungsmedizin", in: „Enzyklopädie der Medizingeschichte", hg. von Gerabek, Haage, Keil, Wegner, Berlin 2005, S. 117–121; Wolfgang Uwe Eckart, „Geschichte der Medizin", 3. Auflage, Berlin, Heidelberg 1998, S. 213 ff.
11 Vgl. Christoph Weißer: „Iatromechanik", in: „Enzyklopädie der Medizingeschichte", hg. von Gerabek, Haage, Keil, Wegner, Berlin 2005, S. 656–657.
12 Vgl. Eduard Morowitz, „Geschichte der Medizin.", 1. Bd., Leipzig 1848, S. 301, § 573.

Krankheiten deutete Hoffmann als ein pathologisches Ungleichgewicht an Tonus, weshalb sich therapeutische Bestrebungen vornehmlich auf dessen Stärkung oder Schwächung richteten.[13] Descartes, aber auch Hoffmann haben durch den Versuch einer mathematisch-mechanischen Beschreibung den Glauben an eine Zweckmäßigkeit des Lebens und der Natur und damit an die Möglichkeit ihrer rationalen Durchdringung geschaffen, welcher in der Epoche der Aufklärung den Grundstein weiterer Forschungsarbeiten darstellen sollte.[14]

Georg Ernst Stahl (1659–1734), ebenfalls Lehrstuhlinhaber in Halle und Freund von Hoffmann, entwickelte in Reaktion auf die Annahme einer menschlichen Maschine eine Theorie, welche die Seele als allumfassendes Lebensprinzip beschrieb. Angelehnt an Aristoteles Prinzip der Entelechie[15]

---

13 Vgl. Wolfgang Uwe Eckart, „Geschichte der Medizin", 3. Auflage, Berlin, Heidelberg 1998, S. 216; Erwin Heinz Ackerknecht, „Geschichte der Medizin", 5. Auflage, Stuttgart 1986, S. 114; Karl Eduard Rothschuh, „Konzepte der Medizin in Vergangenheit und Gegenwart", Stuttgart 1978, S. 250 ff; Teresa Wortmann, „Dr. Johann Ulrich Gottlieb von Schäffer (1753–1829)", Diss. med., Regensburg 2011, S. 12 f.

14 Diese Beschreibung des cartesianischen und mechanistischen Gedankenkonzeptes ist eine sehr vereinfachte; laut einigen Quellen haben auch die Mechaniker bei der Beschreibung der letzten unerklärbaren Ursachen des Lebens, dessen Entstehung, Entwicklung und Erneuerung, Zuflucht in einem göttlichen Prinzip oder einer vernünftigen Seele gesucht, da die Mechanik diese nicht zu erfassen vermochte. Vgl. Eduard Morowitz, „Geschichte der Medizin", 1. Bd., Leipzig 1848, S. 331:
   Im 17. Jahrhundert aber sahen sich sowol die Chemiatriker als die Mechaniker genöthigt, wenn sie über den letzten Grund der Organisationen nachdachten, mit Cartesius denselben in der Gottheit oder der vernünftigen Seele zu finden.

15 Aristoteles (384–322 v. Chr.), ein Schüler des Platon, führte den Begriff der Entelechie erstmals in seinem Buch über die Metaphysik IX ein und beschrieb damit die einem jeden Organismus innewohnende Potenz, sich aus sich selbst heraus zu entfalten und entsprechend einer bestimmten Zielgerichtetheit zu verwirklichen. Als ein dabei waltendes Prinzip benannte Aristoteles die Seele. In seinem Werk „De anima" widmete er weitere Gedanken der Seele als Entelechie: Der organische Körper per se verfüge über ein rein potentielles Leben; die Ursache jedoch, die einen Körper als belebt definiere und über eine organische Materie erhebe, sei die ihm innewohnende Seele. Diese sei das waltende Prinzip, die immaterielle, formende Kraft, welche die Entwicklung und die äußerliche

betrachtete auch Stahl die Seele als das Agens, welches sich den Körper als Wohnung erschaffe und in diesem alle Lebensvorgänge steuere. So bewahre die Seele den ihr zugehörigen organischen Körper vor Fäulnis und Zersetzung, welche der rein organischen Materie sonst zu Eigen wären. Medizinische Maßnahmen in der Krankheitstherapie, wie zum Beispiel Aderlässe und Darmreinigungen, waren dementsprechend darauf ausgerichtet, die Seelenkräfte wirkungsvoll zu unterstützen. Der Tod bedeutete, dass die Gesetze des organischen Lebens letztlich über die Seele gesiegt haben.[16] Mit dem mechanistischen Konzept Hoffmanns und dem vitalistischen Konzept Stahls fanden sich zeitgleich zwei komplementäre Gedankenansätze, welche beide Grundlagen für unterschiedliche Entwicklungen in den kommenden Jahren darstellten.

2.1.2 Die experimentalphysiologischen Experimente des Albrecht von Haller im 18. Jahrhundert

Der Schweizer Mediziner und Universalgelehrte Albrecht von Haller (1708–1777), ein Schüler des niederländischen Arztes, bedeutenden klinischen Dozenten und Mechanisten Hermann Boerhaave (1668–1738), ist bis weit über das 18. Jahrhundert hinaus aufgrund seiner experimentellen Forschungen vielseitiger Art, aber auch seiner Dichtungen und philosophischen Schriften außerordentlich prägend gewesen. Vorrangig zu nennen

---

Form des Körpers bestimme und diesen vor dem Zerfall bewahre. Vgl. dazu die Beiträge zur Entelechie S. 82, Teleologie S. 337, Aristoteles S. 28 ff, in: „Der Brockhaus Philosophie. Ideen, Denker und Begriffe", hg. von F.A. Brockhaus, Mannheim, Leipzig 2004; Hans Joachim Störig, „Kleine Weltgeschichte der Philosophie", Frankfurt am Main 2002, S. 194–209; Hubertus Busche, „Die Seele als System. Aristoteles' Wissenschaft von der Psyche", Hamburg 2001, S. 13–17, sowie S. 35.

16 Vgl. dazu Christa Habrich: „Animismus" in: „Enzyklopädie der Medizingeschichte", hg. von Gerabek, Haage, Keil, Wegner, Berlin 2005, S. 65–66; Brigitte Lohff: „Vitalismus", ebd., S. 1449–1451; Wolfgang Uwe Eckart, „Geschichte der Medizin", 3. Auflage, Berlin, Heidelberg 1998, S. 217 f; Erwin Heinz Ackerknecht, „Geschichte der Medizin", 5. Auflage, Stuttgart 1986, S. 113; Karl Eduard Rothschuh, „Konzepte der Medizin in Vergangenheit und Gegenwart", Stuttgart 1978, S. 293 ff; Teresa Wortmann, „Dr. Johann Ulrich Gottlieb von Schäffer (1753–1829)", Diss. med., Regensburg 2011, S. 13.

seien an dieser Stelle vor allem seine physiologischen Erkenntnisse bezüglich des Muskel- und Nervengewebes. Vor den Arbeiten Hallers war man auf dem Forschungsstand des englischen Anatomen Francis Glisson (1597–1677), der eine Irritabilitätstheorie postulierte: Unter Irritabilität im Sinne der Reizbarkeit verstand Glisson die Fähigkeit eines Gewebes, auf äußere Reize zu antworten, und unterstellte selbige allen lebenden Fasern des menschlichen Organismus.[17] Im Jahr 1752 wurde von dem deutschen Arzt und Physiologen Friedrich Christian Winter (1712–1760) in Utrecht die Irritabilität mit der Sensibilität, der Fähigkeit zur Reizempfindung, gleichgesetzt. Haller jedoch gelangte noch im selben Jahr nach zahlreichen Tierexperimenten zu der Auffassung, dass Irritabilität und Sensibilität als zwei unterschiedliche Entitäten voneinander abzugrenzen seien: Mit Irritabilität bezeichnete Haller die Fähigkeit, sich auf einen Reiz hin zusammenzuziehen, wie es dem Muskel zu eigen sei; unter Sensibilität verstand er die Fähigkeit zur Schmerzempfindung, welche dem Nerven zu eigen sei und seiner Meinung nach eine Seele voraussetze.[18] Abgesehen von dem wissenschaftlichen Gewinn auf physiologischem Gebiet hatte Hallers Entdeckung weitreichende Konsequenzen bezüglich medizintheoretischer Gedankenkonzepte: Zum einen hatte Haller mit seinen Experimenten nachgewiesen, dass bestimmte Empfindungen an vorgegebene Strukturen gebunden sind, zum anderen sprach er sich dahin gehend aus, dass im menschlichen Körper sowohl mechanistische Reaktion als auch seelisches Empfinden nebeneinander existieren können. Weder die mechanistische Auffassung Hoffmanns noch das animistische Konzept Stahls war damit uneingeschränkt vertretbar.

Über vierzig Jahre nach den Versuchen Hallers, im Jahr 1791, widmete sich der Schweizer Arzt und Chemiker Christoph Girtanner (1760–1800), ein Freund Friedrich Benjamin Osianders, mit seinen „Abhandlungen über

---

17 Vgl. Urs Boschung: „Irritabilität", in: „Enzyklopädie der Medizingeschichte", hg. von Gerabek, Haage, Keil, Wegner, Berlin 2005, S. 681–682.
18 Vgl. ebd. Vgl. auch Albrecht von Haller, „De partibus corporis humani sensibilibus et irritabilibus", „Von den empfindlichen und reizbaren Teilen des menschlichen Körpers", deutsche Übersetzung von Karl Sudhoff, Leipzig 1922; Wolfgang Uwe Eckart, „Geschichte der Medizin", 3. Auflage, Berlin, Heidelberg 1998, S. 221 f; Erwin Heinz Ackerknecht, „Geschichte der Medizin", 5. Auflage, Stuttgart 1986, S. 119 f; Teresa Wortmann, „Dr. Johann Ulrich Gottlieb von Schäffer (1753–1829)", Diss. med., Regensburg 2011, S. 14 f.

die Irritabilität, als Lebensprincip in der organisirten Natur"[19] der Irritabilität als allumfassendem Lebensprinzip. Girtanner beschrieb die permanente Einwirkung eines Reizes auf die irritablen Fasern, die Muskulatur, welcher die Grundlage einer jeden Empfindung bilde. Die so entstehenden Empfindungen gelangten im Anschluss über die Nervenfasern ins Bewusstsein:

> Die eine, die Empfindung, ist nur eine secundäre Eigenschaft, die von der irritablen Fiber abhängt und ohne sie nicht statt finden kann. Die andere im Gegentheil, die Irritabilität, ist eine ursprüngliche wesentliche Eigenschaft der irritablen lebenden Fiber, und gänzlich von den Nerven unabhängig.[20]

Nicht nur Empfindungen, sondern auch körperliche Funktionen entstünden nach Ansicht Girtanners aus einem Zusammenspiel zwischen gesetztem Reiz und individueller Irritabilität des Organs: Ist der Reiz angemessen, so entledige sich die Fiber der überschüssigen Irritabilität und erhalte ihren Tonus. Ist der Reiz zu schwach, so bestehe die Gefahr einer Akkumulation der Irritabilität mit der Konsequenz einer zur starken Kontraktion beim nächsten dargebotenen Reiz; ist der Reiz hingegen zu kräftig, so erschöpfe sich die Irritabilität der Faser temporär.[21] Es wirke nach der Auffassung Girtanners jedoch auch die sensible Faser, der Nerv, reizend auf die irritable Faser und liege damit den Willkürbewegungen und den Leidenschaften, wie zum Beispiel dem Zorn und der Freude, zugrunde.[22]

Der Regensburger Arzt Johann Ulrich Gottlieb von Schäffer (1753–1829) nahm in seinem Werk „Ueber Sensibilität als Lebensprincip der organischen Natur" im Jahr 1793 die Gedankengänge Girtanners im Wesentlichen auf,

---

19 In: Journal der Physik, hg. von Friedrich Albrecht Carl Gren, 3. Bd., Leipzig 1791, S. 317–351.
20 Ebd., S. 320.
21 Vgl. ebd., S. 330. So erklärte Girtanner zum Beispiel die regelmäßige Kontraktion des Herzens: Das einströmende Blut reize, wie man bereits seit den Forschungen Hallers annahm, das Herz zu Kontraktionen. Durch den starken Reiz sei die Muskelfaser temporär jedoch so erschöpft, dass es den Bruchteil einer Sekunde bedürfe, bevor die ursprüngliche Irritabilität wieder hergestellt und die Faser erneut für den Reiz des Blutes empfänglich sei. Die Tatsache, dass im Herzen keine Nerven nachweisbar seien, belegte Girtanner nach die These, dass die Irritabilität eine von den Nerven unabhängige Eigenschaft der Muskelfaser sei.
22 Vgl. ebd., S. 320. Vgl. auch ebd., S. 348 ff.

ordnete die Irritabilität der Muskulatur jedoch dem unabdingbaren Einfluss der Nerven zu:

> Die eine, die Reizbarkeit, oder irritable Fiber, ist nur eine sekundäre Eigenschaft, die von der nervösen, oder empfindlichen Fiber abhängt, und ohne sie nicht statt finden kann.[23]

Dabei betonte Schäffer die Tatsache, dass das Unvermögen, Nerven anatomisch in allen Körperstrukturen nachweisen zu können, nicht notwendigerweise gegen ihr Vorhandensein sprechen müsse. Er ordnete die Nervenkraft einer Lebenskraft unter und schrieb dieser den Ursprung in einer größeren, außerhalb des organischen Körpers liegenden Kraft zu, die er an selbiger Stelle jedoch nicht weiter beschreibt.[24] Schäffers Publikation kann als Gegenschrift zum populären Brownianismus verstanden werden.[25]

---

23 Johann Ulrich Gottlieb Schäffer, „Ueber Sensibilität als Lebensprincip in der organischen Natur", Frankfurt am Main 1793, S. 24.

24 Vgl. ebd., S. 95 ff. Vgl. auch Teresa Wortmann, „Dr. Johann Ulrich Gottlieb von Schäffer (1753–1829)", Diss. med., Regensburg 2011, S. 92 f.

25 Die zum Ende des 18. Jahrhunderts vermehrt aufkommende Popularität von Untersuchungen bezüglich der Irritabilität ist, von den Untersuchungen Hallers abgesehen, im Zusammenhang mit der Brown'schen Reiztheorie zu deuten. Der schottische Arzt John Brown (1735–1788) legte in seinen „Elementa medicinae" im Jahr 1780 dem lebenden Organismus ein bestimmtes Maß an Erregung zugrunde und definierte das Leben als eine Reaktion auf Umweltreize. Dabei sei die Reaktion des Organismus nicht lediglich von passiver, sondern gleichermaßen von aktiver Art, da der Organismus gegen die angebotenen Reize einen Widerstand aufbringen müsse. Das Leben stelle sich demnach wie eine Art Spannungszustand zwischen den beiden Polen des Reizes und der aktiven Reizantwort dar. Ursächlich für Krankheiten sei dabei eine vermehrte oder verminderte Fähigkeit, auf die Reize zu antworten. Vgl. Nelly Tsouyopoulos: „Brownianismus", in: „Enzyklopädie der Medizingeschichte", hg. von Gerabek, Haage, Keil, Wegner, Berlin 2005, S. 213–214. Vgl. zu den Schriften Girtanners und Schäffers auch die Abhandlung des Königsberger Medizinprofessors Johann Daniel Metzger (1739–1805) „Ueber Irritabilität und Sensibilität als Lebensprincipien in der organisirten Natur", Königsberg 1794. In dieser geht der Autor umfassend auf die Schriften Girtanners und Schäffers ein und diskutiert deren Thesen auf der Basis eigener Ansichten. Eine ausführliche Analyse beider Werke findet sich auch in Max Josef Luckner, „J.U.G. Schäffer's Theorie von der Sensibilität als Lebensprinzip in der organischen Natur und deren Verhältnis zu Will. Cullen's Neuropathologie", Diss. med., München 1933. Vgl. Teresa

2.1.3 Die Theorie von der Lebenskraft

Stahls Animismus kann als wegbereitend für den im 18. Jahrhundert nach einer eher mechanistisch geprägten Naturanschauung vermehrt aufflammenden Vitalismus gesehen werden. Doch auch die Irritabilitätslehre Albrecht von Hallers und seine damit einhergehende Zuordnung der Sensibilität zu dem Bereich des Seelischen gab einen erneuten Anstoß zu einem vitalistischen Gedankenkonstrukt, in dessen Mittelpunkt die *vis vitalis* als transzendente Lebenskraft stand.[26]

Im Jahr 1774 wurde von dem Mannheimer Arzt und Botaniker Friedrich Casimir Medicus (1736–1808) in einer Vorlesung erstmalig der Begriff der Lebenskraft als das erhaltende Prinzip organischen Lebens eingeführt.[27] Als theoretische Begründung für selbige führte er die Trägheit der Materie an, welche zur Bewegung gemeinhin eines externen Anstoßes bedürfe. Medicus sah dabei die Lebenskraft als zugrunde liegende Ursache des sogenannten animalen Lebens, zu welchem zum Beispiel Wachstum und Regeneration gehörten. Höhere geistige Tätigkeiten und Gefühlsempfindungen schrieb er der Seele zu:

> Aber auser dieser organisirten Materie und auser der einfachen Substanz, der Lebenskraft, hat der Mensch noch eine vernünftige Seele, die in ihm denket und will: folglich würde der Mensch, nach meiner Meinung, aus zweien einfachen Substanzen, einer Seele und einer Lebenskraft, und aus der drittern, aus der organisirten Materie bestehen.[28]

Wortmann, „Dr. Johann Ulrich Gottlieb von Schäffer (1753–1829)", Diss. med., Regensburg 2011, S. 93.

26 Vgl. Brigitte Lohff: „Vitalismus", in: „Enzyklopädie der Medizingeschichte", hg. von Gerabek, Haage, Keil, Wegner, Berlin 2005, S. 1449–1451; Teresa Wortmann, „Dr. Johann Ulrich Gottlieb von Schäffer (1753–1829)", Diss. med., Regensburg 2011, S. 15.

27 Vgl. Friedrich Casimir Medicus, „Von der Lebenskraft. Eine Vorlesung bei der Gelegenheit des höchsten Namensfestes Sr. Kuhrfürstlichen Durchleucht von der Pfalz in der Kuhrpfälzisch-Theodorischen Akademie der Wissenschaften den 5. Nov. 1774", Mannheim 1774; Brigitte Lohff: „Lebenskraft", in: „Enzyklopädie der Medizingeschichte", hg. von Gerabek, Haage, Keil, Wegner, Berlin 2005, S. 832.

28 Friedrich Casimir Medicus, „Von der Lebenskraft", Mannheim 1774, S. 13.

Johann Daniel Metzger setzte im Jahr 1794 in seiner bereits erwähnten Schrift „Ueber Irritabilität und Sensibilität als Lebensprincipien in der organisirten Natur" die Lebenskraft mit der Irritabilität gleich und berief sich dabei auf ältere Schriften des Mediziners und Chemikers Hieronymus David Gaub (1705–1780), wie Haller ein Schüler Boerhaaves, welcher bereits im Jahr 1758 in Anlehnung an die Experimente Hallers die Irritabilität auf eine *vis vitalis* zurückgeführt hatte.[29]

Der deutsche Mediziner Johann Christian Reil (1759–1813) vertrat in seiner Abhandlung „Von der Lebenskraft", mit welcher er im Jahr 1795 sein „Archiv für die Physiologie"[30] eröffnete, die Ansicht, dass sich die Lebenskraft durch den individuellen Aufbau der organischen Materie erkläre: Dadurch, dass Eisen über eine andere Struktur verfüge als Holz, sei es magnetisch, wobei der Magnetismus als Ausdruck der Lebenskraft zu deuten sei.[31] Für den menschlichen Organismus gelte, dass alle diversen körperlichen Erscheinungen entweder Materie oder Vorstellungen[32] seien und sich ebenfalls durch die Verschiedenheit der organischen Grundstoffe und deren Mischung erklären ließen. Da ein jedes Organ eine unterschiedliche Struktur habe, besitze jedes eine individuelle Lebenskraft:

> Die Kräfte des menschlichen Körpers sind also Eigenschaften seiner Materie, und seine besondern Kräfte Resultate seiner eigenthümlichen Materie.[33]

---

29 Vgl. Johann Daniel Metzger, „Ueber Irritabilität und Sensibilität als Lebensprincipien in der organisirten Natur", Königsberg 1794, S. 1 ff. Vgl. auch Hieronymus Gaub, „Institutiones pathologiae medicinalis", Leiden 1758, S. 72, Absatz 169 ff, wo er schreibt:
Solidum vivum dico, quod vi vitali pollet. Vis vitalis solidi est, qua id ad contactum irritamenti se contrahit, crispat.
30 Vgl. Johann Christian Reil, „Von der Lebenskraft", in: Archiv für die Physiologie, hg. von Johann Christian Reil, 1. Bd., Halle 1795, S. 8–162.
31 Vgl. ebd., S. 14.
32 Gemeint sind Vorstellungen im Sinne geistiger Vorgänge und Gedanken, welche sich durch ihr empirisches Vorhandensein, nicht jedoch durch ein körperliches Adäquat erklären lassen, auch wenn sie ein gesundes Gehirn voraussetzen. Vgl. ebd., S. 9.
33 Ebd., S. 50.

Dabei grenzte auch Reil in seiner Abhandlung die Lebenskraft von einer Seele ab.

Der thüringische Arzt Christoph Wilhelm Hufeland (1762–1836) widmete sich im Jahr 1797 der Beschreibung einer Lebenskraft als Selbsterhaltungsprinzip des Organismus:

> Ohnstreitig gehört die Lebenskraft unter die allgemeinsten, unbegreiflichsten und gewaltigsten Kräfte der Natur. Sie erfüllt, sie bewegt alles, sie ist höchst wahrscheinlich der Grundquell, aus dem alle übrigen Kräfte der physischen, wenigstens organischen Welt fliessen.[34]

Dabei bediente er sich Elementen von sowohl Stahls Animismus als auch der Irritabilitätstheorie Hallers. Der Lebenskraft waren weitere Teilkräfte, wie zum Beispiel Regenerationskraft und Reproduktionskraft, aber auch Irritabilität und Sensibilität untergeordnet. Krankheit definierte er als Konsequenz einer Beeinträchtigung der Lebenskraft, hervorgerufen durch schädigende äußere Reize, weshalb die Prävention von solchen und die Unterstützung der individuellen Lebenskraft als ein zentrales Moment ärztlichen Handelns zu sehen seien.[35]

2.1.4 Untersuchungen zu Galvanismus und Lebenskraft

Der italienische Arzt und Anatom Luigi Galvani (1737–1798) beobachtete im Jahr 1780 zufällig bei seinen Experimenten am präparierten Froschschenkel eine Muskelkontraktion nach dem Kontakt mit metallischen Leitern. Galvani zog aus dieser Beobachtung fälschlicherweise den Schluss, dass der Muskel selbst die Quelle dieser Elektrizität sei; dabei benannte er die Nervenfaser als den Sitz dieser Elektrizität, welche den Muskel zu Kontraktionen reize. Galvani prägte den Namen der „Tierelektrizität", welche

---

34 Christoph Wilhelm Hufeland, „Die Kunst das menschliche Leben zu verlängern", 1. Teil, 2. Auflage, Jena 1798, S. 28.
35 Vgl. Manfred Wenzel: „Christoph Wilhelm Hufeland", in: „Enzyklopädie der Medizingeschichte", hg. von Gerabek, Haage, Keil, Wegner, Berlin 2005, S. 633–635; Wolfgang Uwe Eckart, „Geschichte der Medizin", 3. Auflage, Berlin, Heidelberg 1998, S. 224 ff; Teresa Wortmann, „Dr. Johann Ulrich Gottlieb von Schäffer (1753–1829)", Diss. med., Regensburg 2011, S. 16 f; Ernst Gurlt: „Christoph Wilhelm Hufeland", in: „Allgemeine Deutsche Biographie, hg. von der Historischen Kommission bei der Bayerischen Akademie der Wissenschaften", 13. Bd. (1881), S. 286–296, [Online-Ressource].

in den Folgejahren von einigen vitalistischen Vertretern als Äußerung der Lebenskraft gedeutet wurde.[36] Eusebius Valli schloss im Jahr 1792 eigene Versuche zur Elektrizität tierischer Körper an; er kam dabei zu dem Schluss, dass animalische Elektrizität von einem *sensorium commune*, wozu er Gehirn und Rückenmark zählte, zu den Muskeln mittels der Nerven übertragen werde. Valli schrieb:

> So oft die Seele nöthig hat, einige Bewegungen zu bewirken, erweckt sie die Sensibilität der Nerven, und die Nerven treiben das electrische Fluidum, oder geben ihm eine zur Mittheilung der Bewegung nöthige Kraft. Was die Seele in Ansehung der ihren Befehlen unterworfenen Nerven thut, das thut der Stimulus gleichfalls in dem übrigen Nervensysteme. Daher die willkührlichen Bewegungen; daher die Functionen der besondern Organe, die ohne Unterlass zur Erhaltung des Lebens arbeiten; daher die Empfindungen; daher endlich die Regierung der ganzen thierischen Oeconomie.[37]

Kritisch bezüglich der animalischen Elektrizität verhielt sich unter anderem Johann Christian Reil, welcher anmerkte, dass die beobachteten Kontraktionen allein durch die längst bekannte Reizbarkeit der Muskulatur zu erklären seien.[38] Reil schloss selbst Versuche sowohl am präparierten Frosch als auch am eigenen Unterarm an: Aufschlüsse über die Lebenskraft, von welcher der Muskel das Vermögen zur Kontraktion empfangen solle, konnte er dabei jedoch nicht gewinnen. Reil erlaubte sich lediglich den Schluss, dass Muskeln empfindlich auf Elektrizität als äußerlich angebrachten Reiz reagierten.[39] Im selben Jahr erfuhr der italienische Physiker Alessandro Volta (1745–1827) von den Experimenten Galvanis und korrigierte

---

36 Zu einer umfassenden Beschreibung der Versuche Galvanis siehe „Nachricht von den Versuchen des Hrn. Galvani, über die Wirkung der Electrizität auf die Muskular-Bewegungen", in: Journal der Physik, hg. von Friedrich Albrecht Carl Gren, 6. Bd., Leipzig 1792, S. 371–382. Vgl. Teresa Wortmann, „Dr. Johann Ulrich Gottlieb von Schäffer (1753–1829)", Diss. med., Regensburg 2011, S. 22 f.
37 Siehe dazu die beiden Briefe Vallis, „Briefe des Hrn. Euseb. Valli, der Arzneiwissenschaft Doctors zu Pisa, über die thierische Electrizität", sowie „Zweyter Brief des Herrn Valli über die thierische Electrizität", in: Journal der Physik, hg. von Friedrich Albrecht Carl Gren, 6. Bd., Leipzig 1792, S. 382–391 und S. 392–402, Zitat S. 399.
38 Vgl. Friedrich Albrecht Carl Gren, „Bemerkungen über die sogenannte thierische Electrizität", ebd., S. 402–410, S. 409.
39 Vgl. Johann Christian Reil, „Schreiben des Herrn Prof. Reil an den Herausgeber, über die so genannte thierische Electrizität", ebd., S. 411–414.

dessen Annahme: Volta sah die Ursache der Muskelkontraktionen in den angebrachten äußeren Spannungen begründet, wobei der Froschschenkel lediglich als eine Art Kondensator ähnlich der Leidener Flasche diene. Um das Jahr 1800 konstruierte Volta die sogenannte Voltasche Säule, die erste Batterie, welcher eben dieses Prinzip zugrunde lag.[40] Doch auch über die Korrektur durch Volta hinaus blieb die Idee der animalischen Elektrizität populär und fand vielfältigen Einsatz in der Heilkunst; so versuchte man zum Beispiel mit galvanischen Bädern und Stromtherapien Lähmungen, Epilepsie und Asthma zu behandeln.[41]

2.2 Präformation oder Epigenese? – Eine große Debatte im 18. Jahrhundert

Durch das 18. Jahrhundert hindurch zog sich eine Debatte bezüglich der Entwicklung und Ausbildung des menschlichen Körpers im Mutterleib. Dabei standen sich zwei Erklärungsansätze gegenüber: Die Präformation und die Epigenese. Im Folgenden sollen beide Theorien sowie deren Hintergründe und Auswirkungen auf Untersuchungen der Folgejahre erläutert

---

40 Zur historischen Beschreibung der Voltaschen Säule siehe Gottfried Wilhelm Osann, „Erfahrungen in dem Gebiete des Galvanismus: für Physiker, Chemiker und Techniker", Erlangen 1852, S. 7 ff; Otto Ernst Julius Seyffer, „Geschichtliche Darstellung des Galvanismus", Stuttgart, Tübingen 1848, S. 27 ff.

41 Vgl. Manfred Wenzel: „Galvanismus", in: „Enzyklopädie der Medizingeschichte", hg. von Gerabek, Haage, Keil, Wegner, Berlin 2005, S. 455–456; Werner Leibbrand, „Romantische Medizin", Hamburg 1937, S. 37 f; Karl Sudhoff, Theodor Meyer-Steineg, „Geschichte der Medizin im Überblick mit Abbildungen", Jena 1921, S. 364 f. Als Primärquellen seien an dieser Stelle zu nennen Alessandro Volta, „Schriften über Elektrizität und Galvanismus", übersetzt von C. F. Nasse, 1. Bd., Halle 1803; Johann Samuel Traugott Gehler, „Physikalisches Wörterbuch oder Versuch einer Erklärung der vornehmsten Begriffe und Kunstwörter der Naturlehre mit kurzen Nachrichten von der Geschichte der Erfindungen und Beschreibungen der Werkzeuge begleitet", 5. Teil, Leipzig 1795, S. 270 ff. Es schlossen sich in den Folgejahren vielfältige Untersuchungen zum Galvanismus an; verwiesen sei an dieser Stelle unter anderem auf Christoph Heinrich Pfaff, „Über thierische Elektricität und Reizbarkeit. Ein Beytrag zu den neuesten Entdeckungen über diese Gegenstände", Leipzig 1795, sowie Friedrich Alexander von Humboldt, „Versuche über die gereizte Muskel- und Nervenfaser nebst Vermuthungen über den chemischen Process des Lebens in der Thier- und Pflanzenwelt", 1. und 2. Bd., Posen, Berlin 1797.

werden, da diese für ein Verständnis der von den Geburtshelfern beschriebenen Entwicklungsprozesse des kindlichen Lebens in utero elementar sind.

2.2.1 Die Präformationstheorie des Albrecht von Haller

Wie zuvor beschrieben, hatte Albrecht von Haller mit seinen Experimenten zur Irritabilität und Sensibilität nachgewiesen, dass bestimmte Eigenschaften an bestimmte vorgegebene Strukturen gebunden waren. Es war sicherlich eine Folge dieser Beobachtungen und der nicht unerheblichen Prägung seines mechanistisch veranlagten Lehrmeisters Boerhaave, dass Haller entsprechende Rückschlüsse auf die Entstehung neuer Lebewesen zog und sich schließlich der Auffassung anschloss, dass auch auf diesem Gebiet alles an eine vorgefertigte Struktur gebunden sein müsse: „Es gibt kein Werden."[42]

Damit war Haller ein Vertreter der sogenannten Präformationstheorie, welche zu Beginn des 18. Jahrhunderts die vorherrschende war.[43] Diese ging davon aus, dass der menschliche Körper im Urkeim um ein Vielfaches verkleinert, jedoch bereits voll ausgebildet enthalten sei und es sich bei der weiteren Entwicklung im Mutterleib lediglich um ein Größenwachstum handele. Die Animalkulisten vermuteten dabei den vorgebildeten menschlichen Körper im männlichen Samen, welchem die Gebärmutter lediglich als Nährboden diene, die Ovulisten in dem weiblichen „Ei"[44], wobei in

---

42 Haller, zitiert nach Heinrich Fasbender, „Geschichte der Geburtshülfe", Jena 1906, S. 151.
43 Die Präformationstheorie an sich ist jedoch schon älter. So formulierte bereits der italienische Arzt Giuseppe degli Aromatari (1587–1660) im Jahr 1625 nach Untersuchungen an Pflanzensamen die Vorstellung der Präformation. Vgl. Ilse Jahn, „Die Bedeutung der Mikroskopie für die Theorienbildung", in: „Geschichte der Biologie. Theorien, Methoden, Institutionen, Kurzbiographien", hg. von Ilse Jahn, Rolf Löther, Konrad Senglaub, 2. Auflage, Jena 1985, S. 219–223, S. 219.
44 Das Ei des Säugetiers, die Eizelle, wurde erst im Jahr 1827 von Karl Ernst von Baer (1792–1876) entdeckt und in seinem Werk „De ovi mammalium et hominis genesi epistola" bekannt gemacht, die Zellentheorie jedoch erst nach den Untersuchungen Matthias Jacob Schleidens im Jahr 1838 entworfen, weshalb zuvor von einer Eizelle noch nicht die Rede sein kann. Bereits seit den Zeiten

dem Spermium der Stimulus zur Entwicklung gesehen wurde.⁴⁵ Gestützt wurde diese letztere Ansicht von der religiösen Auffassung, dass Gott als Schöpfer alle Individuen bereits der Urmutter Eva eingepflanzt haben müsse und diese in Form von weiblichen Eiern durch die Generationen hinweg weitergegeben würden.⁴⁶

Haller gelangte im Jahr 1758 in seinem Werk „Sur la formation du cœur", welchem die anatomisch-physiologischen Untersuchungen von über 300 Hühnereiern zugrunde lagen, zu der Ansicht der Ovulisten. Nach dem Anstoß durch den männlichen Samen führten nach der Auffassung Hallers mechanische Kräfte unter günstigen äußeren Bedingungen zum Wachstum und zur Reifung des vorgebildeten menschlichen Körpers.⁴⁷

---

des niederländischen Arztes und Forschers Reinier de Graaf (1641–1673), welcher im Jahr 1672 in seinem Werk „De mulierum organis in generationi inservientibus tractatus novus" als erster die Follikel, die „Eierbläschen", im weiblichen Ovar beschrieben hatte, ging die Mehrheit der Anatomen inklusive de Graaf selbst jedoch von einem menschlichen Ei in diesem Follikel liegend aus. Vgl. dazu Barbara I. Tshisuaka: „Reinier de Graaf", in: „Enzyklopädie der Medizingeschichte", hg. von Gerabek, Haage, Keil, Wegner, Berlin 2005, S. 506.

45 Vgl. Samuel Thomas Soemmerring, „Schriften zur Embryologie und Teratologie", hg. von Ulrike Enke, Jost Benedum, Werner F. Kümmel, Samuel Thomas Soemmerring Werke 11, Basel 2000, S. 5–11; Ulrike Enke, „Von der Schönheit der Embryonen: Samuel Thomas Soemmerrings Werk *Icones embryonum humanorum* (1799)", in: „Geschichte des Ungeborenen: Zur Erfahrungs- und Wissenschaftsgeschichte der Schwangerschaft", hg. von Barbara Duden, Jürgen Schlumbohm, Patrice Veit, 2. Auflage, Göttingen 2002, S. 205–236, S. 211 f; Manfred Wenzel: „Präformation", in: „Enzyklopädie der Medizingeschichte", hg. von Gerabek, Haage, Keil, Wegner, Berlin 2005, S. 1178.

46 Vgl. Samuel Thomas Soemmerring, „Schriften zur Embryologie und Teratologie", hg. von Ulrike Enke, Jost Benedum, Werner F. Kümmel, Samuel Thomas Soemmerring Werke 11, Basel 2000, S. 10; Ulrike Enke, „Von der Schönheit der Embryonen", in: „Geschichte des Ungeborenen: Zur Erfahrungs- und Wissenschaftsgeschichte der Schwangerschaft", hg. von Barbara Duden, Jürgen Schlumbohm, Patrice Veit, 2. Auflage, Göttingen 2002, S. 205–236, S. 212.

47 Vgl. Änne Bäumer-Schleinkofer, „Die Geschichte der beobachtenden Embryologie. Die Hühnchenentwicklung als Studienobjekt über zwei Jahrtausende", Frankfurt am Main 1993, S. 171 ff.

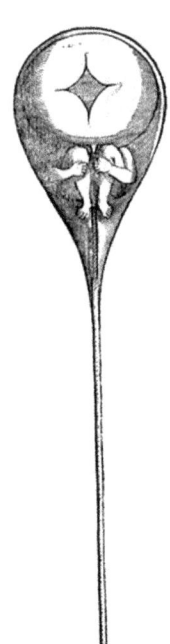

Abb. 1: Der Homunculus. Darstellung des niederländischen Animakulisten Nicolas Hartsoeker (1656–1725): Der menschliche Körper ist im männlichen Samen in seiner Vollständigkeit enthalten. Aus: Hartsoeker, „Essay de dioptrique", Paris 1694, S. 230.

2.2.2 Die epigenetische Theorie Caspar Friedrich Wolffs

Die Präformationstheorie stand jedoch im Widerspruch zu Naturbeobachtungen: So wusste man bereits seit Ende des 17. Jahrhunderts, dass sich die Schwänze von Eidechsen nach Verletzungen erneut nachbilden konnten. Im Jahr 1740 wurde außerdem von dem Schweizer Zoologen Abraham Trembley (1710–1784) beobachtet, dass Süßwasserpolypen nicht nur die Fähigkeit zur Regeneration besitzen, sondern sich zudem aus zerschnittenen Polypenteilen neue vollständige Polypen differenzieren können.[48] Diesen Vorgang vermochte die Präformationstheorie nicht zu erklären.

---

48 Trembley veröffentlichte seine Beobachtungen im Jahr 1744 in Leiden unter dem Titel „Mémoires pour servir à l'histoire d'un genre de polypes d'eau douce, à bras en forme de cornes". Vgl. Samuel Thomas Soemmerring, „Schriften zur

Vor dem Hintergrund dieser Beobachtung und eines vermehrt aufkommenden vitalistischen Gedankenkonzepts wurde auf eine den organischen Körper gestaltende, ausbildende und letztlich regenerierende Kraft zurückgeschlossen.[49] Diese sogenannte epigenetische Auffassung wurde von dem Haller Doktoranden Caspar Friedrich Wolff (1734–1794) nach umfangreichen mikroskopischen Studien an Pflanzenknospen und Hühnereiern unterstützt, im Jahr 1759 in seinem Werk „Theoria generationis" postuliert und gegen Haller verteidigt.[50] Wolff ging dabei von einem organischen Grundstoff aus, der sich mithilfe einer bestimmten Kraft, *vis essentialis*, organisiere.

Gut zwanzig Jahre nach Wolff veröffentlichte der deutsche Anatom, Zoologe und Anthropologe Johann Friedrich Blumenbach (1752–1840) sein Werk „Über den Bildungstrieb und das Zeugungsgeschäfte"[51] und bezeichnete jene Kraft als Bildungstrieb, *nisus formativus*, welche Wolff mit dem Namen *vis essentialis* belegt hatte.[52] Diese Kraft offenbare und begründe

---

Embryologie und Teratologie", hg. von Ulrike Enke, Jost Benedum, Werner F. Kümmel, Samuel Thomas Soemmerring Werke 11, Basel 2000, S. 10; Tanja van Hoorn, „Hydra. Die Süßwasserpolypen und ihre Sprößlinge in der Anthropologie der Aufklärung", in: „Physis und Norm. Neue Perspektiven der Anthropologie im 18. Jahrhundert", hg. von Manfred Beetz, Jörn Garber, Heinz Thoma, Göttingen 2007, S. 29–48.

49 Bereits William Harvey vermutete nach umfangreichen Studien am Hühnerei in seinem Werk „De generatione animalium" aus dem Jahr 1651, dass das Material des Eidotters zunächst eine homogene organische Stoffmasse darstelle, aus welchem sich das Küken durch einen inneren Bewegungstrieb, welchen er als Teil der göttlichen Wirkkraft deutete, in einem schrittweise erfolgenden Geschehen differenziere. Nicht zuletzt finden sich ähnliche Gedankenansätze bereits in Aristoteles' Theorie der Entelechie sowie später in Stahls Animismus. Vgl. Christoph Schweikardt: „Embryologie", in: „Enzyklopädie der Medizingeschichte", hg. von Gerabek, Haage, Keil, Wegner, Berlin 2005, S. 345–346; Heinrich Fasbender, „Geschichte der Geburtshülfe", Jena 1906, S. 149 ff.

50 Vgl. Änne Bäumer, „Die Haller-Wolff-Debatte: Präformation oder Epigenese?", in: „Geschichte der Biologie, 3. Bd.: 17. und 18. Jahrhundert", hg. von Änne Bäumer, Frankfurt am Main 1996, S. 285–318.

51 Dieses Werk veröffentlichte Blumenbach nach zwei kleinen Aufsätzen dazu im „Göttingischen Magazin der Wissenschaften und Litteratur" im Jahr 1781 in Göttingen.

52 Vgl. Johann Friedrich Blumenbach, „Über den Bildungstrieb und das Zeugungsgeschäfte", Göttingen 1781, S. 13.

sich jedoch primär durch ihr Ergebnis, während sie selbst als eine *„qualitas occulta"* verbleibe.[53]

Der Anatom und Anthropologe Samuel Thomas von Soemmerring (1755–1830), ein Schüler Blumenbachs und Freund Friedrich Benjamin Osianders, verhielt sich in der Debatte auf Grund seiner Hochachtung vor Haller zunächst zurückhaltend, schloss sich jedoch spätestens ab dem Jahr 1796 mit dem Erscheinen seines Werks „Ueber das Organ der Seele" einer epigenetischen Theorie an.[54]

An dieser Stelle zu erwähnen seien dabei unbedingt Soemmerrings Tafeln „Icones embryonum humanorum" aus dem Jahr 1799. Bei diesen Tafeln, welche Soemmerring selbst als Ergänzung der Hunterschen Tafeln aus dem Jahr 1774 betrachtete,[55] handelte es sich um Kupferstiche von Embryonen in unterschiedlichen Schwangerschaftswochen, welchen Soemmerrings umfangreiche und eigenständig zusammengetragene Präparatsammlung zugrunde lag.[56] Auch wenn es Soemmerring mit seinen Tafeln um eine objektive anatomische Darstellung von Embryonen in den

---

53 Vgl. Samuel Thomas Soemmerring, „Schriften zur Embryologie und Teratologie", hg. von Ulrike Enke, Jost Benedum, Werner F. Kümmel, Samuel Thomas Soemmerring Werke 11, Basel 2000, S. 11.
54 Vgl. ebd., S. 16 ff.
55 Der schottische Geburtshelfer William Hunter (1718–1783) veröffentlichte im Jahr 1774 in Birmingham sein Werk „Anatomia uteri humani gravidi", in welchem er unter anderem die Entwicklung des menschlichen Fötus ab dem 4. Monat der Schwangerschaft in Kupferstichen darstellte. Soemmerring sah seine Tafeln als Ergänzung der Hunter'schen Tafeln um die frühen Schwangerschaftswochen. Vgl. dazu Janina Wellmann, „Keine Ikone der Entwicklung. Die ‚Icones embryonum humanorum' von Samuel Thomas Soemmerring", in: „Kulturen des Wissens im 18. Jahrhundert", hg. von Ulrich Johannes Schneider, Berlin 2008, S. 585–594, S. 588.
56 Im Besitz einer Präparatsammlung von in Weingeist konservierten Embryonen war bereits Soemmerrings Doktorvater in Göttingen, der Anatom und Lehrer der Geburtshilfe Heinrich August Wrisberg (1739–1808). Soemmerring begann vermutlich bereits im Jahr 1779 mit dem Anlegen einer eigenen Sammlung. Diese bestand zum Teil aus erworbenen, zum Teil aus eigenständig präparierten Embryonen. Vgl. ebd., S. 588. Einen Überblick über Soemmerrings umfassende Sammlung gibt der von dessen Sohn Detmar Wilhelm Soemmerring im Jahr 1830 in Frankfurt am Main herausgegebene Katalog „Catalogus musei anatomici quod collegit Samuel Thomas de Soemmerring". Dieser umfasst auf 196 Seiten 483 Präparate, davon 87 embryologische.

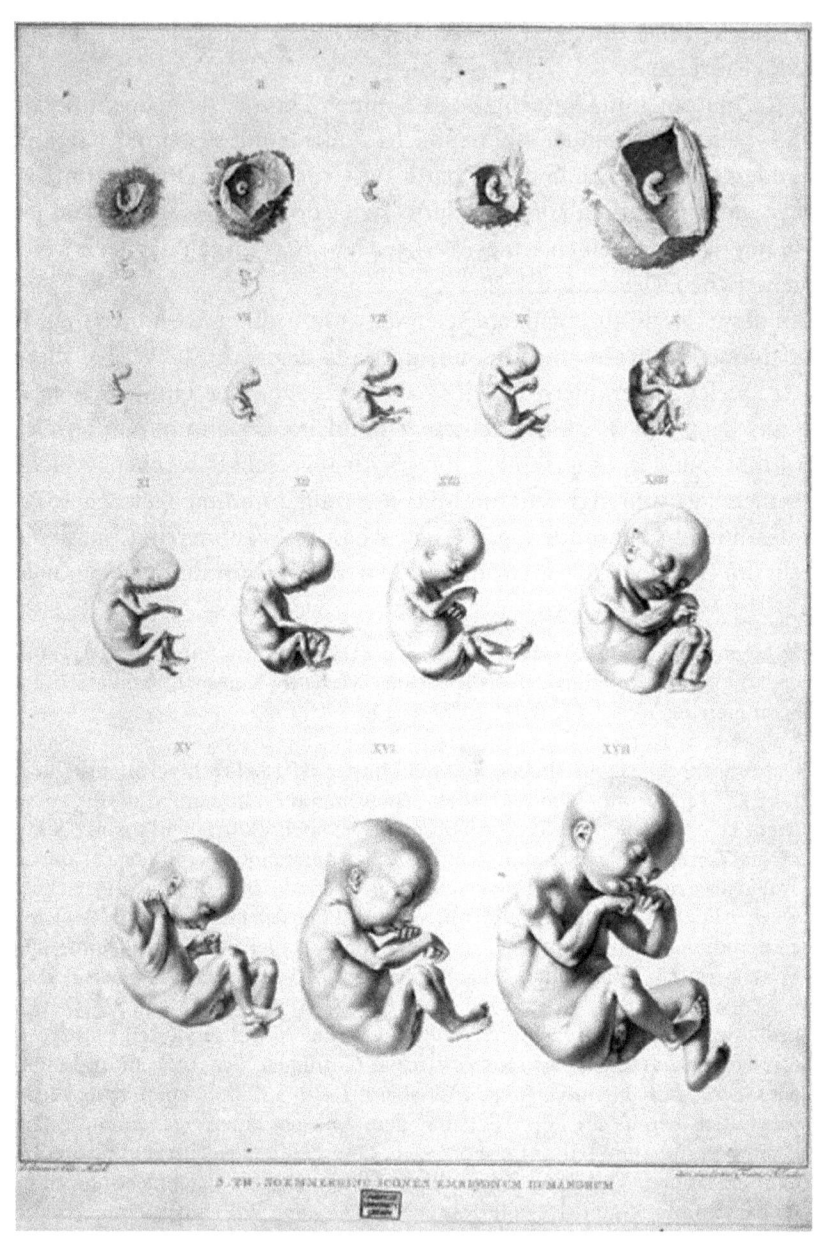

Abb. 2: Icones embryonum humanorum. Aus: Soemmerring, „Icones embryonum humanorum", Frankfurt am Main 1799, Tafel I.

diversen Stadien der Schwangerschaft ging, nicht um den Versuch einer Beschreibung der kindlichen Entwicklung im Mutterleib,[57] so können diese und die damit verbundenen Untersuchungen von menschlichen Embryonen als eine weitere Grundlage der epigenetischen Theorie gedeutet werden.

Nicht zuletzt musste sich vor dem Hintergrund der sich unter anderem durch Blumenbachs Forschungen allmählich entwickelnden Anthropologie[58] und den damit einhergehenden weiterführenden Untersuchungen zur Entwicklungsgeschichte des Menschen und zur Vergleichenden Anatomie[59] die

---

57 Dies erklärt sich unter anderem aus der Tatsache, dass die dargestellten Embryonen abwechselnd männlichen und weiblichen Geschlechts sind. Vgl. Janina Wellmann, „Keine Ikone der Entwicklung", in: „Kulturen des Wissens im 18. Jahrhundert", hg. von Ulrich Johannes Schneider, Berlin 2008, S. 585–594, S. 592.

58 Blumenbach war einer der ersten im deutschen Raum, der die unterschiedlichen körperlichen Merkmale der Menschen in Abhängigkeit von ihrer Herkunft beschrieb; zur Erfassung dieser diente ihm vornehmlich die Vermessung der Schädel. Vgl. Uwe Hoßfeld, „Geschichte der biologischen Anthropologie in Deutschland. Von den Anfängen bis in die Nachkriegszeit", Stuttgart 2005, S. 64 ff.

59 Die Geschichte der Vergleichenden Anatomie reicht in ihren Ursprüngen bis in die Zeit der griechischen Naturphilosophen zurück. Im 18. Jahrhundert war es Haller, welcher die Wichtigkeit der Vergleichenden Anatomie für die physiologische Forschung betonte. Zu Beginn des 19. Jahrhunderts erschien das herausragende Werk des französischen Naturforschers Georges Cuvier (1769–1832), „Leçons d'anatomie comparée" (1798–1805), welches einen starken Anstoß zu entsprechenden Untersuchungen auch auf deutschem Boden gab. Neben dem Biologen und Mediziner Carl Friedrich Kielmeyer (1765–1844) hat vor allem der Mediziner Ignaz Döllinger (1770–1841) auf diese Wissenschaft fördernd gewirkt. In seiner Schrift „Über den Wert und die Bedeutung der vergleichenden Anatomie" aus dem Jahr 1814 fasst Döllinger die Aufgabe eines vergleichenden Anatomen wie folgt zusammen:
> Thatsachen zusammenzustellen und zu untersuchen, worin sie (die Thiere) sich ähnlich, worin sie sich unähnlich sind; er soll sie mit der Idee des Lebens zusammenhalten und erforschen, wie sich ein und daselbe durch eine Reihe von Metamorphosen durchbildet.

In Deutschland erschien im Jahr 1805 das erste „Handbuch der vergleichenden Anatomie" von Blumenbach in Göttingen, später folgte Carl Gustav Carus' „Lehrbuch der Zootomie. Mit stäter Hinsicht auf Physiologie ausgearbeitet, und durch zwanzig Kupfertafeln erläutert", Leipzig 1818, nach. Vgl. dazu August Hirsch, „Geschichte der Wissenschaften in Deutschland. Neuere Zeit. 22.

Theorie der Präformation auf Dauer als haltlos herausstellen, weshalb sie in der Folge schrittweise verlassen wurde. Die Begriffe der *vis essentialis* und des *nisus formativus* sowie der Begriff der Lebenskraft verschoben sich in den Folgejahren immer mehr zu einer einzigen Entität, wobei auch die körperliche Ausbildung im Mutterleib einer Lebenskraft zugeschrieben wurde.

2.3 Friedrich Wilhelm Joseph von Schelling und die Romantische Medizin

Den Wunsch, vielseitige wissenschaftliche Erkenntnisse, welche Forschungsarbeiten der Aufklärung hervorgebracht hatten, einem einheitlichen Prinzip unterordnen zu können, lässt sich bereits in dem Wiederaufschwung vitalistischer Theorien verzeichnen; einen wesentlichen Anstoß zu Gedankenkonzepten der sogenannten Romantischen Medizin stellte am Ende des 18. Jahrhunderts jedoch die Naturphilosophie des Friedrich Wilhelm Joseph von Schelling (1775–1854) dar, welche er in seinem Werk „Von der Weltseele" in dem Jahr 1798 beschrieb. Da gerade die philosophischen Ansätze der frühen Werke Schellings[60] als geistesgeschichtliche Grundlage der medizintheoretischen Konzepte der Romantik betrachtet werden können, sollen die für diese Arbeit wesentlichen Gedanken kurz aufgezeigt werden. Schelling, welcher heute als einer der bedeutendsten Vertreter des Deutschen Idealismus gilt, war – geprägt durch die Transzendentalphilosophie des Philosophen Johann Gottlieb Fichte (1762–1814) – bemüht um die Erfassung eines Absoluten, eines Idealen, welches sich seiner Ansicht nach hinter der materiellen Welt offenbare. Schelling war Professor in Jena, als er seine Schrift „Von der Weltseele" veröffentlichte. Er zeigte darin den Versuch einer philosophisch-theoretischen

---

Band: Geschichte der medicinischen Wissenschaften in Deutschland", München, Leipzig 1893, S. 423 ff. Döllingers Zitat ebd., S. 426 f. Der Originaltext konnte nicht eingesehen werden.

60 Das Denken Schellings hat im Laufe seines fast 80 Jahre währenden Lebens durch unterschiedliche Einflüsse starke Veränderungen erfahren. Waren die Gedanken seiner ersten Werke geprägt von Fichte, Kant und Spinoza, so erfolgte während seiner Professur in München ab 1827 eine zunehmende Abkehr und Schelling geriet unter anderem unter den Einfluss des katholischen Denkers Franz von Baader (1765–1841).

Durchdringung von Natur und Medizin. Dabei stand der Begriff der Weltseele als Metapher für ein bestimmtes organisierendes Prinzip, *natura naturans*, welches der gesamten Natur und dem Kosmos inne sei. Die Natur sei seiner Auffassung nach in einem ewig währenden Schöpfungsprozess des Göttlichen begriffen, welches sich in unterschiedlichen Potenzen, *natura naturata*, offenbare. Als höchste Potenz sei dabei der menschliche Geist zu nennen, in welchem die Natur zu ihrer Vollendung gelange. In einem jeden empirischen Ich stecke demnach auch ein absolutes Ich, welches zu erfassen die Aufgabe des einzelnen Individuums darstelle. Auch eine jede Pflanze und ein jedes Tier stellen Repräsentanten des Göttlichen dar. Natur und Geist, Reales und Ideales sind in den Tiefen identisch, die gesamte Welt ist durch das Absolute zu einem Gesamtorganismus verbunden. Die erschaffene Natur lasse sich dabei drei Stufen zuordnen: Der vegetativen, der animalen und der sensitiven Dimension. Die vegetative Dimension zeichne sich durch Reproduktion aus, die animale Dimension durch Muskelbewegung und Kreislauftätigkeit, die dritte und letzte Stufe der sensitiven Dimension durch Nerven- und Sinnestätigkeit. Der Mensch als höchster Repräsentant des Göttlichen vereinige in sich alle drei Dimensionen, Reproduktion, Irritabilität und Sensibilität. Damit verinnerliche der Mensch neben den für ihn spezifischen menschlichen Eigenschaften des höheren Geisteslebens auch die Eigenschaften des Tieres, der Pflanze und der Materie.[61]

Der Versuch einer solchen philosophischen Durchdringung der Natur wurde in unterschiedlicher Intensität an diversen deutschen

---

61 Vgl. Teresa Wortmann, „Dr. Johann Ulrich Gottlieb von Schäffer (1753–1829)", Diss. med., Regensburg 2011, S. 20; Werner E. Gerabek: „Friedrich Wilhelm Joseph von Schelling", in: „Enzyklopädie der Medizingeschichte", hg. von Gerabek, Haage, Keil, Wegner, Berlin 2005, S. 1291–1293; Eintrag zu Schelling, in: „Der Brockhaus Philosophie", hg. von F.A. Brockhaus, Mannheim, Leipzig 2004, S. 294 ff; Wilhelm Weischedel, „Die philosophische Hintertreppe. 34 große Philosophen im Alltag und Denken", 25. Auflage, München 2003, S. 241–250; Hans Joachim Störig, „Kleine Weltgeschichte der Philosophie", Frankfurt am Main 2002, S. 511–517; Karl Eduard Rothschuh, „Konzepte der Medizin in Vergangenheit und Gegenwart", Stuttgart 1978, S. 243–266.

Universitätsstandorten[62] aufgenommen. Konzepte der Romantischen Medizin zeigten sich dabei beeinflusst von Philosophie, stellten jedoch nicht Naturphilosophie im Sinne Schellings dar; Schelling selbst distanzierte sich bereits ab dem Jahr 1807 von Ansätzen der romantischen Krankheitstherapie. In der praktischen Medizin war, bedingt durch die angenommene Identität von Geist und Natur, die Erfassung des Absoluten hinter dem Empirischen zentral, wobei als Zugang zum Unterbewusstsein unter anderem Traum, Glaube und Gefühl dienten. Als ursächlich für Krankheiten nahm man eine gestörte Harmonie von Mensch und Kosmos an, medizinische Heilmethoden waren dementsprechend auf die Wiederherstellung dieser ausgerichtet und umfassten den Einsatz von zum Beispiel Pendel, Wünschelrute und Magnetismus.[63]

---

[62] Besonders intensiv widmete man sich dessen in Jena, Bamberg, Würzburg, München, Landshut, Erlangen, Bonn, Heidelberg, Berlin, Halle, Göttingen, Leipzig, Breslau und Wien. Vgl. Dietrich von Engelhardt: „Medizin der Romantik", in: „Enzyklopädie der Medizingeschichte", hg. von Gerabek, Haage, Keil, Wegner, Berlin 2005, S. 903–907.

[63] Der sogenannte animalische Magnetismus, auch Mesmerismus genannt, wurde von dem Wiener Arzt Franz Anton Mesmer (1734–1815) beschrieben. Mesmer ging bei seiner Theorie von einem unsichtbaren magnetischen Prinzip aus – von ihm „Fluidum", „Allflut" oder auch „Lebensfeuer" genannt – welches nicht nur das All, sondern auch sämtliche Organismen durchflute. Als Arzt der Aufklärung war dieses Fluidum für ihn jedoch nicht spekulativ-immaterieller Art, sondern feinste flüssige, organische Materie. Da es dieses Fluidum sei, welches im menschlichen Körper sämtliche Funktionen steuere, sei auch die Entstehung von Krankheiten auf eine fälschliche oder verminderte Zirkulation desselbigen zurückzuführen. Im therapeutischen Ansatz versuchten geeignete Magnetiseure mittels bestimmter Streichtechniken und Handauflegen Stockungen zu beheben und als Medium das Fluidum auf den Patienten zu übertragen, woraufhin der Patient in einen magnetischen Schlaf verfiel. Ärzte der Romantischen Medizin beschäftigten sich intensiv mit dem Mesmerismus, wobei sie jedoch von anderen Voraussetzungen ausgingen als Mesmer: Der magnetische Schlaf erschien als Zugang zum Unterbewusstsein und als Möglichkeit zur Erkennung des göttlichen Prinzips. Das Fluidum wurde von einigen Vertretern auch mit der Weltseele Schellings verglichen. Vgl. Ernst Benz, „Franz Anton Mesmer und die philosophischen Grundlagen des ‚animalischen Magnetismus'", Wiesbaden 1977; Werner E. Gerabek: „Animalischer Magnetismus", in: „Enzyklopädie der Medizingeschichte", hg. von Gerabek, Haage, Keil, Wegner, Berlin 2005, S. 882–883.

Der Ansatz der Romantischen Medizin wurde von deren Vertretern nicht als Abgrenzung zur empirischen Medizin, sondern vielmehr als deren Ergänzung auf theoretischer Ebene verstanden; dennoch wurden diese Gedankenansätze von vielen zeitgenössischen Medizinern als zu realitätsfern abgelehnt und erfahren auch heute noch Kritik:

> Der Romantik und der romantischen Medizin wurde bis zum heutigen Tage vorgeworfen, mit ihren spekulativen Systemen und naturphilosophischen Konstrukten, ihrem *Zauberstab der Analogie* und den religiösen und kunsttheoretischen Verquickungen oder eben den Mensch-Kosmos-Einheits-Schwärmereien die exakte und objektive naturwissenschaftliche Forschung, auch in der Medizin, behindert

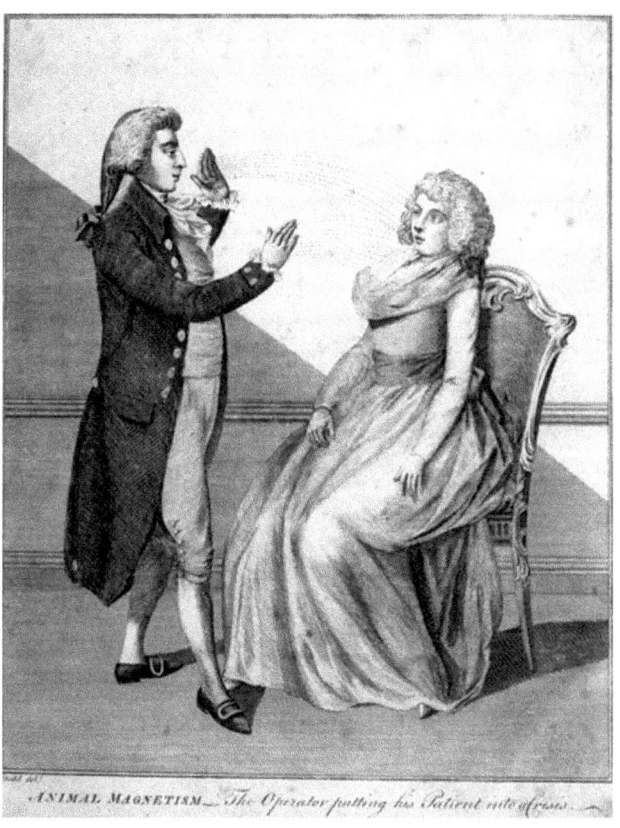

Abb. 3: Animalischer Magnetismus: Der Arzt überträgt das Fluidum auf die Patientin. Aus: Sibly, „A key to physic and the occult sciences", London 1794, S. 220.

zu haben. Das ist nur zum Teil richtig. Sie hat nämlich auch den Blick frei gemacht und das Denken geöffnet für die wichtigen und richtigen anderen Aspekte des Menschenwesens und der Weltwirklichkeit, für das *Subjektive*, für das *Unbewusste*, für die Bedeutsamkeit von Gefühlen, Affekten und Leidenschaften, für die Einheit von Körper und Seele, für die Tatsache, dass Vernunft und Ratio nicht allein unser Leben bestimmen, womit der Weg geebnet wurde für die moderne Psychologie, Psychosomatik und Psychotherapie.[64]

2.4 Das Ende der Romantischen Medizin und die Hinwendung zum Materialismus

Die Ära der Romantischen Medizin war kurz: Bereits ab den 30er Jahren des 19. Jahrhunderts legte sich der metaphysische Zeitgeist deutschlandweit langsam nieder. Als ausschlaggebend für diese Entwicklung sind vor allem neue naturwissenschaftliche Entdeckungen zu nennen: So deklarierte der deutsche Botaniker Matthias Jacob Schleiden (1808–1881) in seinem Aufsatz „Beiträge zur Phytogenesis" aus dem Jahr 1838 die Zelle zum Grundbaustein der Pflanzen, identifizierte den Zellkern als Hauptfaktor deren Entwicklung und definierte Wachstum und Vermehrung von Zellen als das allgemeine Prinzip biologischen Lebens.[65] Nur ein Jahr später wies der deutsche Physiologe Theodor Schwann (1810–1882) in Anlehnung an Schleiden nach, dass die Zelltheorie sich auf einen jeden Organismus inklusive des menschlichen anwenden lasse, was dem Menschen als Gesamtheit erneut eine rein organische Basis zu geben schien.[66]

Es kam in der Konsequenz unter einigen Naturwissenschaftlern die Überzeugung auf, die Welt und ihre Phänomene einzig durch die Materie und deren Gesetzmäßigkeiten beschreiben zu können. Vertreter dieses sogenannten Materialismus führten jegliche körperlichen Vorgänge, so auch Gedanken, Gefühle und Bewusstsein, auf den organischen Aufbau des Menschen

---

64 Roland Schiffter, „‚… ich habe immer klüger gehandelt … als die philisterhaften Ärzte …'. Romantische Medizin im Alltag der Bettina von Arnim – und anderswo", Würzburg 2006, S. 34.
65 Vgl. Matthias Jacob Schleiden, „Beiträge zur Phytogenesis", in: Archiv für Anatomie, Physiologie und wissenschaftliche Medicin, hg. Johannes Müller, Berlin 1838, S. 137–176.
66 Vgl. Theodor Schwann, „Mikroskopische Untersuchungen über die Uebereinstimmung in der Struktur und dem Wachsthum der Thiere und Pflanzen", Berlin 1839.

zurück, wie sich anschaulich an den Worten des Anthropologen Carl Vogt (1817–1895) aus dem Jahr 1846 zeigt:

> Ein jeder Naturforscher wird wohl, denke ich, bei einigermaßen folgerechtem Denken auf die Ansicht kommen, daß alle jene Fähigkeiten, die wir unter dem Namen der Seelenthätigkeiten begreifen, nur Funktionen der Gehirnsubstanz sind; oder, um mich einigermaßen grob hier auszudrücken, daß die Gedanken in demselben Verhältniß etwa zu dem Gehirne stehen, wie die Galle zu der Leber oder der Urin zu den Nieren.[67]

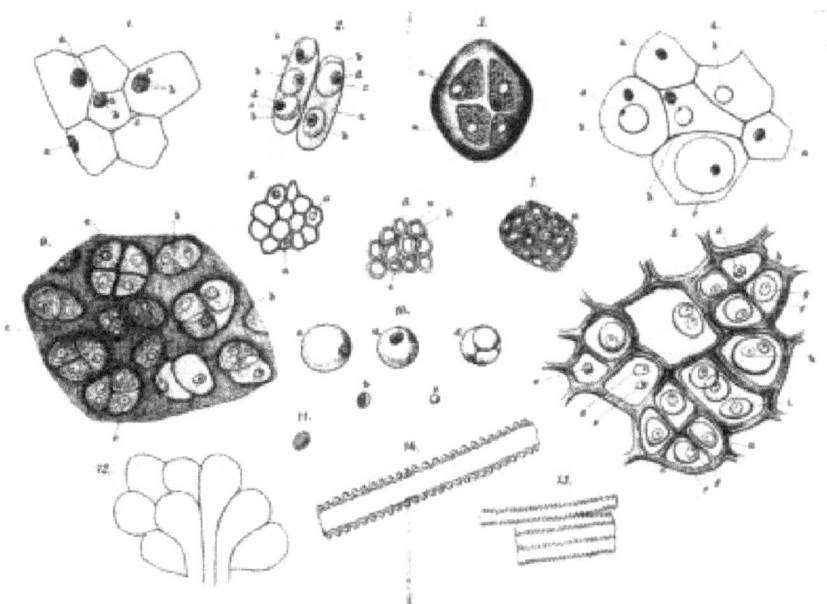

Abb. 4: *Diverse Zellstrukturen organischer Lebewesen, dargestellt von Theodor Schwann. Aus: Schwann, „Mikroskopische Untersuchungen über die Uebereinstimmung in der Struktur und dem Wachsthum der Thiere und Pflanzen", Berlin 1839, Tafel I.*

Vogts Standpunkt vorausgegangen waren eigenständige mikroskopische Untersuchungen am Gewebe der Geburtshelferkröte, welche ihn von der Wichtigkeit der Forschungen Schleidens und Schwanns für die Biologie

---

67 Carl Vogt, „Physiologische Briefe für Gebildete aller Stände. Zweite Abtheilung", Stuttgart, Tübingen 1846, S. 206.

überzeugt hatten. Vogt trat in der Folge für eine empirische Naturwissenschaft ein und stellte sich vehement gegen die naturphilosophisch beeinflusste Wissenschaft und deren spekulativen Idealismus. Als weiteres wesentliches Argument diente den Materialisten neben der Zelltheorie ein Durchbruch in der Chemie: Dem deutschen Chemiker Friedrich Wöhler (1800–1882) gelang es im Jahr 1824, Oxalsäure durch Hydrolyse von Dicyan und im Jahr 1828 Harnstoff aus Ammoniumcyanat herzustellen. Zum ersten Mal war ein organischer Stoff künstlich hergestellt worden.[68]

Die Problematik der Vereinbarkeit des Materialismus mit menschlichen Sinnfragen führte zu einem Materialismusstreit, der im Jahr 1854 seinen Höhepunkt erreichte. In diesem trat der deutsche Anatom und Physiologe Rudolf Friedrich Johann Heinrich Wagner (1805–1864) als wichtigster Gegenredner Vogts auf. Er erinnerte in seinen Ausführungen daran, dass auch der Materialismus auf die Fragen nach der Entstehung des Lebens und dem Vorhandensein der menschlichen Seele keine Antwort habe geben können und fragte rhetorisch:

> Hat die Physiologie, welche die Lebensprozesse des Individuums untersucht, sich auch mit der Frage beschäftigt, was aus demselben nach dem Tode wird, oder was damit eins ist, hat die Wissenschaft in neuster Zeit, wo sie anerkannt so grosse Fortschritte gemacht, sich über die Natur der Seele klar und entschieden ausgesprochen?[69]

Dabei argumentierte auch Wagner auf einer naturwissenschaftlichen, nicht auf einer philosophischen Basis und zeigte auf, dass Empirismus nicht zwangsweise zum Materialismus führen müsse. Da der eigentliche Materialismusstreit außerhalb der für diese Arbeit untersuchten Zeitspanne liegt, soll auf diesen nicht weiter eingegangen werden.[70]

---

68 Vgl. Burchard Franck, „250 Jahre Chemie in Göttingen und ihre Auswirkungen: Organische Chemie zwischen Biologie und Medizin", in: „Naturwissenschaften in Göttingen. Eine Vortragsreihe. Göttinger Universitätsschriften. Serie A: Schriften, 13. Bd.", hg. von Hans-Heinrich Voigt, Göttingen 1988, S. 68–84.
69 Rudolf Wagner, zitiert nach Annette Wittkau-Horgby, „Materialismus. Entstehung und Wirkung in den Wissenschaften des 19. Jahrhunderts", Göttingen 1998, S. 98.
70 Vgl. ebd., S. 47–101. Vgl. auch „Weltanschauung, Philosophie und Naturwissenschaft im 19. Jahrhundert. 1. Bd.: Der Materialismus-Streit", hg. von Kurt Bayertz, Myriam Gerhard, Walter Jaeschke, Hamburg 2007.

3. Seelenorgan und Seelensitz – Lokalisationsversuche der menschlichen Seele im 18. Jahrhundert

Der Begriff der Seele kann die vielfältigsten Bedeutungen haben, abhängig davon, ob man ihn unter religiösen oder philosophischen Aspekten betrachtet, in welchem Land oder Kulturkreis man sich aufhält oder in welcher zeitgeschichtlichen Spanne man sich bewegt. Historisch finden sich, wie zuvor dargestellt, Ansätze, welche die Seele als ein allumfassendes organisierendes und gestaltendes Lebensprinzip beschreiben. Zu einem späteren Zeitpunkt wurde von einigen Vertretern die körperliche Gestaltung einer Lebenskraft zugeschrieben, welche sich von einer empfindenden Seele abgrenzte. Vereinzelte materialistische Vertreter hingegen haben derweil die Existenz der Seele generell in Frage gestellt und geistige Gedankengänge durch rein biologische Abläufe zu erklären versucht.

Neben der Frage nach der Existenz und der Funktion der menschlichen Seele war vor allem deren mögliche körperliche Lokalisation seit jeher von Interesse.[71] Medizinhistorisch stößt man diesbezüglich auf zwei zunächst voneinander zu trennende Begriffe: *Seelensitz* und *Seelenorgan*. Als sogenannten *Seelensitz* beschrieb man jenes Organ, welches als der Aufenthaltsort der Seele im menschlichen Körper angesehen wurde. Vornehmlich ab dem 17. Jahrhundert spricht man zusätzlich von einem *Seelenorgan*, welches nicht die materielle Verankerung der Seele, sondern das vermittelnde Medium zwischen Seelischem und Körperlichem darstellte; an einer Immaterialität der Seele konnte damit weiterhin festgehalten werden. Gegen Mitte des 18. Jahrhunderts verschieben sich die beiden Begriffe *Seelensitz*

---

71 Theorien zu einem möglichen Sitz der Seele finden sich bereits in der griechischen Antike, wobei man sich vor allem durch die anatomischen Studien Poseidonios von Byzanz im 4. Jahrhundert n. Chr. zunehmend von Aristoteles' kardiozentrischer Theorie entfernte und die menschliche Seele im Gehirn lokalisierte. Vgl. Hubertus Busche, „Die Seele als System", Hamburg 2001, S. 18–26.

und *Seelenorgan* zu einem einzigen Inhalt und das *Seelenorgan* wird in unmittelbarem Zusammenhang mit dem *Seelensitz* gesehen.[72]

Auch die Möglichkeit der Ausbildung der menschlichen Seele im Mutterleib wurde von Geburtshelfern vor allem in der Romantik diskutiert und diente als Argumentationsbasis bei der Beschreibung der kindlichen Autonomie, weshalb die um die Jahrhundertwende 1800 durchgeführten Lokalisationsversuche des Seelenorganes kurz ausgeführt werden sollen.

3.1 Soemmerrings Suche nach dem Seelenorgan

Bedingt durch den Anstoß René Descartes'[73] und vor dem Hintergrund des aufklärerischen Zeitgeistes lassen sich im 18. Jahrhundert intensive Bestrebungen verzeichnen, ein Seelenorgan endgültig definieren und damit einen Seelensitz lokalisieren zu können. Diverse Anatomen beteiligten sich an den Bemühungen und kamen im Ergebnis zu unterschiedlichen, ausnahmslos im Gehirn befindlichen Lokalitäten.[74] Albrecht von Haller und auch Friedrich

---

72 Vgl. Manfred Wenzel: „Seelenorgan", in: „Enzyklopädie der Medizingeschichte", hg. von Gerabek, Haage, Keil, Wegner, Berlin 2005, S. 1315–1316; Manfred Wenzel: „Seelensitz", ebd., S. 1316–1317.

73 Descartes ging als Begründer des heute nach ihm bezeichneten cartesianischen Dualismus von der Existenz zweier gänzlich unterschiedlicher, jedoch miteinander in Wechselwirkung stehender Entitäten aus: Der Marterie, „res extensa", und der denkenden Seele, „res cogitans". Während sich der Körper als Teil der Materie durchgängig mathematisch-mechanisch beschreiben lasse, entziehe sich die immaterielle Seele jeder deskriptiven Forschungsarbeit. Mit diesem Konzept wurde Descartes sowohl den idealistischen als auch den materialistischen Denkansätzen gleichermaßen gerecht. Jedoch warf die fundamentale Unterscheidung der beiden Entitäten das Problem einer mangelnden Erklärung der körperlichen und seelischen Interaktion auf, was Descartes zu der Annahme eines physisch greifbaren Ortes der Kommunikation veranlasste. Als diesen Ort, an dem Körper und Seele miteinander in Verbindung treten, als sogenanntes *Seelenorgan*, benannte Descartes die im Gehirn lokalisierte Glandula pinealis. Vgl. Hans Joachim Störig, „Kleine Weltgeschichte der Philosophie", Frankfurt am Main 2002, S. 356–366; Eintrag zu Descartes, in: „Der Brockhaus Philosophie", hg. von F.A. Brockhaus, Mannheim, Leipzig 2004, S. 68 ff.

74 Die Liste von den als Seelenorgan deklarierten Strukturen ist lang, unter anderem finden sich auf dieser das Cerebellum, das Septum pellucidum, das Corpus striatum und der Cortex. Vgl. Manfred Wenzel: „Seelenorgan", in: „Enzyklopädie

Blumenbach hielten von genauen Lokalisierungsversuchen hingegen Abstand und nahmen die gesamte weiße Hirnsubstanz als das Seelenorgan an.

Im Jahr 1796 erreichte die Suche nach dem Sitz der Seele im menschlichen Körper mit den groß angelegten Untersuchungen des Samuel Thomas von Soemmerring ihren Höhepunkt. Soemmerring hatte es sich zur Aufgabe gemacht, die peripheren Nerven bis in ihre Ursprünge zu verfolgen. Er kam in seinem bereits erwähnten Werk „Ueber das Organ der Seele" zu dem Ergebnis, dass die Hirnventrikel die Endpunkte selbiger darstellten; dort stünden die Nervenenden im Kontakt mit dem Liquor cerebrospinalis, welcher als Mediator zwischen Seele und Körper und damit als *sensorium commune* anzusehen sei. Die Frage nach dem Seelenorgan war damit für Soemmerring abschließend geklärt, wenn seine Thesen auch überwiegend Widerspruch hervorriefen.[75]

3.2 Die Arbeiten Franz Joseph Galls im 19. Jahrhundert

Die Suche nach dem Seelenorgan fand mit den Arbeiten Soemmerrings im ausgehenden 18. Jahrhundert vorerst ein Ende. Dennoch seien an dieser Stelle die Arbeiten des Arztes und Anatomen Franz Joseph Gall (1758–1828), des Begründers der Phrenologie, erwähnt. Gall war der Annahme, dass es nicht ein einziges Seelenorgan geben könne, sondern dass ein jedes seelisches Vermögen sein eigenes „Organ" im Sinne eines genau umschriebenen Bezirkes auf der Großhirnrinde haben müsse. Gall definierte nach vielzähligen Untersuchungen an menschlichen Schädeln siebenundzwanzig solcher Seelenorgane, wobei sein Schüler Johann Caspar Spurzheim die Anzahl auf siebenunddreißig erhöhte und diese zum Teil umbenannte. Die Phrenologie, von Gall selbst als *Organologie* bezeichnet, geht von der Grundannahme aus, dass die besondere Ausprägung eines seelischen Vermögens, wie zum Beispiel eines Freundschafts- oder auch Kunstsinns, sich

---

der Medizingeschichte", hg. von Gerabek, Haage, Keil, Wegner, Berlin 2005, S. 1315–1316, S. 1315.
75 So äußerte Immanuel Kant erste Kritik bereits in dem Nachwort zu selbigem Werk; die Definition einer materiellen Struktur zur Objektivierung der Seele betrachtete Kant als sinnlos. Vgl. Heinz Schott, „Geschichte der Medizin. Rückschau (3): Schädel, Hirn und Seele. Ursprung der modernen Neurowissenschaft", in: Deutsches Ärzteblatt 99, 21. Heft vom 24.05.2002, Seite A-1420.

in einer entsprechenden Größe des Seelenorganes und damit einhergehend einer Vorwölbung des Schädelknochens niederschlagen müsse. Die sich daraus ergebende Folgerung, dass die Eigenschaften eines Menschen aus seiner Schädelform ableitbar wären, gab vor allem Vertretern der Romantischen Medizin Anreiz zu vielfältigen Untersuchungen, da diese Annahme eine Identität von Geist und Natur zu bekräftigen schien.[76]

---

[76] Vgl. ebd. Vgl. auch Christine Zunke, „Kritik der Hirnforschung. Neurophysiologie und Willensfreiheit", Berlin 2008, S. 33–36; Manfred Wenzel: „Seelenorgan", in: „Enzyklopädie der Medizingeschichte", hg. von Gerabek, Haage, Keil, Wegner, Berlin 2005, S. 1315–1316.

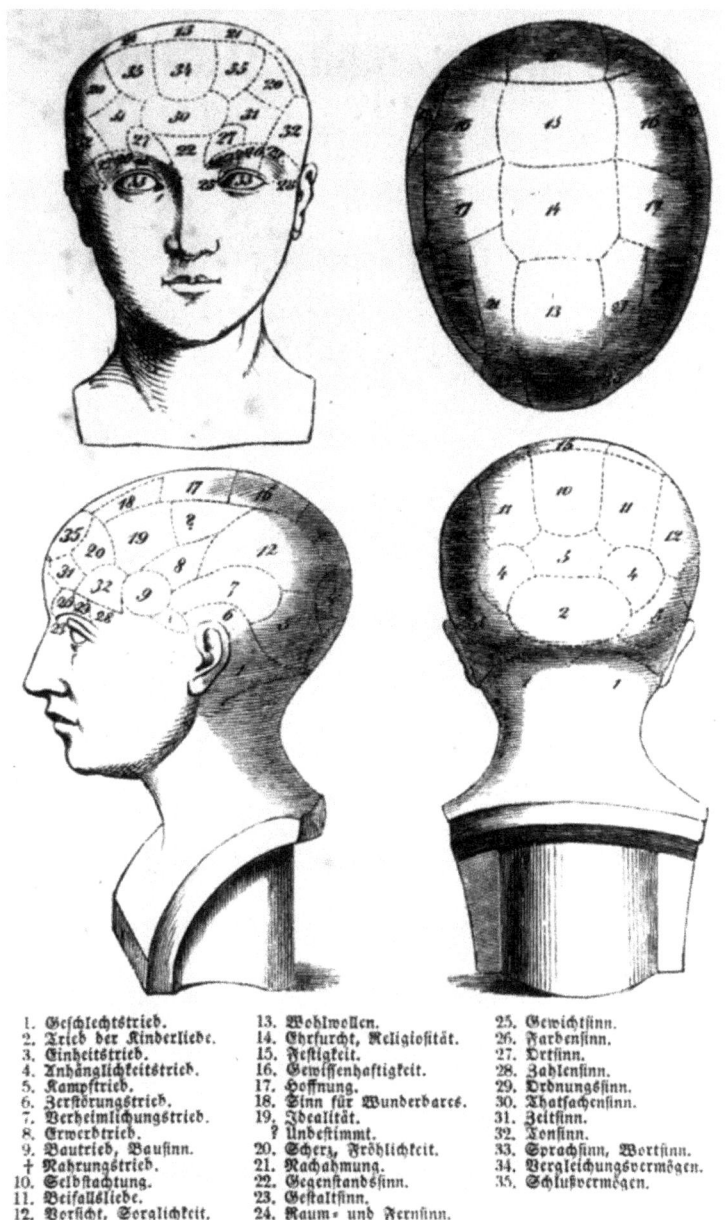

Abb. 5: Organologie. Darstellung der einzelnen Seelenorgane an einer Büste, 1851. Aus: „Images from the History of Medicine" [Online-Ressource].

4. Die Physiologie des Fötus – Wissensstand und Forschungen zu Beginn des 19. Jahrhunderts

Beschäftigt man sich mit der Frage, inwieweit das Kind im Mutterleib als ein eigenständiges Individuum gesehen wurde, ist ein Blick auf die Physiologie des Fötus unabdingbar: Medizinische Erklärungen zur vermuteten oder auch abgesprochenen Individualität des Nasciturus müssen sich unter wissenschaftlichen Aspekten betrachtet notwendigerweise auf Kenntnisse zu kindlichen Körperfunktionen wie Kreislauftätigkeit, Atmung und Ernährung berufen. Es soll im Folgenden eine kurze Zusammenstellung zum Wissensstand der fötalen Physiologie mit Gewichtung von dazu wesentlichen Forschungsarbeiten des ausgehenden 18. und beginnenden 19. Jahrhunderts gegeben werden.

4.1 Der intrauterine Blutkreislauf

Was die kindliche Kreislauftätigkeit anbelangt, so war es im 18. Jahrhundert der bereits erwähnte deutsche Geburtshelfer Johann Georg Röderer, welcher in seiner „Dissertatio inauguralis medica de foetu perfecto" aus dem Jahr 1750 die Abgrenzung des fötalen Gefäßsystems gegen das der Mutter betonte und sich damit bestimmt gegen den Standpunkt des griechisch-römischen Arztes Galen (ca. 129–200) richtete, der von verbindenden Anastomosen zwischen den beiden Kreißläufen ausgegangen war. Vorarbeiten dazu hatte William Harvey geleistet, welcher den kindlichen Kreislauf in utero als einen vom Herzen des Ungeborenen allein abhängigen annahm und aufgrund dessen eine *vita propria* des Kindes postulierte.[77]

---

[77] Bereits der italienische Anatom Giulio Cesare Aranzi, genannt Arantius (1530–1589) nahm im Jahr 1564 an, dass Anastomosen zwischen dem mütterlichen und dem kindlichen Gefäßsystem nicht bestünden, es fehlte ihm jedoch an wissenschaftlichen Beweisen für seine Vermutungen. Im Jahr 1628 überzeugte sich Gregor Nymman durch Vivisektionen von dem eigenständigen Herzschlag eines Schafföfus und beschrieb seine Beobachtungen in seiner „Dissertatio de vita foetus in utero". Eine wesentliche Förderung der Kenntnis des fötalen Blutkreislaufs vollzog sich im selbigen Jahr durch Harvey, welcher in seinem Werk

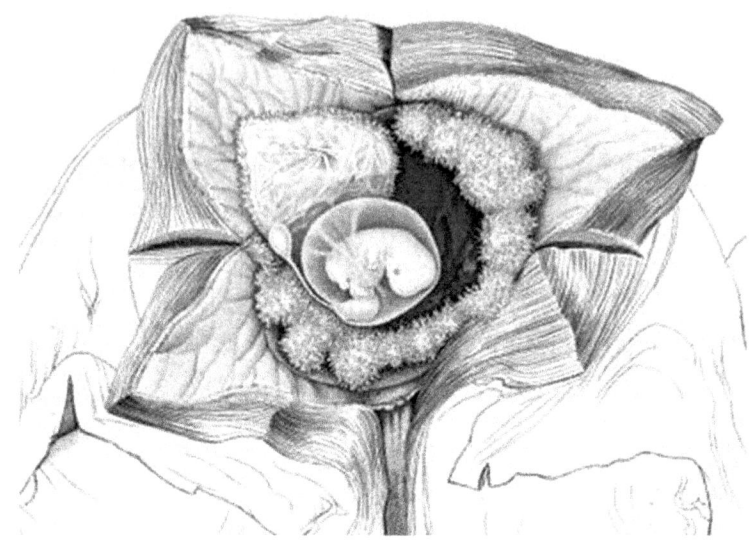

Abb. 6: *Ein eröffneter Uterus aus der 7. Schwangerschaftswoche. Der Fötus liegt in seine Eihäute eingeschlossen und ist über die Nabelschnur und die Plazenta mit der Gebärmutter verbunden. Aus: Wagner, „Erläuterungstafeln zur Physiologie und Entwickelungsgeschichte", Leipzig 1839, Tafel IX, Fig. 1.*

Röderer hatte bei der Sektion einer an einer schweren Blutung verstorbenen Schwangeren gefunden, dass die Gefäße des ungeborenen Kindes reichlich mit Blut gefüllt waren, während die mütterlichen von der schweren Blutung zeugten.[78] In die Epoche der Aufklärung fielen vielzählige Untersuchungen

---

„Exercitatio anatomica de motu cordis et sanguinis in animalibus" und zu einem späteren Zeitpunkt in seinem Werk „Exercitationes de Generatione Animalium" aus dem Jahr 1651 den kindlichen Kreislauf im Wesentlichen richtig darstellte, auch wenn er die kapillären Verbindungen zwischen mütterlichen und kindlichen Blutgefäßen nicht kannte. Harvey schrieb dem Fötus eine eigene Wärmebildung zu und war der Annahme, dass das Kind über die Plazenta mit mütterlichen Stoffen ernährt würde. Vgl. Heinrich Fasbender, „Geschichte der Geburtshülfe", Jena 1906, S. 152 f und S. 425; Joseph Needham, „A history of embryology", New York 1959, S. 136.

78 Vgl. Heinrich Fasbender, „Geschichte der Geburtshülfe", Jena 1906, S. 425. Eine ähnliche Beobachtung machte auch August Christian Reuss, so beschrieben in

zum kindlichen Blutkreislauf, wobei dieser unter anderem von Caspar Friedrich Wolff im Jahr 1778 richtig beschrieben wurde. Dennoch gab es auch in den Folgejahren Stimmen, welche eine eigenständige fötale Zirkulation leugneten.

So schrieb noch im Jahr 1815 der Physiologe und Naturphilosoph Johann Bernhard Wilbrand (1779–1846):

> Die Circulation im Foetus ist hiermit zwar eine eigenthümliche in sich selbst bestehende; aber sie wird von der Mutter aus begründet.[79]

Wilbrand führte dabei die Gründe, die ihn zu dieser Ansicht bewogen, nicht weiter aus; er verwies lediglich darauf, dass der Fötus über Nabelschnur und Plazenta eng mit der Mutter verbunden sei und ohne diese Verbindung nicht bestehen könne. Es sollte noch bis gegen Ende des 19. Jahrhunderts dauern, bis man das Herz eines menschlichen Embryos bereits in einer frühen Entwicklungswoche schlagen sah und damit eine eigenständige fötale Blutzirkulation gemeinhin annahm.[80]

Im Jahr 1819 entwickelte der französische Mediziner René Théophile Hyacinthe Laënnec (1781–1826) das Stethoskop zur Auskultation von Herz und Lunge.[81] Dieser Erfindung verdankt die Geburtshilfe eine wesentliche Entdeckung: Als der französische Geburtshelfer Jacques-Alexandre Lejumeau de Kergaradec (1787–1877) im Jahr 1821 mit Hilfe des Stethoskops untersuchen wollte, ob man die Bewegungen des Fötus im Fruchtwasser hören könne, vernahm er bei der Auskultation des schwangeren Unterleibs

---

„Novae quaedam observationes circa structuram vasorum in placenta humana et peculiarem hujus cum utero nexum", Tübingen 1784.

79 Johann Bernhard Wilbrand, „Physiologie des Menschen", Gießen 1815, S. 414. Vgl. ebd., S. 422, § 892.

80 Die Beobachtung der frühsten Herzaktion eines menschlichen Embryos geht auf den Physiologen Eduard Friedrich Wilhelm Pflüger (1829–1910) zurück, der sie an einem Embryo der dritten Entwicklungswoche beschrieb. Pflüger publizierte seine Beobachtungen in seiner Abhandlung „Die Lebensfähigkeit des menschlichen Foetus", in: Pflügers Archiv für die gesamte Physiologie des Menschen und der Tiere, hg. von Eduard Pflüger, 14. Bd., Bonn 1877, S. 628–629.

81 Laënnec veröffentlichte seine am Krankenbett gesammelten Erfahrungen zur Auskultation von Lunge und Herz mittels des Stethoskops im Jahr 1819 unter dem Titel „Traité de l'auscultation médiate" in Paris. Vgl. Ariel Roguin, „Rene Theophile Hyacinthe Laënnec (1781–1826): The man behind the stethoscope", in: Clinical Medicine & Research, 4. Jg., 3. Heft, September 2006, S. 230–235.

neben einem *bruit placentaire*[82] erstmals die kindlichen Herztöne. Nur wenig später beschrieb er die Abhängigkeit der fötalen Herzfrequenz von der Aktivität der kindlichen Bewegungen und den mütterlichen Wehen. Hermann Franz Carl Joseph Naegele schrieb in späteren Jahren dazu:

> Nachdem Laennec die Auscultation als eines der herrlichsten Mittel für die Erforschung der Krankheiten der Brust in's Leben gerufen hatte, war es dessen Freund Lejumeau de Kergaradec, den die glückliche Idee erfasste, jene neue Explorationsweise auf das Studium des Vorgangs der Schwangerschaft und Geburt auszudehnen.[83]

Die Entdeckung Kergaradecs, welche sich erst im Folgejahr auch in Deutschland verbreitete, hatte für die Geburtshilfe in vielerlei Hinsicht praktischen Wert: Man verfügte nun über ein Instrument, welches die Diagnose von Mehrlingsschwangerschaften und die Bestimmung der Lage des Kindes in der Gebärmutter zu erleichtern schien, vor allem jedoch auch einen Hinweis auf Leben und Tod des Fötus geben konnte. Eine Beurteilung des intrauterinen Lebens im Sinne einer gesteigerten Wertschätzung lässt sich aufgrund dieser Neuentdeckung unter den Geburtshelfern erstaunlicherweise nicht verzeichnen, ebenso wenig wie der nun nachweisbare kindliche autonome Herzschlag als Argument für eine postulierte Selbstständigkeit diente.

4.2 Die intrauterine Atmung

Im 17. Jahrhundert beobachtete der britische Arzt, Chemiker und Physiologe John Mayow (1640–1679) bei seinen Untersuchungen zum chemischen Prozess der Vebrennung, dass eine Maus in einem luftdicht abgeschlossenen Gefäß etwa zur gleichen Zeit erstickte wie eine brennende Kerze im selben Gefäß erlosch; befand sich die Maus hingegen ohne Kerze im Gefäß, so überlebte sie deutlich länger. Mayow schloss damit auf Übereinstimmungen zwischen den Vorgängen der Verbrennung und der Respiration und

---

[82] Kergaradec vernahm ein einfaches, dem Mutterpuls synchrones Strömungsgeräusch, welches er als zur Placenta gehörig interpretierte und dementsprechend als „bruit placentaire" bezeichnete. Später stellte sich heraus, dass dieses auf die in der Gebärmutter verlaufenden großen Blutgefäße zurückzuführen war. Vgl. Heinrich Fasbender, „Geschichte der Geburtshülfe", Jena 1906, S. 428.

[83] Hermann Franz Carl Joseph Naegele, „Die geburtshilfliche Auscultation", Mainz 1838, Vorwort S. 3.

postulierte, dass in der atmosphärischen Luft ein Bestandteil vorhanden sein müsse, der die Verbrennungsprozesse im Körper ermögliche. Mayow gab diesem den Namen *spiritus nitro-aereus*.[84] Er nahm an, dass der Spiritus während der Atmung über die Lunge aufgenommen, dort an das Blut abgegeben werde und dem arteriellen Blut dadurch die hellrote Farbe verleihe.

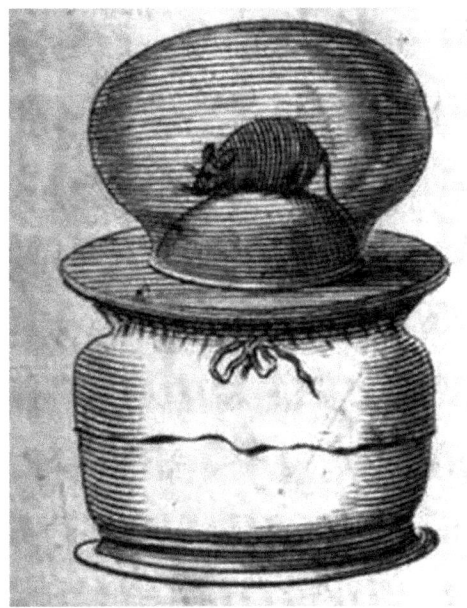

Abb. 7: *Versuchsaufbau nach John Mayow. Aus: Mayow, „Tractatus quinque medico-physici", Oxford 1674, Tab. 5, Fig. 2.*

Da Mayow erkannt hatte, dass dieser Spiritus für die Muskelaktion unabdinglich war, und zudem davon überzeugt war, dass auch das fötale Herz fortwährend tätig sein müsse, erschien ihm ein kindlicher Bedarf an *Spiritus* auch im Mutterleib obligat. Mayow sah als die einzige Möglichkeit des ungeborenen Kindes, an die atmosphärische Luft und damit den *Spiritus* zu gelangen, den Bezug durch das mütterliche Blut über die Plazenta:

---

84 Vgl. John Mayow, „Tractatus quinque medico-physici. Quorum primus agit de sal-nitro, et spiritu nitro-aereo. Secundus de respiratione. Tertius de respiratione foetus in utero, et ovo. Quartus de motu musculari, et spiritibus animalibus. Ultimus de rhachitide", Oxford 1674.

These observations premised, we maintain that the blood of the embryo, conveyed by the umbilical arteries to the placenta or uterine carunculae, brings not only nutritious juice, but along with this a portion of nitro-aerial particles to the foetus for its support, so that it seems that the blood of the infant is impregnated with nitro-aerial particles by its circulation through the umbilical vessels quite in the same way as in the pulmonary vessels. And therefore I think that the placenta should no longer be called a uterine liver[85] but rather a uterine lung.[86]

Mayow schloss, um seine Vermutungen zu unterstützen ein weiteres Experiment an: Er leitete das arterielle Blut eines Hundes in einen anderen Hund über und beobachtete, dass Letzterer die Atemfrequenz deutlich reduzierte.[87] Mit diesem Experiment hatte er den Zustand des ungeborenen Kindes im Mutterleib trefflich nachgestellt.

Im Jahr 1776 wurde von dem französischen Chemiker Antoine Laurent de Lavoisier (1743–1794) die Entdeckung des Sauerstoffes publiziert.[88] Vor

---

85 Vorstellungen von einer Plazenta als Äquivalent der Leber haben bereits Arantius und auch Harvey geäußert. Ursächlich dafür war die auch im 19. Jahrhundert noch vorkommende Meinung, dass die Plazenta das Blut des Fötus reinige und damit die gleiche Funktion übernehme wie die Leber eines erwachsenen Menschen. Vgl. Lawrence D. Longo, Lawrence P. Reynolds, „Some historical aspects of understanding placental development, structure and function", in: The International Journal of Developmental Biology, 54. Jg., 2. Heft, 2010, S. 237–255, S. 239 f; Michael L. Power, Jay Schulkin, „The Evolution of the Human Placenta", Baltimore, Maryland 2012, S. 36.

86 John Mayow, „De respiratione foetus in utero, et ovo", in: „Tractatus quinque medico-physici", Oxford 1674, zitiert nach Joseph Needham „A history of embryology", New York 1959, S. 173. Laut einigen Quellen hat zuvor Walter Needham im Jahr 1667 in seiner Schrift „Disquisitio anatomica de formato foetu" erstmals die Plazenta mit den Lungen verglichen, auch wenn er eine stoffliche Veränderung des Blutes in der Plazenta nicht annahm. Vgl. ebd., S. 158–162. Vgl. auch Heinrich Fasbender, „Geschichte der Geburtshülfe", Jena 1906, S. 154.

87 Vgl. Bernhard Sigmund Schultze, „John Mayow über Apnoe und die Placentarrespiration", in: Jenaische Zeitschrift für Medicin und Naturwissenschaft, hg. von der medicinisch-naturwissenschaftlichen Gesellschaft zu Jena, 4. Bd., Leipzig 1868, S. 141–144, S. 143; Heinrich Fasbender, „Geschichte der Geburtshülfe", Jena 1906, S. 154.

88 Im Jahr 1772 entdeckte der deutsch-schwedische Apotheker Carl Wilhelm Scheele (1742–1786) bei der Zersetzung von Salpetersäure ein farbloses Gas, welches er als Bestandteil der „ordinären Luft" erkannte, und gab diesem den Namen „Feuerluft". Seine Entdeckungen veröffentlichte er jedoch erst im Jahr

diesem Hintergrund lassen sich vermehrt Untersuchungen zur intrauterinen Respiration verzeichnen. Verschiedenes hatte man zuvor beobachten können: So beschrieb der Franzose René-Antoine Ferchault de Réaumur (1683–1757) im Jahr 1749, dass Hühnerküken in den Eiern versterben, wenn diese luftdicht eingeschlossen werden.[89] Der englische Arzt Robert Whytt (1714–1766) konstatierte im Jahr 1751, dass die Embryonen einer trächtigen Hündin bei geöffnetem Uterus so lange ruhig dalagen, bis sie nach dem erfolgten Tod der Mutter anfingen, sich zu winden; nach Eröffnung der Eihäute und damit verbundenem Zutritt der atmosphärischen Luft jedoch begannen sie mit einer selbstständigen Atmung. Dies deutete Whytt als Beweis für den kindlichen Bedarf an Luft im Mutterleib.[90]

Christoph Girtanner schloss im Anschluss an Lavoisiers Veröffentlichung eigenständige Experimente zur Zusammensetzung der atmosphärischen Luft und der Respiration an. Er fand dabei – wie Lavoisier –, dass die Luft durch die Atmung eine Veränderung erfahre, nämlich bei der Exspiration

---

1777 in seinem Werk „Chemische Abhandlung von der Luft und dem Feuer". Fast zeitgleich beschrieb im Jahr 1774 der Engländer Joseph Priestley (1733–1804) nach der Untersuchung chemischer Verbrennungsvorgänge ein Gas, welchem er als Anhänger der Phlogiston-Theorie den Namen „dephlogisticated air" gab. Als Phlogiston bezeichnete man eine hypothetische, immaterielle Substanz, von welcher man annahm, dass sie bei der Verbrennung von Materialien entweiche. Ein hoher Anteil an Phlogiston ging dabei mit einer guten Brennbarkeit einher. Die Erkenntnis, dass es sich bei diesem entweichenden Gas um ein chemisches Element handelte, kam Lavoisier nach der Wiederholung von Priestleys Experimenten, und er machte diese 1776 publik. Lavoisier war es auch, welcher die Bedeutung dieses Elementes für Verbrennungsvorgänge erkannte und die Bezeichnung Oxygenium vorschlug. Die Oxidationslehre Lavoisiers löste die Phlogiston-Theorie ab. Vgl. Ernst F. Schwenk, „Sternstunden der frühen Chemie: von Johann Rudolph Glauber bis Justus von Liebig", 2. Auflage, München 2000, S. 63–76 und S. 77–90; Peter Laupheimer, „Phlogiston oder Sauerstoff. Die Pharmazeutische Chemie in Deutschland zur Zeit des Übergangs von der Phlogistion- zur Oxidationstheorie", Stuttgart 1992.
89 Vgl. Johann Mendler, „Die Kunst alles Feder-Vieh in ieder Jahrs-Zeit häufig zu ziehen und zum Nutzen und Vergnügen zu halten. Aus des berühmten Herrn de Reaumur Neuen Erfahrungen und Vorschriften umständlich ausgezogen; und mit einigen Anmerckungen erläutert", Leipzig 1750, S. 48 ff.
90 Vgl. Robert Whytt, „An essay on the vital and other involuntary motions of animals", Edinburgh 1751, S. 213 f.

weniger Sauerstoff enthalte.[91] Er postulierte im Anschluss an seine Experimente, dass sich der Sauerstoff bei der Inspiration mit dem venösen Blut verbinde und dem arteriellen Blut die rote Farbe gebe.[92] Girtanner machte zudem als praktischer Arzt die Beobachtung, dass auch das Blut von Nabelvene und -arterie des neugeborenen Kindes einen entsprechenden Farbunterschied aufwies und sah damit eine intrauterine Versorgung mit Sauerstoff als bewiesen an.[93] Er war einer der ersten seiner Zeit, welcher die Bedeutung des Sauerstoffes für die Physiologie des ungeborenen Kindes anerkannte.[94] Er schrieb 1792, dass der Tod des Fötus durch Kompression der Nabelschnur ein Erstickungstod, hervorgerufen durch Mangel an arteriellem Blut, sei:

> Das Blut des Fötus geht also nicht unmittelbar durch die Plazenta nach der Mutter; und das Kind stirbt daher plötzlich, wenn während der Geburt, die Nabelschnur gedrückt, und die Zirkulation des Blutes des Kindes von der Plazenta und nach derselben unterbrochen wird.[95]

Eine entsprechende Annahme hatte bereits der französische Arzt, Chirurg und Geburtshelfer François Mauriceau (1637–1709) im Jahrhundert zuvor aufgrund vielzähliger Beobachtungen am Geburtsbett getroffen und in seinem Werk „Traité des Maladies des Femmes grosses et de celles, qui sont nouvellement accouchées" im Jahr 1668 beschrieben. Girtanner sah als einzige Möglichkeit des Fötus, an den Sauerstoff zu gelangen, den Bezug über das mütterliche Blut mittels der Plazenta. Im Jahr 1794 machte er – wie zuvor Mayow – erneut darauf aufmerksam, dass die Plazenta ein Äquivalent der Lunge sei:

> An einem anderen Orte [Verweis auf sein Werk „Anfangsgründe der antiphlogistischen Chemie"] habe ich ausführlich und umständlich dargethan, daß die

---

91 Vgl. Christoph Girtanner, „Anfangsgründe der antiphlogistischen Chemie", 3. Auflage, Berlin 1801, S. 259 ff.
92 Vgl. Christoph Girtanner, „Mémoires sur l'Irritabilité, considérée, comme principe de vie dans la nature organisée. Second Mémoire.", in: Observations et mémoires sur la physique, sur l'histoire naturelle, et sur les arts et métiers, hg. von François Rozier, 37. Bd., Part II, August 1790, S. 139–154.
93 Vgl. Christoph Girtanner, „Anfangsgründe der antiphlogistischen Chemie", 3. Auflage, Berlin 1801, S. 273.
94 Vgl. Heinrich Fasbender, „Geschichte der Geburtshülfe", Jena 1906, S. 433 f.
95 Christoph Girtanner, „Anfangsgründe der antiphlogistischen Chemie", 3. Auflage, Berlin 1801, S. 272.

Plazenta bey dem noch ungebohrenen Kinde die Stelle der Lunge vertritt; daß das venose Blut des Kindes in derselben sich mit dem Blute der Mutter vermischt, von demselben Sauerstoffgas erhält, und folglich zu arteriellem Blute wird; daß es alsdann wiederum zu dem Kinde zurück kehrt; und daß dieses so lange fortdauert, bis das Kind zur Welt geboren ist, da es dann anfängt Athem zu holen, das heißt: Sauerstoffgas aus der atmosphärischen Luft in sein Blut aufzunehmen.[96]

Auch der britische Arzt, Botaniker, Dichter und Erfinder Erasmus Darwin (1731–1802), Großvater des Evolutionstheoretikers Charles Darwin, nahm in seinem Werk „Zoonomia or the laws of organic life" aus den Jahren 1794–1796 aufgrund des teils heller und teils dunkler gefärbten Blutes im Hühnerei eine Atmung des Hühnerfötus als erwiesen an und zog entsprechende Rückschlüsse auf das Säugetier. Er schrieb:

Also sowohl aus dem Bau dieses Mutterkuchens, als aus dem Nutzen desselben lässt sich schliessen, dass er ein Organ zum Athemholen sei völlig so wie die Kiemen der Fische, vermittelst welches das Blut in der Leibesfrucht mit Sauerstoff geschwängert wird.[97]

Der Vergleich zu den Kiemen war der Tatsache entlehnt, dass der Fötus Sauerstoff aus dem mütterlichen Blut, also wie ein Fisch aus einer Flüssigkeit aufnehme.

Im Jahr 1799 widmete sich Gottlieb Friedrich Schüz der Frage, ob die Plazenta ein Respirationsorgan sei.[98] In den sehr zweifelhaft angelegten Experimenten entnahm Schüz die Föten von schwangeren Katzen und Kaninchen und verlegte deren Münder mit den Eihäuten, bis diese verstarben. In den darauffolgenden Sektionen konnte er keinen Farbunterschied zwischen dem venösen und dem arteriellen Blut konstatieren, was er als Beweis gegen die intrauterine Respiration anführte. Schüz hatte die Föten de facto jedoch erstickt und dementsprechend einen Zustand der Asphyxie hergestellt, welcher unmöglich als physiologischer Zustand in utero betrachtet werden kann. Schüz sprach den Föten zudem eine eigene

---

96 Christoph Girtanner, „Abhandlung über die Krankheiten der Kinder und über die physische Erziehung derselben", Berlin 1794, S. 19.
97 Erasmus Darwin, „Zoonomia or the laws of organic life", deutsche Übersetzung von J. D. Brandis, Hannover 1795, 1. Bd., 2. Abteilung, S. 390.
98 Vgl. Gottlieb Friedrich Schüz, „Dissertatio inauguralis medica sistens experimenta circa calorem foetus et sanguinem ipsius instituta", Tübingen 1799; Heinrich Fasbender, „Geschichte der Geburtshülfe", Jena 1906, S. 434.

Wärmeentwicklung ab: Er fand, dass die Kaninchenföten bei der Herausnahme aus dem Uterus über eine Körpertemperatur von lediglich 27°C verfügten, die Mutter hingegen eine Temperatur von 30°C aufwies.

Im Jahr 1823 trat der deutsche Physiologe Johannes Peter Müller (1801–1858) in seiner Dissertation „De respiratione foetu" für eine Respiration des Fötus über die Plazenta ein: Als er im Jahr 1821 in gezielt angelegten Untersuchungen den Uterus eines trächtigen Schafes eröffnete, konnte auch er eine unterschiedliche Färbung des Blutes von Nabelarterie und -vene konstatieren.[99] Müller schloss aufgrund dieser Beobachtung weiterführende Experimente zu fötalen Respiration an. Er entnahm die Föten eines schwangeren Kaninchens der Gebärmutter und legte sie direkt unter eine Glasglocke, unter welcher er mittels einer Pumpe die Luft entfernte. Er beobachtete dabei, dass sich die Föten zunächst unter Krämpfen wanden, jedoch ruhig atmeten, sobald Luft in die Glocke gelassen wurde. Er sah damit einen intrauterinen Bedarf an Luft als bewiesen an, postulierte jedoch zugleich, dass der Fötus ohne diese zumindest einige Minuten überleben könne. Für Müller war mit der unterschiedlichen Färbung des Fötalblutes und den Experimenten mit der Luftpumpe die intrauterine Respiration erwiesen und er nahm die Plazenta als vermittelndes Organ an.[100]

Ein interessanter Beitrag zur Respiration im Mutterleib kam um die Jahrhundertwende 1800 von dem deutschen Arzt und Naturforscher Paul Scheel (1773–1811). Dieser hatte bei den Sektionen verstorbener Neugeborener wiederholt Fruchtwasser in der Luftröhre gefunden, weshalb er sich in seinem Werk „Über Beschaffenheit und Nutzen des Fruchtwassers in der Luftröhre der menschlichen Früchte" genauer mit dessen Funktion auseinandersetzte. Scheel trat in selbigem Werk für die Plazentaratmung ein, warf jedoch zugleich die Frage auf, ob nicht auch der im Fruchtwasser vorhandene Sauerstoff einen geringen Beitrag zur intrauterinen Atmung leisten könne. Scheel hatte dem vorausgehend folgendes Experiment gemacht: Er fing in einem Glasgefäß menschliches venöses Blut auf und wartete, bis die obere Schicht durch den Sauerstoff in der Luft eine hellrote Farbe

---

99 Vgl. Johannes Peter Müller, „Zur Physiologie des Fötus", in: Zeitschrift für Anthropologie, hg. von Friedrich Nasse, 2. Bd., 2. Heft, Leipzig 1824, S. 423–483, S. 446 ff.
100 Ebd., S. 460 ff.

angenommen hatte. Daraufhin trug er die hellere Schicht ab, gab etwas Fruchtwasser auf das darunterliegende dunklere Blut und schloss alles mit Öl luftdicht ab. Er fand kurz darauf die obere Schicht, die mit dem Fruchtwasser in Berührung gekommen war, hellrot und deutete dies als Beweis für das Vorhandensein von Sauerstoff im Fruchtwasser. Scheel fand außerdem, dass Kupfer und Eisen im Fruchtwasser schneller rosteten als in destilliertem Wasser.[101] Die Frage, inwieweit das Fruchtwasser zur intrauterinen Sauerstoffversorgung beitrage, wurde jedoch nicht weiter verfolgt.

Das ausgehende 18. und das beginnende 19. Jahrhundert haben große Beiträge zum Verständnis der kindlichen Atmung im Mutterleib geleistet, der genaue Vorgang der vermuteten Aufnahme von Sauerstoff über die Plazenta blieb jedoch unbekannt. Die Argumentationen für und wider eine intrauterine Respiration wurden auf praktische und experimentelle Beobachtungen gestützt, wobei vor allem die unterschiedliche Färbung des Blutes von Nabelvene und -arterie und der fötale Exitus beim Unterbinden der Zirkulation in der Nabelschnur als beweisend für einen Sauerstoffbedarf in utero gedeutet wurden. Dementsprechend musste sich die Theorie einer Plazentaratmung mit Kritik konfrontiert sehen, und es fanden sich Ärzte und Physiologen, die einen Sauerstoffbedarf des Fötus nicht anerkannten. So schrieb zum Beispiel der Anatom und Physiologe Theodor Ludwig Wilhelm Bischoff (1807–1882) im Jahr 1842:

> Wenn man aber zweitens die Function der Placenta zur Stoffaufnahme in Zweifel gezogen hat, weil man sie für das Athemorgan halten zu müssen glaubte, so erachte ich letzte Annahme ebenso wenig durch die Thatsachen der Erfahrung und Beobachtung bewiesen, als mit einer richtigen Ansicht von dem Athmungsproceß vereinbar. Wir haben oben gesehen, es giebt keinen directen Beweis für eine Abgabe von Kohlensäure und Aufnahme von Sauerstoff in der Placenta, und der indirecte, aus den nachtheiligen Folgen der Unterdrückung des Placentarkreislaufs geführte, enthält eine äußerst voreilige und unbegründete Schlußfolge, da diese nachtheiligen Folgen noch von vielen anderen Ursachen als einer angenommenen Unterdrückung des Athemproceßes herrühren können. Was aber den Athemproceß selbst betrifft, so scheint es mir, haben denselben die von so vielen älteren Thatsachen unterstützten

---

101 Vgl. Paul Scheel, „Über Beschaffenheit und Nutzen des Fruchtwassers in der Luftröhre der menschlichen Früchte", Erlangen 1800, S. 117 ff; Heinrich Fasbender, „Geschichte der Geburtshülfe", Jena 1906, S. 434 f.

Untersuchungen von Liebig jetzt in einem solchen Lichte dargestellt, daß sein Fehlen bei dem Fötus der Säugethiere und des Menschen ganz einleuchtend ist.[102]

Als Argument führte Bischoff paradoxerweise die Experimente Müllers an: Aus der Tatsache, dass die Föten einige Zeit ohne den Zugang zur Luft überleben konnten, zog Bischoff den Schluss, dass ein Fötus nicht wirklich über ein Atembedürfnis verfüge könne.[103] Als weiteren Beweis nannte er in Anlehnung an die Experimente von Schüz das vermeintliche Unvermögen des Fötus zur Wärmebildung. Der Chemiker Justus Liebig (1803–1873) hatte im Jahr 1842 in seinem Aufsatz „Der Lebensprocess im Thiere, und die Atmosphäre"[104] postuliert, dass ein jedes Lebewesen, welches atme und Sauerstoff verstoffwechsele, notwendigerweise eine eigene Wärme produziere.

Sicherlich aufgrund der nicht geringen Autorität Bischoffs ließen sich in den Folgejahren vermehrt Zweifel bezüglich der kindlichen Atmung in utero verzeichnen. So schrieb der Jenaer Doktorand Simson Gutherz im Jahr 1849 in seiner Dissertation „Die Respiration und Ernährung im Fötalleben" nach einer umfassenden historischen Einleitung zu diesem Thema:

> Ich habe bereits oben gesagt, dass diese Ansicht [dass das Kind in utero keines Sauerstoffes bedürfe] fast alle grossen Physiologen unserer Tage theilen und ich kann daher wohl mit Bischoffs Ansicht meinen historischen Theil schliesen.[105]

Gutherz folgte in seiner Argumentation jedoch teilweise wortgenau den Ausführungen Bischoffs, ohne die Wissenschaft durch wesentliche eigenständige Untersuchungen zu bereichern. Dabei führte auch er als wichtigstes Argument gegen die intrauterine Respiration Liebigs Theorie der Atmung an: Ein Lebewesen, welches eigenständig Sauerstoff verstoffwechselt, setze

---

102 Theodor Ludwig Wilhelm Bischoff, „Entwicklungsgeschichte der Säugethiere und des Menschen", Leipzig 1842, S. 547.
103 Ebd., S. 543.
104 In: Annalen für Chemie und Pharmacie, hg. von Justus Liebig, Philipp Lorenz Geiger, Rudolph Brandes, 16. Bd., 2. Heft, Heidelberg 1842, S. 189–219. Vgl. auch ders., „Die Ernährung, Blut- und Fettbildung im Thierkörper", ebd., 3. Heft, S. 241–285.
105 Simson Gutherz, „Respiration und Ernährung im Fötalleben", Diss. med., Jena 1849, S. 38.

Wärme frei, und dies habe man für den menschlichen Fötus nicht feststellen können.[106]

Diskussionen und Untersuchungen[107] bezüglich der kindlichen Respiration im Mutterleib hielten bis weit über die Mitte des 19. Jahrhunderts hinaus an, weil vielzählige Experimente die Thesen weder bestätigen noch entkräften konnten. Es sollte bis zum Ende des 19. Jahrhunderts dauern, bis man sich aufgrund neuer technischer Untersuchungsverfahren von dem Vorhandensein von Sauerstoff im fötalen Blut abschließend überzeugen konnte: Zuerst gelang es dem Jenaer Physiologen William Thierry Preyer (1841–1897) im Jahr 1874, an Hämoglobin gebundenen Sauerstoff im Nabelvenenblut eines Meerschweinchenfötus nachzuweisen. Zwei Jahre später wies der Schweizer Gynäkologe Paul Zweifel (1848–1927) mittels spektroskopischer Verfahren Oxyhämoglobin im Nabelvenenblut eines neugeborenen Kindes nach.[108]

4.3 Die intrauterine Ernährung

Drei mögliche Wege, über welche sich das Kind im Mutterleib ernähren könnte, beschrieb man bereits Corpus Hippocraticum: Die Vermittlung von nährenden Stoffen über die Plazenta oder aber über das Fruchtwasser, sowohl vom Fötus aktiv verschluckt als auch passiv über die Haut resorbiert.[109] Alle drei Erklärungsansätze wurden noch bis zum Ende des 19. Jahrhunderts diskutiert.

---

106 Ebd., S. 84 ff.
107 Verwiesen sei dabei unter anderem auf den Aufsatz von C. Hecker, „Beiträge zur Lehre von der Todesart der Kinder während der Geburt, mit Bezug auf die Theorie von der Placentarrespiration", in: Verhandlungen der Gesellschaft für Geburtshülfe in Berlin, 7. Heft 1853, S. 145–195; Hermann Schwartz, „Die vorzeitigen Athembewegungen. Ein Beitrag zur Lehre von den Einwirkungen des Geburtsactes auf die Frucht", Leipzig 1858; Bernhard Sigmund Schultze, „Zur Kenntniss der Todesart des Kindes bei vorzeitiger Lösung der Placenta", in: Jenaische Zeitschrift für Medicin und Naturwissenschaft, 1. Bd., Leipzig 1864, S. 240–241.
108 Vgl. Paul Zweifel, „Lehrbuch der Geburtshülfe für Ärzte und Studirende", 2. Auflage, Stuttgart 1889, S. 66.
109 Die Vermittlung von Nährstoffen über die Plazenta nahm bereits Aristoteles nach vergleichenden Untersuchungen an befruchteten Hühnereiern an. Vgl. Michael L. Power, Jay Schulkin, „The evolution of the human placenta",

Paul Scheel beschäftigte sich in seinem bereits erwähnten Werk „Über Beschaffenheit und Nutzen des Fruchtwassers in der Luftröhre der menschlichen Früchte" ausführlich mit der Funktion des Fruchtwassers auch unter den Aspekten der fötalen Ernährung. Er schrieb, dass viele Physiologen entsprechend der alten Hippokratischen Lehrmeinung eine intrauterine Ernährung durch das Verschlucken von Fruchtwasser annähmen; als Beispiel dafür führte er unter anderem Albrecht von Haller an.[110]

Andere Physiologen, so zum Beispiel Sebald Justin Brugmann (1763–1819) und in Anlehnung an diesen Hubertus van den Bosch, verteidigten hingegen die Theorie, der Fötus ernähre sich durch das Fruchtwasser mittels einsaugender Gefäße auf seiner Haut. Brugman hatte den Föten von Kaninchen und Hunden das Fell abgezogen und gefunden, dass die darunter zum Vorschein kommenden Lymphgefäße stark gefüllt waren, was er als beweisend für die Aufnahme von Lymphe aus dem Fruchtwasser deutete. Brugman zog des Weiteren zur Begründung seiner Ansichten Vergleiche aus dem Tierreich heran: So würden die Embryonen von Fischen und Vögeln ohne jegliche Verbindung mit der Mutter allein aufgrund des sie umgebenden Wassers wachsen.[111] Scheel selbst ging von einer fötalen Ernährung

---

Baltimore, Maryland 2012, S. 31; Heinrich Fasbender, „Geschichte der Geburtshülfe", Jena 1906, S. 155. Die Vorstellung vom Verschlucken von Fruchtwasser ist im Corpus Hippocraticum beschrieben und wird mit dem Vorhandensein von Kot in dem Darm eines neugeborenen Kindes belegt. Eine Aufnahme von Nährstoffen über die Haut vermutete Alkmaion von Kroton. Eine Übersichtstabelle zu diversen Anschauungen die kindliche Ernährung in utero betreffend findet sich in Joseph Needham, „A history of embryology", New York 1959, S. 180–182.

110 Vgl. Paul Scheel, „Über Beschaffenheit und Nutzen des Fruchtwassers", Erlangen 1800, S. 107, § 11. Haller nahm jedoch auch eine gewisse Ernährung über die Plazenta an. Vgl. Isfried Hofbauer, „Grundzüge einer Biologie der menschlichen Plazenta mit besonderer Berücksichtigung der Fragen der fötalen Ernährung", Wien, Leipzig 1905, S. 3 f.

111 Vgl. Hubertus van den Bosch, „Dissertatio chemico physiologica de natura et utilitate liquoris amnii", Utrecht 1792; Paul Scheel, „Über Beschaffenheit und Nutzen des Fruchtwassers", Erlangen 1800, S. 94 ff; Heinrich Fasbender, „Geschichte der Geburtshülfe", Jena 1906, S. 441; Johann Bernhard Wilbrand, „Physiologie des Menschen", Gießen 1815, S. 413, § 875. Das Originalwerk von Brugman konnte nicht eingesehen werden.

primär über die Plazenta aus, ohne diese Ansicht weiter auszuführen. Er warf jedoch ein, dass auch das Fruchtwasser, sowohl vom Kind verschluckt als auch über die Haut aufgenommen, einen unterstützenden Teil beitrage: Er selbst hatte bei mikroskopischen Untersuchungen des Fruchtwassers einen hohen Gehalt an Lymphe vorgefunden, weshalb er dessen ernährende Funktion sicher annahm.[112] Scheel ging zudem davon aus, dass das Fruchtwasser auch verschluckt würde, da er dieses bei Sektionen von Neugeborenen wiederholt im Magen habe vorfinden können.

Um genauere Einsichten in den Stoffwechsel des Fötus und vor allem die Rolle der Plazenta zu erlangen, injizierte im Jahr 1817 der Berner Professor für Anatomie und Physiologie, August Franz Joseph Carl Mayer (1787–1865), der Lehrer Müllers, „blausaures Kali" in die Luftröhre eines trächtigen Kaninchens und wies den Übergang des Stoffes auf den Fötus nach.[113]

Ab der Mitte des 19. Jahrhunderts wurden zahlreiche Versuche in diese Richtung unternommen und ein Übergang von der Mutter auf das Kind für viele lösliche Stoffe belegt: So wiesen im Jahr 1858 der österreichische Gerichtsmediziner Adolf Schauenstein und sein Landsmann Joseph Späth den Übertritt von Jodkalium, welches zur Behandlung von an Syphilis erkrankten Müttern benutzt wurde, in das Fruchtwasser und das Meconium der ungeborenen Kinder nach.[114] Nachdem sich der Gynäkologe Adolf Gusserow im Jahr 1872 vom Vorhandensein der Hippursäure, dem

---

112 Vgl. Paul Scheel, „Über Beschaffenheit und Nutzen des Fruchtwassers", Erlangen 1800, S. 96 ff.
113 Vgl. Mayers Aufsatz „Ueber das Einsaugungsvermögen der Venen des grossen und kleinen Kreislaufsystems", in: Deutsches Archiv für Physiologie, hg. von Johann Friedrich Meckel, 3. Bd., 4. Heft, Halle, Berlin 1817, S. 485–503, S. 502 ff. Vgl. auch D. von Ott, „Ueber den Stoffwechsel zwischen Frucht und Mutter", in: Archiv für Gynäkologie, 27. Band, 1. Heft, 1886, S. 129–153, S. 129. Laut Fasbender handelt es sich bei dem „blausauren Kali" wahrscheinlich um Ferrocyankalium, auch bekannt als Kaliumhexacyanidoferrat(II) oder Gelbes Blutlaugensalz, vgl. Heinrich Fasbender, „Geschichte der Geburtshülfe", Jena 1906, S. 442.
114 Vgl. D. von Ott, „Ueber den Stoffwechsel zwischen Frucht und Mutter", in: Archiv für Gynäkologie, 27. Band, 1. Heft, 1886, S. 129–153, S. 129.

Taf: XII.

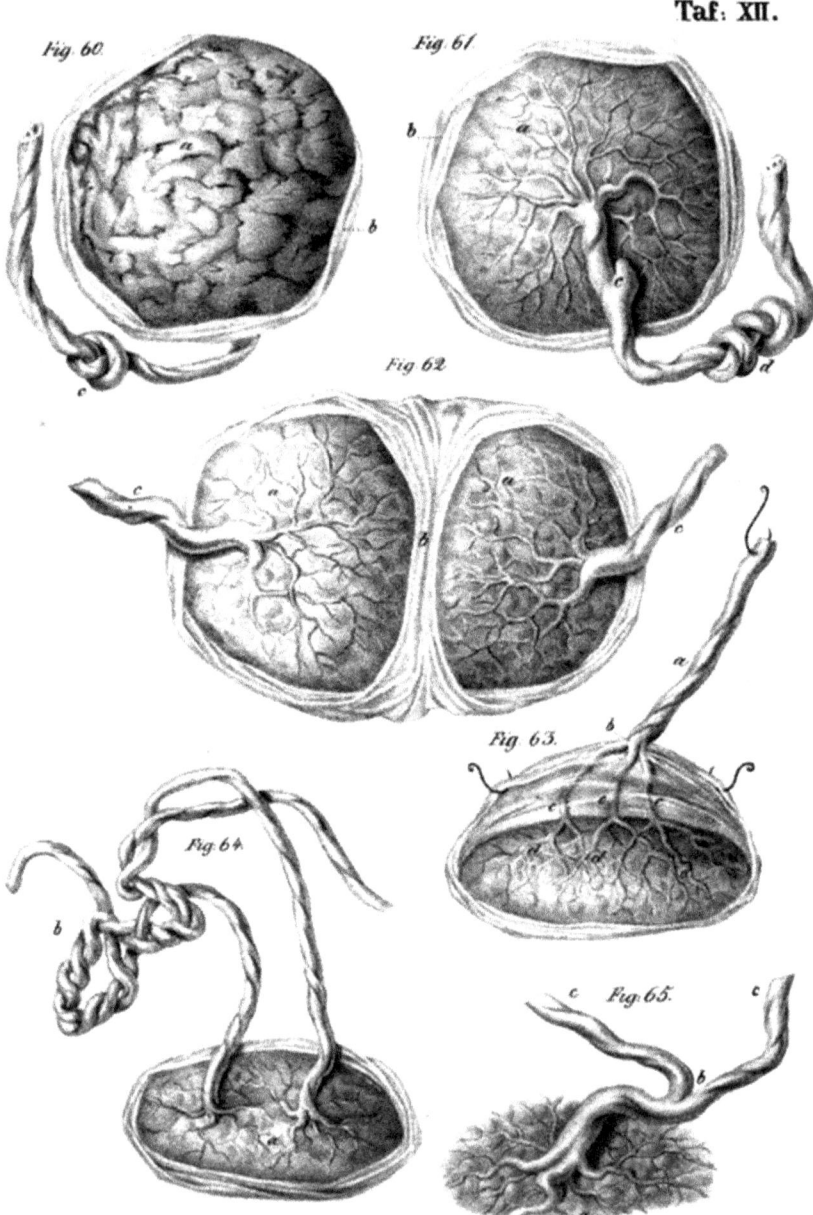

Abb. 8: (vorhergehende Seite) Verschiedene Darstellungen der menschlichen Plazenta. Aus: Busch, „Atlas geburtshülflicher Abbildungen", 2. Auflage, Berlin 1851, Tafel XII.
Fig. 60: Plazenta von der Uterinfläche gesehen. a) Uterinfläche b) Eihäute c) Nabelschnur.
Fig. 61: Plazenta von Seite des Fötus betrachtet. a) Plazenta aus kindlicher Perspektive mit zentraler Insertion der Nabelschnur b) Eihäute c) Nabelschnur d) Knoten in der Nabelschnur.
Fig. 62: Plazenta von Zwillingen. a) Plazenta aus kindlicher Perspektive b) Scheidewand der Plazenten c) Nabelschnüre.
Fig. 63: Insertion der Nabelschnur in den Eihäuten. a) Nabelschnur b) Einpflanzung in die Eihäute c) Verlauf der Nabelschnurgefäße in den Eihäuten d) Übergang der Nabelschnurgefäße in die Plazenta.
Fig. 64: Plazenta von Zwillingen ohne Scheidewand und mit Verschlingung der Nabelschnüre. a) Insertion der Nabelschnüre in die gemeinsame Plazenta b) Verschlingung der beiden Nabelschnüre.
Fig. 65: Eine gabelförmig gespaltene Nabelschnur der Plazenta von Zwillingen. a) Insertion des gemeinschaftlichen Stammes b) Teilungsstelle der Nabelschnüre c) die beiden Nabelschnüre.

Abbauprodukt von „Natrium benzoicum"[115], welches er Schwangeren verabreicht hatte, sowohl im kindlichen Urin als auch im Fruchtwasser überzeugen konnte, war nicht nur eine maternelle-fötale Übertragung, sondern auch ein verstoffwechselnder Prozess des fötalen Organismus nachgewiesen.[116] Gusserow schloss in der Fortsetzung gleiche Versuche mit diversen

---

115 Bei „Natrium benzoicum" handelt es sich um Natriumbenzoat, C_6H_5COONa, das in Wasser leicht lösliche Natriumsalz der Benzoësäure; vgl. dazu den Eintrag in der Chemical Identificaton Database [Online-Ressource]. Dass der Abbau der Benzoësäure zur Hippursäure in der Niere vonstatten geht, war seit den Untersuchungen Gustav von Bunges und Oswald Schmiedebergs in den 1870er Jahren bekannt. Vgl. deren Publikation „Ueber die Bildung der Hippursäure", in: Archiv für experimentelle Pathologie und Pharmakologie, hg. von Edwin Klebs, B. Naunyn, O. Schmiedeberg, 6. Bd., Leipzig 1876, S. 233–255.
116 Seine Untersuchungen beschrieb Gusserow in seinem Aufsatz „Zur Lehre vom Stoffaustausch zwischen Mutter und Frucht", in: Archiv für Gynäkologie, 13. Bd., 1. Heft, 1878, S. 56–72. Sie wurden außerdem beschrieben in D. von Ott, „Ueber den Stoffwechsel zwischen Frucht und Mutter", ebd., 27. Bd., 1. Heft, 1886, S. 129–153, S. 133. Vgl. auch Isfried Hofbauer, „Grundzüge einer Biologie der menschlichen Plazenta", Wien, Leipzig 1905, S. 5 und Hermann Fehling, „Das Dasein vor der Geburt", Stuttgart 1887, S. 18 f.

festen Stoffen, so unter anderem mit Zinnoberpulver, chinesischer Tusche, Indigo und Fett an, konnte einen Übertritt auf den Fötus jedoch nicht nachweisen.

Die Frage einer möglichen ernährenden Funktion der Plazenta war damit bis zum Ende des 19. Jahrhunderts nicht eindeutig geklärt, wenn auch von der Mehrheit der Physiologen angenommen. Noch in den 80er Jahren ging der bereits erwähnte Jenaer Professor für Physiologie, William Preyer, neben einer Ernährung über die Plazenta von einer Aufnahme von Nährstoffen sowohl durch das Verschlucken von Fruchtwasser als auch durch Aufnahme über die Haut aus,[117] während zeitgleich von Ott die Funktion der Plazenta auf einen reinen Gasaustausch reduzierte und die Ernährung allein über das Fruchtwasser gegeben sah. Von Ott schrieb:

> Wenn wir also die Theorie von der Ernährung der Frucht durch die Placenta und die hierauf sich beziehenden Versuche analysiren, so kommen wir leicht zu dem Schlusse, dass bisher kein einziges feststehendes Argument zur Unterstützung dieser Theorie geliefert worden ist. Alles, was bisher zu Gunsten derselben beigebracht worden ist, hält entweder keine Kritik aus oder kann mit ebendemselben Rechte im entgegengesetzten Sinne gedeutet werden, wobei aber die Grundfragen in der Lehre von der Ernährung der intrauterinen Frucht vollkommen unaufgeklärt bleiben.[118]

---

117 Vgl. William Preyer, „Die specielle Physiologie des Embryo: Untersuchungen ueber die Lebenserscheinungen vor der Geburt", Leipzig 1885, S. 251 und S. 255. Als beweisend dafür gab er die bereits im Corpus Hippocraticum beschriebene Tatsache an, dass man in aller Regelmäßigkeit im Magen totgeborener Föten Fruchtwasser vorfinde. Auch die Möglichkeit einer zusätzlichen Ernährung durch das Fruchtwasser über die Haut sah Preyer, zumindest ab dem zweiten Schwangerschaftsmonat, als wahrscheinlich gegeben an.

118 D. von Ott, „Ueber den Stoffwechsel zwischen Frucht und Mutter", in: Archiv für Gynäkologie, 27. Bd., 1. Heft, 1886, S. 129–153, S. 142.

5. Die Auslösung der Geburt

Im folgenden Abschnitt wird ein kurzer zeitlicher Rückblick auf den Wissensstand der Geburtsphysiologie um die Jahrhundertwende 1800 erfolgen, wobei insbesondere auf die Gebärmutter als das zentrale Organ des Geburtsaktes unter physiologischen und anatomischen Aspekten eingegangen werden soll. Zudem werden diejenigen Theorien erläutert, welche dem Nasciturus einen wesentlichen Anteil am Geburtsvorgang zuschreiben.

5.1 „Das glücklich gebärende weibliche Organ"[119] – Wissensstand zur Anatomie der Gebärmutter

Im Gegensatz zu anderen Organen, die nach ihrer vollständigen Ausbildung zwar an Größe gewinnen, abgesehen davon jedoch unter physiologischen Bedingungen das ganze Leben hindurch weitestgehend gleich bleiben, erfährt die Gebärmutter während der relativ kurzen Episode der Schwangerschaft eine starke Veränderung und bietet ein vollkommen anderes Erscheinungsbild als im ungeschwängerten Zustand. In Anbetracht dessen drängten sich Überlegungen bezüglich der zugrunde liegenden Physiologie auf: Fragestellungen dabei waren, ob es sich bei dem Wachstum um einen passiven Dehnungsprozess durch das größer werdende Kind oder vielmehr um einen aktiven Wachstumsprozess durch strukturelle und anatomische Veränderungen im Gewebe handle, wobei auch eine mögliche Kombination aus beiden Faktoren denkbar war. Forschungsarbeiten diesbezüglich sollen im Folgenden dargestellt werden, da diese einigen Vertretern der Geburtshilfe als Basis für die Beschreibung des Geburtsaktes dienten.

5.1.1 Der anatomische Aufbau der Gebärmutter

Bis in die Mitte des 19. Jahrhunderts hinein zogen sich Überlegungen dazu, aus welcher anatomischen Struktur die Gebärmutter bestehe. Zentral war dabei vor allem die Frage, ob diese Muskulatur enthalte.

---

119 Zitiert nach Adam Elias von Siebold, „Handbuch zur Erkenntniß und Heilung der Frauenzimmerkrankheiten", 1. Bd., 2. Auflage, Frankfurt am Main 1821, S. 40, § 31.

Bereits der niederländische Naturforscher Antoni van Leeuwenhoek (1632–1723) hatte nach zahlreichen mikroskopischen Untersuchungen im Jahr 1695 in seinem Werk „Arcana naturae detecta" die auffallende Querstreifung der Skelettmuskulatur als deren strukturelles Merkmal beschrieben.[120]

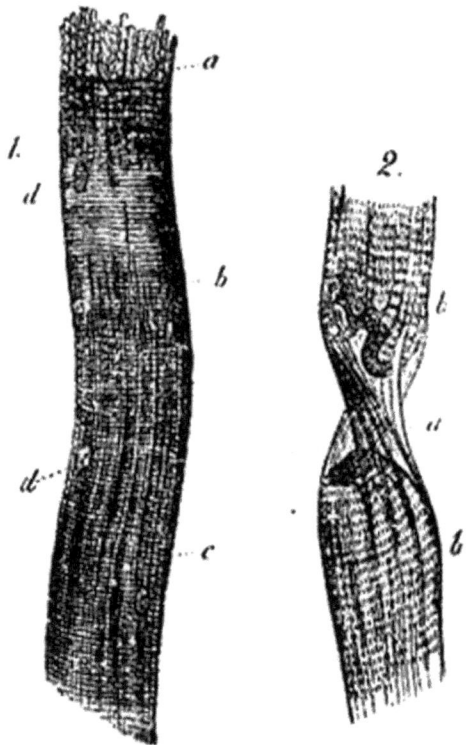

Abb. 9: Darstellung von Muskelfäden der Skelettmuskulatur im Mikroskop – neben den längsverlaufenden Muskelfasern ist die querverlaufende Streifung deutlich zu erkennen. Aus: Frey, „Das Mikroskop und die mikroskopische Technik", Leipzig 1863, S. 227.

---

120 Vgl. „Handbuch der mikroskopischen Anatomie des Menschen. 2. Bd.: Die Gewebe, 3. Teil: Gewebe und Systeme der Muskulatur", hg. von Wilhelm von Möllendorff, Berlin 1931, S. 105. Die Querstreifung erklärt sich durch den histologischen Aufbau des Muskels in einzelne Sarkomere, vgl. „Histologie", hg. von Manfred Gratzl, 5. Auflage, Berlin 2002, S. 144 ff.

Der französische Anatom und Physiologe Marie François Xavier Bichat (1771–1802) sprach in seiner „Anatomie générale" aus dem Jahr 1802 erstmals von „système musculaire de la vie animale" und „système musculaire de la vie organique", von einem animalen und einem organischen Muskelsystem. Bichat nahm diese Unterscheidung primär auf einer physiologischen Grundlage vor: Während die animalen Muskeln der Skelettmuskulatur willentlich beeinflusst werden konnten, war die Muskeltätigkeit der Hohlorgane, so zum Beispiel die Peristaltik des Darmes oder die Kontraktion der Blutgefäße, vom Willen unabhängig. Als morphologischen Unterschied benannte Bichat, dass die organischen Muskelfasern im Mikroskop weißer und dünner erschienen und dementsprechend nicht über die typische Querstreifung verfügten.[121] Auch Theodor Schwann erkannte im Rahmen seiner umfassenden mikroskopischen Untersuchungen diesen Unterschied und zog daraus den Schluss, dass die organischen Muskeln auf einer früheren Entwicklungsstufe stünden als die animalen, sich diesen jedoch zuordnen ließen.[122] Abgesehen von diesen beiden verschiedenen Ausprägungen der Muskulatur sprach man in der Anatomie zudem von einem kontraktilen Bindegewebe, welches sich von dem gewöhnlichen Bindegewebe durch sein Vermögen, auf einen äußerlich angebrachten Reiz zu reagieren, unterschied.[123]

Der schottische Geburtshelfer und Anatom William Hunter (1718–1783) widmete sich in seinem bereits erwähnten Werk „Anatomia uteri humani gravidi tabulis illustrata" aus dem Jahr 1774 der anatomischen Beschreibung der Gebärmutter zu unterschiedlichen Zeitpunkten der Schwangerschaft, wobei Sektionen von verstorbenen schwangeren Frauen als Forschungsgrundlage dienten.[124] Hatten bereits der flämische Anatom

---

121 Vgl. „Handbuch der mikroskopischen Anatomie des Menschen", hg. von Wilhelm von Möllendorff, 2. Bd., 3. Teil, Berlin 1931, S. 1.
122 Vgl. Theodor Schwann, „Mikroskopische Untersuchungen", Berlin 1839, S. 168.
123 Vgl. Friedrich Gustav Henle, „Allgemeine Anatomie. Lehre von den Mischungs- und Formbestandtheilen des menschlichen Körpers", Leipzig 1841, S. 374; „Handbuch der mikroskopischen Anatomie des Menschen", hg. von Wilhelm von Möllendorff, 2. Bd., 3. Teil, Berlin 1931, S. 2.
124 Vgl. Stuart W. McDonald, John W. Faithfull, „William Hunter's sources of pathological and anatomical specimens, with particular reference to obstetric subjects", in: „William Hunter's World. The Art and Science of Eighteenth-Century Collecting", edited by E. Geoffrey Hancock, Nick Pearce and Mungo

Andreas Vesalius (1514–1564)[125] und der italienische Anatom Giovanni Domenico Santorini (1681–1737)[126] einen muskulösen Aufbau der Gebärmutter vermutet, so stützte Hunter diese Annahme durch seine zielgerichteten Untersuchungen. Er erkannte die Muskelfiberlagen der schwangeren Gebärmutter und zeigte diese und deren Verlauf anhand von detaillierten Kupferstichen auf.[127] Ein muskulöser Aufbau wurde etwa zur gleichen Zeit in Deutschland unter anderem von Albrecht von Haller[128] angenommen. Andere Anatomen postulierten, wie im Folgenden aufgezeigt werden wird, einen Aufbau primär aus Bindegewebe.

Nur ein Jahr nach dem Erscheinen des Hunterschen Werkes beschäftigte sich Johann Gottlieb Walter (1734–1818) in Anlehnung an Hunter ausgiebig mit dem anatomischen Aufbau der Gebärmutter. Dabei bot ihm seine Stelle als Professor für Anatomie am Berliner Anatomischen Theater ausreichend Forschungsmaterial.[129] Walter präparierte Gebärmütter von in unterschiedlichen Stadien der Schwangerschaft, unter der Geburt und im Wochenbett verstorbenen Frauen, konnte die Vermutung eines muskulösen Aufbaus der Gebärmutter jedoch nicht bekräftigen:

Campbell, Farnham, Surrey 2015, S. 45–58; Caroline Grigson, „‚An universal language': William Hunter and the production of The Anatomy of the Human Gravid Uterus", ebd., S. 59–80.

125 Vgl. Andreas Vesalius, „De humani corporis fabrica", 5. Buch, Basel 1543, S. 657; Heinrich Fasbender, „Geschichte der Geburtshülfe", Jena 1906, S. 467.
126 Vgl. Giovanni Domenico Santorini, „Observationes anatomicae", Venedig 1724, S. 219, § 12.
127 Das Werk erschien 1774 in London. Zur Muskulatur siehe Tabelle XIV, Abbildung 1, 2 und 3.
128 Vgl. Heinrich Fasbender, „Geschichte der Geburtshülfe", Jena 1906, S. 467.
129 Vgl. zum Wirken Walters Thomas Schnalke, „Von erdigen Konkrementen und kranken Knochen. Systematisierende Bestrebungen für die Pathologie im Walterschen Anatomischen Museum zu Berlin", in: „Anatomie und Anatomische Sammlungen im 18. Jahrhundert. Anlässlich der 250. Wiederkehr des Geburtstages von Philipp Friedrich Theodor Meckel (1755–1803)", hg. von Rüdiger Schultka, Josef N. Neumann unter Mitarbeit von Susanne Weidemann, Berlin 2007, S. 295–316.

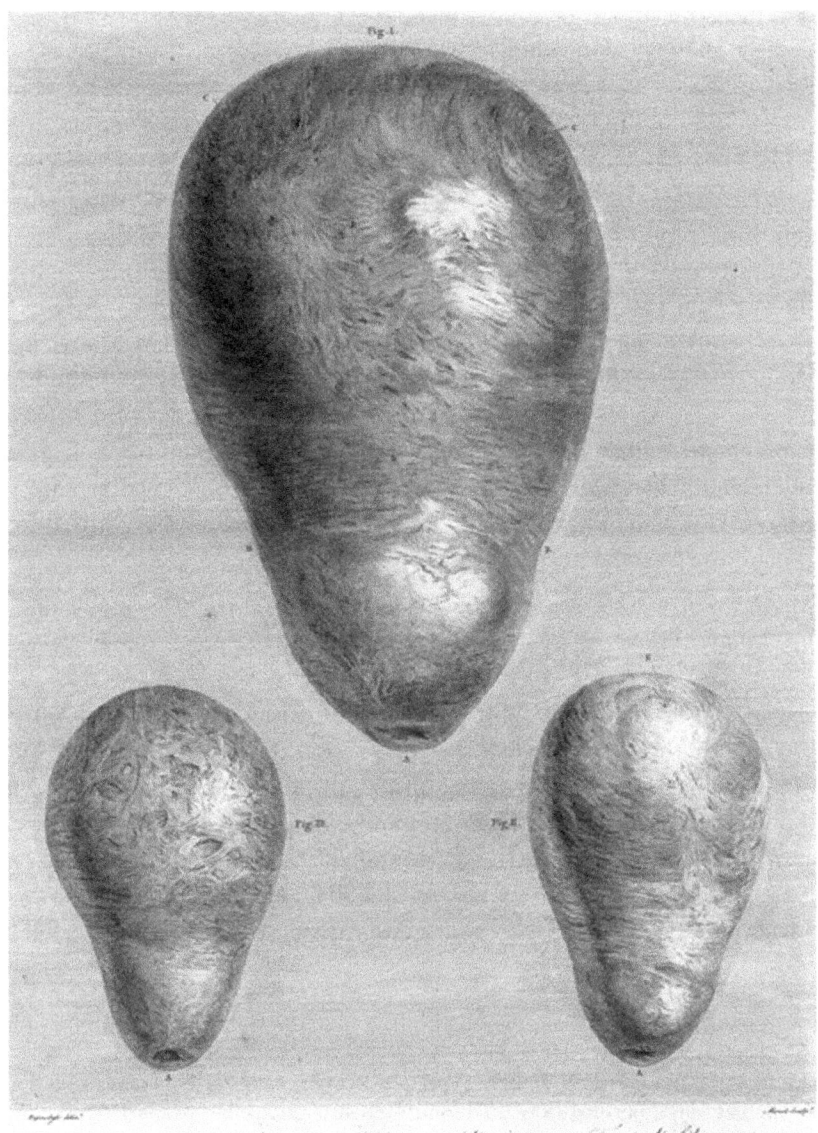

Abb. 10: Darstellung des Verlaufs der Muskelfasern an der schwangeren Gebärmutter. Aus: Hunter, „Anatomia uteri humani gravidi tabulis illustrata", London 1774, Tafel XIV.

> Das sonderbarste ist dieses, je mehr Mühe ich mir gegeben die Muskel-Fibern der Gebähr-Mutter zu untersuchen, je weniger konnte ich sie deutlich sehen und ihre so mannigfaltige Richtungen unterscheiden.[130]

Walter empfand hingegen das zahlreiche Vorhandensein von Gefäßen in der Gebärmutter als auffällig und stellte fest, dass diese in der Schwangerschaft eine stärkere Füllung aufwiesen und prominenter hervortraten.[131] Auch unter physiologischen Aspekten betrachtet erschien Walter, der einige Jahre auch als Professor für Geburtshilfe an der Berliner Charité tätig gewesen war, ein muskulöser Aufbau der Gebärmutter als wenig wahrscheinlich, da ein Muskel seiner Ansicht nach bei der erheblichen Dehnung, wie sie die Gebärmutter unter der Schwangerschaft erfahre, reißen würde. Als weiteres Argument führte Walter an, dass ein Muskel entsprechend seiner mechanischen Gesetze einen Fixpunkt haben müsse – einen solchen habe die Gebärmutter jedoch nicht.[132] Walter kam in späteren Untersuchungen zu dem Schluss, der strukturelle Aufbau der Gebärmutter bestehe aus:

> einem Wesen, welches im ganzen menschlichen Körper seines gleichen nicht mehr hat [...]; ich habe dieses schlecht weg eine Cellulosam genannt, die einen hohen Grad von Elasticität besitzt.[133]

Christian Heinrich Ribke (1744–1822) hielt im Jahr 1793 bei seinem Antritt als Professor für Geburtshilfe in Berlin eine Rede zum anatomischen Aufbau der Gebärmutter. Er bezog sich direkt auf seinen Kollegen Walter und auf dessen umfassende Präparatesammlung, die an der Charité zugänglich war. Ribke führte jedoch auch eigenständig durchgeführte Untersuchungen an: Als er eine menschliche Gebärmutter über mehrere Wochen in Wasser legte und deren voranschreitende Auflösung verfolgte, sah er reichlich

---

130 Johann Gottlieb Walter, „Betrachtungen über die Geburts-Theile des weiblichen Geschlechts", Berlin 1776, S. 16, § 36.
131 Vgl. Johann Gottlieb Walter, „Von den Krankheiten des Bauchfells und dem Schlagfluß", Berlin 1785, Tafel I und II, Kupferstich eines präparierten Uterus mit hervortretenden Gefäßen.
132 Vgl. Johann Gottlieb Walter, „Betrachtungen über die Geburts-Theile", Berlin 1776, S. 28, § 37 und S. 30, § 40. Walters Argumentation gegen das Vorhandensein von Muskulatur in der Gebärmutter, auch unter Einbezug der Hunterschen Anschauungen, findet sich ebd., S. 25, § 33 ff.
133 Johann Gottlieb Walter, „Was ist Geburtshülfe?", Berlin 1808, S. 54.

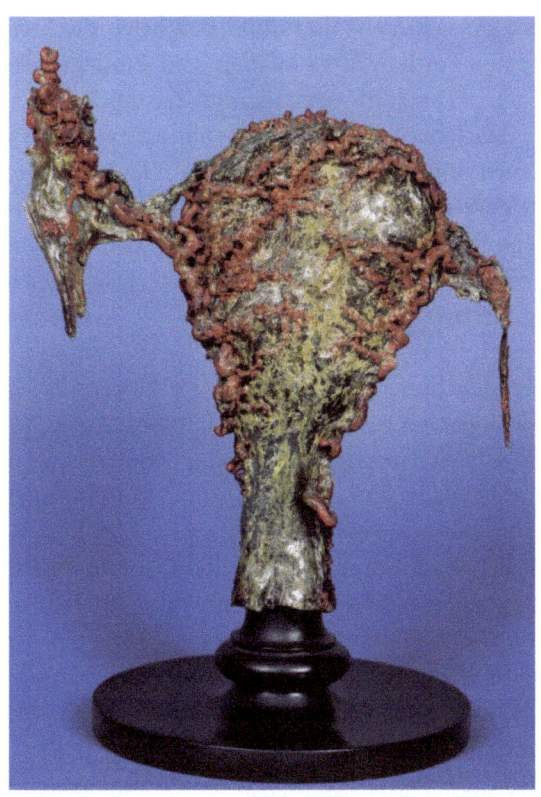

Abb. 11: Gebärmutter einer Schwangeren aus der Sammlung Johann Gottlieb Walters, Berlin 1785. Die Gefäße wurden mit roter Wachsmasse injiziert. Foto: Barbara Herrenkind, Humboldt-Universität zu Berlin. Gedruckt mit freundlicher Genehmigung der Fotografin.

bindegewebsartige Strukturen und Gefäße, jedoch keinerlei Muskulatur. In einem weiteren Versuch kochte er eine Gebärmutter und stellte fest, dass der faserartige Aufbau, welcher an abgekochten Muskeln deutlich zu erkennen sei, an der Gebärmutter nicht zu beobachten war. Ribke schlussfolgerte daraus:

> Da also die Erscheinungen, welche den Muskelfibern nach dem Tode eigen sind, der Gebärmutter gänzlich fehlen; so müssen auch die Muskelfibern fehlen.[134]

---

134 Christian Heinrich Ribke, „Über die Structur der Gebärmutter und über die Trennung der Nachgeburt", Berlin 1793, S. 11.

Ribke folgte den Ansichten Walters und beschrieb die Struktur der Gebärmutter als einen Aufbau aus Gefäßen und Bindegewebe, sowohl im ungeschwängerten als auch im schwangeren Zustand.

In den folgenden Jahren beschäftigten sich eine Vielzahl von Physiologen und Anatomen mit der Frage des strukturellen Aufbaus des Gebärorgans; dabei erleichterte unter anderem das von Johann Christian Reil im Jahr 1795 gegründete „Archiv für Physiologie" den Austausch unter den Wissenschaftlern. Auf dieser Plattform wurden neue Forschungsarbeiten präsentiert und ältere Untersuchungen diskutiert, kritisiert und zum Teil widerlegt.

Reil widmete sich dieser Fragestellung im Gegensatz zu Walter und Ribke nicht von einem anatomischen, sondern von einem physiologischen Standpunkt und schloss Experimente mit dem zum ausgehenden 18. Jahrhundert populär gewordenen Galvanismus an. Mittels seiner Versuche an den Gebärmüttern schwangerer Kaninchen gelang es ihm, die Irritabilität als Eigenschaft der Muskulatur auch für die Gebärmutter nachzuweisen. Er veröffentlichte seine Beobachtungen im Jahr 1807 in seinem Archiv. Zugleich stellte er erstmals die Vermutung an, dass die Muskulatur des Uterus womöglich nicht immer vorliege, sondern sich erst während der Schwangerschaft aus dieser vielfach beobachteten, bindegewebsartigen Substanz entwickele:

> Kann der Muskelapparat nicht erst während der Schwangerschaft, wo nicht gebildet, doch entwickelt und ausgebildet werden?[135]

Die Gebärmutter wäre dementsprechend gleichermaßen einem Ausbildungsprozess unterworfen wie das ungeborene Kind.

Ludwig Calza, Professor an der Universität in Padua, veröffentlichte an selbiger Stelle seine Abhandlung „Über den Mechanismus der

---

135 Johann Christian Reil, „Ueber das polarische Auseinanderweichen der ursprünglichen Naturkräfte in der Gebärmutter zur Zeit der Schwangerschaft, und deren Umtauschung zur Zeit der Geburt, als Beytrag zur Physiologie der Schwangerschaft und Geburt", in: Archiv für Physiologie, hg. von Johann Christian Reil, Johann Heinrich Ferdinand von Autenrieth, 7. Bd., 3. Heft, Halle 1807, S. 402–501, S. 435.

Schwangerschaft" und schrieb bezüglich des anatomischen Aufbaus der Gebärmutter:

> ausnehmend dünne schichtweise gelagerte Fasern von eigner Art, die nur im schwangern Zustande sichtlich sind, machen das ganze Eingeweide aus.[136]

Bei diesen handele es sich laut der Meinung des Autors um eine Struktur, die der Skelettmuskulatur ähnele und bereits im ungeschwängerten Zustande vorhanden sein müsse. Zwar seien die Fasern verborgen, so „dass selbst Zergliederer vom ersten Range sie nur für zellichtes Gefässgewebe gehalten",[137] doch sei unter anderem die nach Reils Experimenten nicht mehr zu leugnende Irritabilität des Gebärorgans ein Beweis für das Vorhandensein dieser muskelartigen Fasern.

Die Zweifel bezüglich einer muskulösen Beschaffenheit des Uterus wurden endgültig erst beseitigt, nachdem im Jahr 1847 die Fasern der glatten Muskulatur beschrieben worden waren und man eine vage Vorstellung davon gewann, worum es sich bei den zuvor vielfach wahrgenommenen unbekannten weißlichen Fasern handeln musste. Der Schweizer Anatom und Physiologe Rudolf Albert Kölliker (1817–1905), ein Freund Friedrich Wilhelm Scanzonis, beschrieb diese Muskelfasern im Jahr 1849 in seiner Abhandlung „Beiträge zur Kenntniss der glatten Muskeln" neben anderen Organen auch in dem Gewebe der schwangeren und nicht schwangeren Gebärmutter:

> Im Uterus ist bekanntlich die glatte Muskulatur ungemein entwickelt, doch ist dieselbe ausserhalb der Schwangerschaft, und namentlich im jungfräulichen Zustande nicht leicht erkennbar [...]. Im schwangeren Uterus dagegen sind, besonders vom fünften Monate an, die muskulösen Elemente schöner und ausgezeichneter als sonst irgendwo zu treffen.[138]

Kölliker verwarf durch seine Untersuchungen auch den Begriff des kontraktilen Bindegewebes, indem er dessen Vermögen zur Kontraktion auf das Vorhandensein von glatter Muskulatur zurückführte.

---

136 Ludwig Calza, „Über den Mechanismus der Schwangerschaft", mitgeteilt von Herrn D. Weigel, ebd., S. 341–393, S. 346.
137 Ebd., S. 361.
138 Rudolf Albert Kölliker, „Beiträge zur Kenntniss der glatten Muskeln", in: Zeitschrift für wissenschaftliche Zoologie, hg. von Carl Theodor v. Siebold, Albert Kölliker, 1. Bd., Leipzig 1849, S. 48–87, S. 71 f. Vgl. Heinrich Fasbender, „Geschichte der Geburtshülfe", Jena 1906, S. 466 ff.

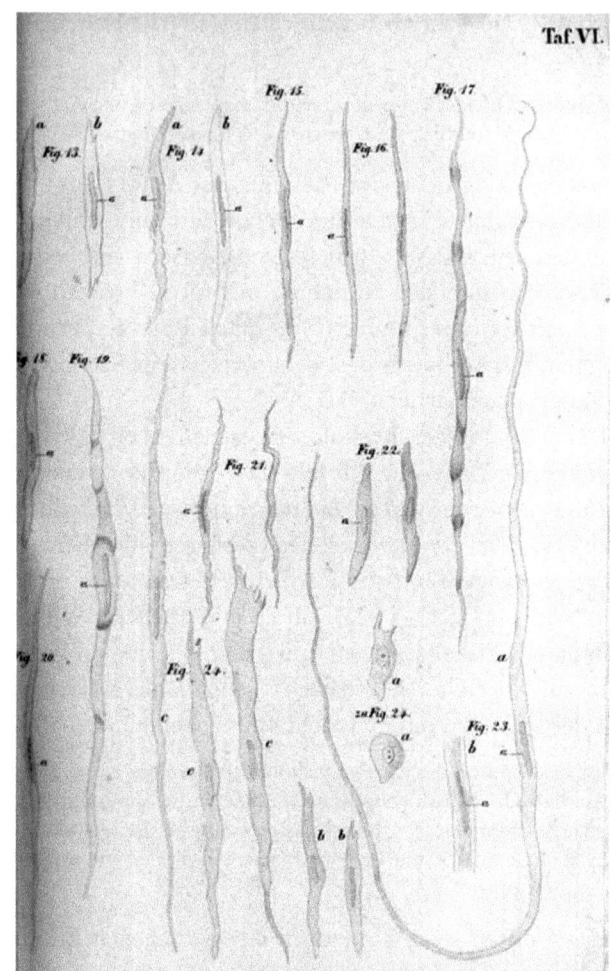

Abb. 12: Mikroskopische Darstellung von Zellen der glatten Muskulatur. Aus: Kölliker, „Beiträge zur Kenntniss der glatten Muskeln", in: Zeitschrift für wissenschaftliche Zoologie, 1. Bd., Leipzig 1849, Tafel VI.

Fig. 23 Vom schwangeren Uterus im 6. Monat
a) Eine ganze Faserzelle
b) Der mittelere Abschnitt mit Essigsäure behandelt

Fig. 24 Vom schwangeren Uterus im 5. Monat
a) Bildungszellen
b) Jüngere Muskelfasern
c) Ausgebildetere Muskelfasern

5.1.2 Deutungen von Größenzunahme und Wachstumsprozess der Gebärmutter in der Schwangerschaft

Was die Volumenzunahme der Gebärmutter in der Schwangerschaft betrifft, so waren unterschiedliche Erklärungsmodelle denkbar. Ein passiver Dehnungsprozess durch das Wachstum des ungeborenen Kindes stellte eine Möglichkeit dar; in der Konsequenz wäre ein Dünnerwerden der Gebärmutterwände zu erwarten. Eine Abnahme der Gebärmutterwandstärke während der Schwangerschaft wollte so zum Beispiel bereits Françoise Mauriceau im 17. Jahrhundert beobachtet haben.[139]

Alternativ wäre ein aktiver Wachstums- und Entwicklungsprozess der Gebärmuttersubstanz selbst denkbar, wobei eine Zunahme der absoluten Masse zu erwarten wäre. Erste Aussagen dahin gehend finden sich in Johann Georg Röderers Werk „Elementa artis obstetriciae" aus dem Jahr 1753; Röderer vertrat darin die Ansicht, dass „die Wandstärke des graviden Uterus durch ‚stärkeren Ansatz und Zunahme der Substanz' bewirkt werde".[140]

Der schottische Geburtshelfer William Smellie (1697–1763) nahm primär einen Dehnungsprozess an, sprach sich jedoch gleichzeitig dahin gehend aus, dass die Dehnung während der Schwangerschaft ausgeglichen werde durch eine stärkere Füllung der in der Gebärmutter befindlichen Gefäße, wodurch die absolute Wandstärke unverändert bleibe.[141] Eine gleiche Annahme findet sich bei Johann Gottlieb Walter, der im Rahmen seiner anatomischen Präparationen die Gefäße deutlich hatte hervortreten sehen,[142] und Christian Heinrich Ribke.[143]

Ludwig Calza, der bereits vor der Entdeckung der glatten Muskulatur eine muskulöse Beschaffenheit der Gebärmutter aufgrund ihrer physiologischen

---

139 Dies laut William Smellie, „Theoretische und praktische Abhandlung von der Hebammenkunst", aus dem Englischen übersetzt von Johann Ernst Zeiher, 1. Bd., Altenburg 1755, S. 100.
140 Heinrich Fasbender, „Geschichte der Geburtshülfe", Jena 1906, S. 469.
141 Vgl. William Smellie, „Theoretische und praktische Abhandlung von der Hebammenkunst", aus dem Englischen übersetzt von Johann Ernst Zeiher, 1. Bd., Altenburg 1755, S. 100.
142 Vgl. Johann Gottlieb Walter, „Betrachtungen über die Geburts-Theile", Berlin 1776, S. 38, § 52.
143 Vgl. Christian Heinrich Ribke, „Über die Structur der Gebärmutter", Berlin 1793, S. 29.

Eigenschaften annahm, legte ihrem Größerwerden nicht einen passiven Dehnungs-, sondern einen aktiven Entwicklungsprozess zugrunde, in dessen Zentrum die Ausbildung der Muskelfasern stand: Bedingt durch den Reiz des befruchteten Eies erfahre die Gebärmutter einen vermehrten Zufluss an Säften, wodurch sich in ihr eine „röthlichte Substanz" entwickele, „welche die Fasern, die bis dahin verborgen waren, färbt und sichtlich darstellt."[144] Dadurch sei eine Verdickung der Gebärmutterwände bedingt.

Auch Johann Christian Reil machte die Beobachtung, dass die Dicke der Gebärmutterwände im Laufe der Schwangerschaft konstant blieb, und zog daraus den Schluss, dass der Größenzunahme der Gebärmutter kein reiner Dehnungsprozess zugrunde liegen könne. Reil schrieb:

> Die Auflockerung der Gebärmutter-Substanz und ihre Zunahme an Masse ist Thatsache. Denn nicht von Ausdehnung der bereits vorhandenen Substanz allein, die mit Verdünnung ihrer Wände verbunden seyn müsste, rührt die Zunahme ihres Volumens in der Schwangerschaft her, sondern sie ist das Produkt einer verstärkten Vegetation.[145]

Der Anatom Johann Friedrich Meckel der Jüngere (1781–1833) beschrieb in seinem „Handbuch der menschlichen Anatomie" seine sich auf anatomische Untersuchungen von menschlichen Gebärmüttern gründende Beobachtung, dass der Uterus nach der Entbindung deutlich schwerer sei und dementsprechend über mehr Masse verfüge als im ungeschwängerten Zustand: Er rechnete ein Verhältnis von ungefähr 24:1 aus. Diese Beobachtung ließ ihn schlussfolgern, dass das Gebärorgan einem aktiven Entwicklungsprozess unterworfen sein müsse. Was allein dessen Wandstärke angeht, so will Meckel zunächst eine Zunahme, gegen Ende der Schwangerschaft jedoch eine deutliche Abnahme beobachtet haben.[146]

---

144 Ludwig Calza, „Über den Mechanismus der Schwangerschaft", in: Archiv für Physiologie, hg. von Johann Christian Reil, Johann Heinrich Ferdinand von Autenrieth, 7. Bd., 3. Heft, Halle 1807, S. 341–393, S. 352.
145 Johann Christian Reil, „Ueber das polarische Auseinanderweichen", ebd., S. 402–501, S. 421. Vgl. S. 405 f. Vgl. Ernst Alexander Lauth, „Neues Handbuch der praktischen Anatomie", 1. Bd., Stuttgart, Leipzig, Wien 1835, S. 531.
146 Vgl. Johann Friedrich Meckel, „Handbuch der menschlichen Anatomie", 4. Bd., Halle, Berlin 1820, S. 691 f.

5.2 Die Selbstgeburt des Kindes

Da die Geburt des Menschen unter physiologischen Bedingungen unabhängig von der Konstitution der Schwangeren nach dem Ablauf einer immer mehr oder weniger gleichen Zeitspanne eintritt und zudem gleichen Gesetzmäßigkeiten folgt, musste sich bereits früh die Frage aufdrängen, welche auslösenden Ursachen diesem Ereignis zu Grunde liegen.

Theorien dazu finden sich dementsprechend bereits bei den früheren Autoren, welche als das zentrale Moment vornehmlich die Reife des Ungeborenen annahmen. Dietrich Wilhelm Heinrich Busch, der in seinem „Handbuch der Geburtskunde" seinen eigenen Darstellungen diesbezüglich einen kleinen zeitlichen Rückblick voranstellte, schrieb:

> Nach Hippokrates verlässt das Kind willkürlich die Gebärmutter, zerreisst zu diesem Endzwecke die dasselbe aufrechthaltende Bande und die dasselbe einhüllenden Häute, eröffnet den Muttermund und die Scham durch Andrängen, und gelangt so an den Tag.[147]

Als ursächlich für das selbstbestimmte Handeln des Kindes sei dabei ein Mangel an Nahrung im Mutterleib zu sehen; der mütterliche Organismus könne den Bedürfnissen des voll entwickelten Kindes nicht mehr gerecht werden. Träte ein Nahrungsmangel durch pathologische Ursachen vor der endgültigen Reife des Kindes ein, so würden diesem die Kräfte zu seiner Geburt fehlen und es verstürbe in utero.[148] Doch auch wenn das aktive Handeln des Kindes als das Initialmoment für die Geburt angesehen wurde, fand die Tätigkeit der Gebärmutter ebenfalls eine gewisse Berücksichtigung; so versuchte man unter anderem bei einer langsam voranschreitenden Geburt die Wehentätigkeit durch Salben, aber auch durch Speisen und Getränke anzuregen und kannte durchaus die unterstützende Wirkung der Bauchpresse.[149] Eine Totgeburt gab in der Folge Grund zu großer Sorge; es

---

147 Dietrich Wilhelm Heinrich Busch, „Handbuch der Geburtskunde", 4. Bd., Berlin 1843, S. 13 und ders., „Das Geschlechtsleben des Weibes in physiologischer, pathologischer und therapeutischer Hinsicht", 1. Bd., Leipzig 1839, S. 364 f.
148 Vgl. Heinrich Fasbender, „Entwickelungslehre, Geburtshülfe und Gynäkologie in den hippokratischen Schriften", Stuttgart 1897, S. 125.
149 Vgl. ebd., S. 127 und S. 140; vgl. Heinrich Fasbender, „Geschichte der Geburtshülfe", Jena 1906, S. 14.

wurde nicht angenommen, dass es möglich sei, ein totes Kind ohne ärztliche Intervention zu gebären.[150] Galen führte als Ursache der Geburt ebenfalls die erlangte Reife an, welche dem Kind nunmehr eine Nahrungsaufnahme durch den Mund ermögliche; einen Nahrungsmangel im mütterlichen Körper sprach er dabei jedoch nur kurz an. Nach dem Beginn der Wehentätigkeit kämen seiner Ansicht nach mehrere Faktoren hinzu, die die Geburt unterstützen: Es stellen sich aktive kindliche Bewegungen ein, welche zunächst den Blasensprung bewirken würden; danach wirke die Schwere des Kindes, welches nun direkt auf dem Gebärmutterhals laste, als ein weiterer unterstützender Faktor des Geburtsvorganges. Doch auch wenn die Reife des Kindes als das auslösende Moment zu sehen sei, so obliege die Geburt den Kräften der Mutter.[151] Der persische Arzt, Naturwissenschaftler und Philosoph Avicenna (980–1037) verfolgte den hippokratischen Gedanken der Selbstgeburt des Kindes und gab neben einem Mangel an Nahrung erstmalig auch einen Mangel an Luft an, welchen das Kind nach seiner vollendeten Entwicklung im Mutterleibe verspüre. Im Gegensatz zu den Hippokratikern schrieb Avicenna jedoch auch der Wehentätigkeit der Gebärmutter sowie der aktiven Bauchpresse eine größere Bedeutung zu. Die Geburt eines toten Kindes nahm jedoch auch Avicenna als eine schwere Geburt an, da das Kind zu seiner Geburt nicht beitragen könne.[152]

In den folgenden Jahrhunderten blieben die Anschauungen bezüglich der auslösenden Faktoren des Geburtseintrittes auf einem ähnlichen Stand:

> Die hippokratische Anschauung, nach welcher physiologisch am Ende des neunten Monats die Frucht, von Nahrungsmangel getrieben, durch eigene Initiative den Geburtsakt einleite, blieb viele Jahrhunderte lang die herrschende, wenn auch von einzelnen Geburtshelfern statt des Nahrungsmangels bzw. mit diesem vereinigt als Motiv nicht genügend gedecktes Atmungsbedürfnis oder eine Belästigung des Foetus durch Retention von Meconium oder Urin angegeben wird.[153]

So sah zum Beispiel auch Harvey die Ursache der Geburt im Kind selbst begründet, wobei er die Erklärung in dessen Gewicht suchte, welches ein

---

150 Vgl. Heinrich Fasbender, „Entwickelungslehre, Geburtshülfe und Gynäkologie", Stuttgart 1897, S. 166.
151 Vgl. Heinrich Fasbender „Geschichte der Geburtshülfe", Jena 1906, S. 52 f.
152 Vgl. ebd., S. 70 f.
153 Ebd., S. 511.

Austreten aus dem mütterlichen Körper bewirke.[154] Boerhaave beschrieb, dass das Kind durch die Fäkalien im Fruchtwasser zu Bewegungen gereizt werde, die wiederum Gebärmutter reizten und damit in Tätigkeit versetzen.[155] Der Gedanke, dass im Fruchtwasser eine auslösende Ursache für den Geburtseintritt liege, findet sich auch noch vereinzelt gegen Ende des 19. Jahrhunderts, so zum Beispiel in der Schrift Otto Gottlieb Liedkes aus dem Jahr 1883. Dieser gab den im Fruchtwasser in Kohlensäure und Ammoniak zerfallenden Harnstoff als Reiz für die Gebärmutterkontraktionen an.[156]

5.3 Die Gebärmutter als vermehrt aktiver Teil der Geburt

Der italienische Anatom Girolamo Fabrizio, latinisiert Fabricius ab Aquapendente (1537–1619), suchte als einer der Ersten – abweichend von der hippokratischen Anschauung und deren Variationen – die Ursachen für die Auslösung der Geburtstätigkeit vornehmlich in der Gebärmutter. Er nahm an, dass die zunehmende Dehnung der Wände durch das größer werdende Kind letztlich deren Reaktion bewirke. Diese Vorstellung wurde im 17. Jahrhundert besonders von François Mauriceau aufgegriffen, wobei jedoch auch dieser die Totgeburt aufgrund des Mangels an kindlicher Mithilfe als eine besonders schwierige annahm.[157] Auch der erste Professor für Geburtshilfe an der Universität Göttingen, Johann Georg Röderer, folgte der Erklärung Aquapendentes in seinem Werk „Elementa artis obstetriciae in usum auditorium" im Jahr 1753 und beschrieb den Geburtseintritt als Konsequenz der Ausdehnung der Gebärmutterwände durch das Kind: Vornehmlich in den letzten Wochen der Schwangerschaft steige der intrauterine Druck durch die zunehmende Größe des Kindes und die dazu relative

---

154 Vgl. William Harvey, „Exercitationes de generatione animalium", Amsterdam 1662, S. 366.
155 Vgl. dazu Dietrich Wilhelm Heinrich Busch, „Handbuch", 4. Bd., Berlin 1843, S. 13 ff und ders., „Das Geschlechtsleben", 1. Bd., Leipzig 1839, S. 365.
156 Vgl. Otto Gottlieb Liedke, „Kritische Betrachtungen der herrschenden Ansichten über die Ursachen des Eintritts der Geburt", Berlin 1883.
157 Vgl. Heinrich Fasbender, „Geschichte der Geburtshülfe", Jena 1906, S. 164 und S. 511.

Abnahme des Fruchtwassers, bis letztlich der Gebärmutterhals mechanisch zu seiner Eröffnung gezwungen werde.[158]

Auch Johann Gottlieb Walter, welcher den Fötus als ursächlich für das Größenwachstum der Gebärmutter annahm, sah eben diese Dehnung der Gebärmutterwände als die Geburt initiierend an. Er hatte bei seinen anatomischen Untersuchungen festgestellt, dass die Gefäße in der Gebärmutter unter der Schwangerschaft eine starke Füllung aufwiesen und nahm an, dass dies eine physiologische Reaktion auf den passiven Dehnungsprozess sei. Er postulierte, dass das Blut in der fortgeschrittenen Schwangerschaft die Muskeln in der Gefäßwand stimuliere, weshalb es zu Kontraktionen komme. Das gedehnte Bindegewebe der Gebärmutter unterstütze dabei diesen Vorgang, sei jedoch nicht ursächlich für die Wehen verantwortlich. Neben seinen anatomischen Untersuchungen legte Walter dieser Annahme praktische Beobachtungen am Geburtsbett zugrunde: Sobald sich die Plazenta löse und im Zusammenhang damit viel Blut fließe, ziehe sich die Gebärmutter sehr schnell zusammen.[159] Als ursächlich für die Wehentätigkeit beschrieb Walter damit Muskelkontraktionen, auch wenn er diese den Gefäßen zuschrieb. Ribke folgte auch hinsichtlich der Auslösung der Geburt den Ansichten seines Kollegen Walter; er ergänzte jedoch dessen Theorie um den Gedanken, dass das größer gewordene Kind auf den Gebärmutterhals drücke und dadurch die Muskeln der Gefäßwände zusätzlich stimuliere.[160]

---

158 Vgl. ebd., S. 511. Die Theorie von einer Abnahme des Fruchtwassers als auslösendes Moment der Geburt findet sich auch noch in der Mitte des 19. Jahrhunderts bei Carl Ferdinand Eichstedt (1816–1892). Dieser schrieb im Jahr 1859 in seinem Werk „Zeugung, Geburts-Mechanismus und einige andere geburtshülfliche Gegenstände nach eigenen Ansichten", Greifswald 1859, S. 61, dass der Fötus nach erlangter Reife das Fruchtwasser verschlucke und sich die Gebärmutter aufgrund des geringeren Volumens notwendigerweise verkleinern müsse:

Durch die allmählige Abnahme des Fruchtwassers im letzten Monate wird die Gebärmutter immer von Neuem zu Zusammenziehung angeregt, bis dieselben eine gewisse Selbstständigkeit gewonnen, nicht mehr vorüber gehen, womit die Geburt in Gang gebracht ist.

159 Vgl. Johann Gottlieb Walter, „Was ist Geburtshülfe?", Berlin 1808, S. 24, § 23.
160 Vgl. Christian Heinrich Ribke, „Über die Structur der Gebärmutter", Berlin 1793, S. 29 und S. 41.

Um die Jahrhundertwende des 18./19. Jahrhunderts wurden Ansichten dahin gehend geäußert, dass die geburtseinleitenden Kontraktionen durch eine Reizung der Gebärmutterwände bewirkt würden. Den Hintergrund hierfür bildeten umfassende Untersuchungen zur Irritabilität im Allgemeinen und Reils Experimente an schwangeren Gebärmüttern im Besonderen, sowie die Annahme eines muskulösen Aufbaus der Gebärmutter. Eine der ersten Erwähnungen einer solchen Reizung durch das Ungeborene geht auf den französischen Geburtshelfer Jean-Louis Baudelocque (1745–1810) im Jahr 1781 zurück:

> Denn die ausgedehnten Gebärmutterfibern bestreben sich unaufhörlich, sich derjenigen Körper, welche unangenehme Eindrücke auf sie machen, zu entledigen. Wenn sie diese Absicht in den ersten Monaten der Schwangerschaft nicht erreichen, so liegt die Ursache hiervon darinnen, weil sie am Anfange nicht alle einen gleich starken Grad des Reizes empfinden, sich nicht alle zu gleicher Zeit entwickeln, und weil die Würkung der einen durch den natürlichen Widerstand der andern im Gleichgewichte erhalten wird.[161]

Erst am Ende der Schwangerschaft fände auch eine Reizung und eine Dehnung der Fasern des Gebärmutterhalses statt, weshalb sie den Bestrebungen des Gebärmuttergrundes zu Kontraktionen nicht mehr standhalten könnten.

Häufiger als die Ansicht einer kontinuierlichen Reizung fand sich jedoch die Annahme eines am Ende der Schwangerschaft neu auftretenden Reizes. Dabei war es dieser Vorstellung nach meist der Fötus, welcher aus unterschiedlichen Anlässen die dynamische Verbindung zur Mutter unterbrach und dadurch als Fremdkörper auf die Gebärmutter reizend wirkte.[162] Eine zentrale Bedeutung wurde bei diesem Vorgang der Reife des Fötus zugeschrieben, wobei diese, wie aufgezeigt werden soll, unterschiedliche Definitionen erfuhr.[163]

Reil sah 1807 in seinem bereits erwähnten Aufsatz zur Irritabilität der Gebärmutter die Ursache des Geburtseintrittes primär in einem

---

161 Jean-Louis Baudelocque, „L'art des accouchements", Paris 1781; aus dem Französischen übersetzt von Philipp Friedrich Theodor Meckel, 1. Bd., 2. Auflage, Leipzig 1791, S. 342.
162 Vgl. Karl Richard Hoffmann, „Die Triebfeder der Geburt", Landshut 1825, S. 6 ff.
163 Vgl. Heinrich Fasbender, „Geschichte der Geburtshülfe", Jena 1906, S. 514.

Dehnungsprozess der Muskulatur begründet. Seinen Anschauungen zur Physiologie der Schwangerschaft legte er seiner Grundannahme einer Lebenskraft entsprechend ein vitalistisches Kräftemodell zugrunde, in welchem sich eine Kontraktions- und eine Expansivkraft gegenüberstanden. Während sich die Expansivkraft im Verlauf der Schwangerschaft vom Gebärmutterfundus zunehmend über das Organ ausbreite, wirke die Kontraktionskraft am Gebärmutterhals dem entgegen, wodurch in der Längsachse der Gebärmutter zwei Pole entstünden. Unklar bleibt bei Reils Ausführungen die schlussendliche Ursache der Gebärmutterkontraktionen. So schrieb er, dass am Ende der Schwangerschaft eine plötzliche „Umtauschung" der Pole stattfinde, die Kontraktionskraft auf den Fundus überspringe und die Kontraktionen der Gebärmutter veranlasse. Er führte dabei jedoch nicht an, was diese „Umtauschung" der Pole bewirkte.[164] Reil griff den Gedanken von einem die Gebärmutter reizenden Kind auf: Da zum Ende der Schwangerschaft das innige Verhältnis zwischen Gebärmutter und Kind durch dessen erworbene Reife aufgehoben sei, vermöge dieses wie ein Fremdkörper die Gebärmutter zu Kontraktionen zu reizen.

Kritik erfuhr Reils Theorie unter anderem von dem deutschen Pathologen Karl Richard Hoffmann (1797–1877). Dieser stellte in seiner Abhandlung „Die Triebfeder der Geburt" aus dem Jahr 1825 die berechtigte Frage, warum die Gebärmutterkontraktionen bei Mehrlingsschwangerschaften durch den höheren Grad der Dehnung nicht eher ausgelöst werden würden. Er kritisierte zudem die Tatsache, dass Reil die Ursache dafür, dass eine „Umtauschung" der Pole plötzlich stattfinde, nicht weiter erläuterte.[165]

Nach der Meinung des elsässischen Geburtshelfers Jacob Friedrich Schweighäuser (1766–1842) war der alternde Mutterkuchen der Grund dafür, dass das Kind aus dem dynamischen Verhältnis zum mütterlichen Körper austrete und damit die Geburt einleite. Bei seinen Ausführungen

---

164 Vgl. Johann Christian Reil, „Ueber das polarische Auseinanderweichen", in: Archiv für Physiologie, hg. von Johann Christian Reil, Johann Heinrich Ferdinand von Autenrieth, 7. Bd., 3. Heft, Halle 1807, S. 402–501, S. 416, § 3 f und S. 430, § 4.

165 Vgl. Karl Richard Hoffmann, „Die Triebfeder der Geburt", Landshut 1825, S. 7.

dazu stützte sich Schweighäuser auf Erfahrungen und Beobachtungen aus 23 Jahren praktischer Geburtshilfe in Straßburg und nach eigener Einschätzung auch auf viele physiologische Hypothesen.[166] Schweighäuser nahm vor dem Hintergrund der Reiztheorie primär einen Reiz der Plazenta auf die Gebärmutterwände, sekundär das Wachstum des Kindes als ursächlich für die Größenzunahme der Gebärmutter in der Schwangerschaft an. Es läge dieser demnach sowohl ein organischer Entwicklungs- als auch ein passiver Dehnungsprozess zugrunde.[167] Schweighäuser hatte beobachtet, dass die Plazenta ab dem siebten Monat der Schwangerschaft im Gegensatz zur Gebärmutter nicht mehr maßgeblich wachse. Er zog daraus den Schluss, dass die Plazenta von Seiten des Kindes weniger Blut empfange und interpretierte dies als physiologische Vorbereitung des Fötus' auf die Geburt: Er nahm an, dass das Blut vermehrt in dessen Lungenkreislauf fließe, um ihn auf die Umstellung nach der Geburt vorzubereiten.[168] Durch den verminderten Blutfluss zur Plazenta erfahre diese eine strukturelle Veränderung, die Schweighäuser mit einem organischen Alterungsprozess verglich. Dass sich die Plazenta im Laufe der Schwangerschaft veränderte, war spätestens seit den Untersuchungen Johann Friedrich Lobsteins (1777–1835) bekannt; so wurden von diesem Kalkablagerungen in den plazentaren Gefäßen und das Vorkommen einer bindegewebsartigen Haut auf der mütterlichen Seite der Plazenta zu einem fortgeschrittenen Zeitpunkt der Schwangerschaft beschrieben.[169] Aufgrund des Alterungsprozesses sei die Plazenta weniger eng mit dem mütterlichen Körper verbunden, weshalb sie nur noch geringe Mengen des mütterlichen Blutes aufnehmen könne. Dadurch ergieße sich selbiges zunehmend hinter die Plazenta, was den Prozess der Entfremdung zwischen Mutter und Kind fördere. Weil die Gebärmutter den Reiz der

---

166 Vgl. Jacob Friedrich Schweighäuser, „Aufsätze über einige physiologische und praktische Gegenstände der Geburtshülfe", Nürnberg 1817, Vorrede S. III.
167 Vgl. ebd., S. 117 f.
168 Vgl. ebd., S. 119 f.
169 Vgl. Johann Friedrich Lobstein, „Ueber die Ernährung des Fötus", aus dem Französischen übersetzt von Theodor Friedrich Arnold Kestner, Halle 1804, S. 82, § 53 f; Johann Friedrich Meckel, „Handbuch der menschlichen Anatomie", 4. Bd., Halle, Berlin 1820, S. 711, § 2577.

Plazenta nicht mehr empfange, beginne diese mit einem sich durch Kontraktionen äußernden Rückbildungsprozess. Dadurch werde zugleich der Fötus ausgetrieben. Schweighäuser schrieb:

> Nun kann es im gesunden Zustande die Gebärmutter nicht seyn, welche den Zeitpunkt der Geburt bestimmt, weil sie in einer Schwangerschaft mehr als in der anderen ausgedehnt werden kann; es kann auch das Kind nicht seyn, weil es selbst die Gebärmutter nicht unmittelbar berührt, sondern es ist der Mutterkuchen, dessen Zeitigung und vollkommne Reife derjenigen des Blumenkelches zu vergleichen ist, welche die Verbindung der Frucht mit dem Blumenstiele vermindert und aufhebt, und ihr Abfallen veranlasst. Die Ursache zu der Geburt, im Zustande von Gesundheit ist also die Reife des Mutterkuchens.[170]

Auch wenn Schweighäuser die Reife der Plazenta als auslösendes Moment der Wehentätigkeit beschrieb, so waren es doch die Vorbereitungen des Kindes auf das Leben nach der Geburt, welches diese primär initiiert hatte.

Auch der Anatom und Physiologe Karl Friedrich Burdach (1776–1847) beschrieb im Jahr 1830 ein Verkümmern des Mutterkuchens, welches dem Ereignis der Geburt vorausgehe. Er sah dieses im Gegensatz zu Schweighäuser nicht als der Geburt zunächst zugrunde liegend an, beschrieb es jedoch ebenfalls als Konsequenz der kindlichen Reife. Die Reife des Kindes sei das Zentralmoment der Geburt, wobei Burdach diese durch eine vollständige Entwicklung der Organe und damit als das Vermögen zum Leben außerhalb des mütterlichen Körpers definierte.[171] So beschrieb Burdach zunächst ein aufkommendes Atembedürfnis des Fötus', bedingt durch die Tatsache, dass dessen Blut vermehrt zu seiner Lunge und weniger zur Plazenta ströme.[172] Er griff zudem den hippokratischen Gedanken des intrauterinen Nahrungsmangels auf: Das Fruchtwasser reiche dem voll entwickelten Fötus nicht mehr zur Ernährung, da die ausgebildeten Verdauungsorgane anderer Nahrung bedürften.[173]

---

170 Vgl. Jacob Friedrich Schweighäuser, „Aufsätze über einige physiologische und praktische Gegenstände der Geburtshülfe", Nürnberg 1817, S. 121.
171 Vgl. Karl Friedrich Burdach, „Die Physiologie als Erfahrungswissenschaft", 3. Bd., Leipzig 1830, S. 3, § 479.
172 Vgl. ebd., S. 8.
173 Vgl. ebd.

Burdach hatte Medizin an der Universität Leipzig studiert und war dort mit der Naturphilosophie Schellings in Berührung gekommen.[174] Seine physiologischen Anschauungen zeugen von einer romantisch-philosophischen Perspektive, gemäß derer er von der Natur als allumfassender Einheit ausging.[175] Dementsprechend setzte er auch die Vorgänge der Schwangerschaft in einen gemeinsamen höheren Gesamtkontext: Die Entwicklung des Kindes verlaufe parallel zur organischen Ausbildung der Gebärmutter, wobei die Geburt als das gemeinsame Endziel der beiden Prozesse zu betrachten sei. Ist die vollständige Ausbildung der Gebärmutter abgeschlossen, so beginne diese ihrer Natur entsprechend mit der Rückbildung in den ursprünglichen Zustand, was sich durch Kontraktionen äußere.

Der zeitliche Zusammenfall von der Reife des Fötus' und der Ausbildung der Gebärmutter bedinge eine zeitgerechte Geburt:

> Wenn das Wesen der Geburt in Entzweiung besteht, so muß der Grund derselben sowohl im Erzeugenden, als auch im Erzeugten liegen. Sie ist nicht ein einseitiges Abstoßen, sondern eine gegenseitige Scheidung, welche darauf beruht, daß jenes seine Individualität behaupten, dieses Individualität erlangen will: im Gebären kehrt das Weib von einem durch ein fremdes Leben afficirten Zustande zu seiner individuellen Freiheit zurück und genest von dem Kinde; in der Geburt (dem Geborenwerden) schreitet das Erzeugte zum selbstständigen Daseyn fort. Selbstständigkeit ist das gemeinsame Ziel beider, und durch Richtung des Lebens nach außen wird bei beiden dieses Ziel erreicht.[176]

Der Marburger Chirurg und Geburtshelfer Carl Christoph Hüter (1803–1857) folgte im Jahr 1836 der naturphilosophischen Erklärung Burdachs weitestgehend und bezog sich dabei direkt auf dessen Ansichten. Auch er beschrieb den Rückbildungsprozess der Gebärmutter am Schwangerschaftsende als der Geburt zugrunde liegend, wobei er – wie auch Burdach – die Geburt nicht als Zweck, sondern als Folge der Kontraktionen definierte.[177]

---

174 Vgl. Carl von Voit: „Karl Friedrich Burdach", in: „Allgemeine Deutsche Biographie", 3. Bd. (1876), S. 578–580, [Online-Ressource].

175 Vgl. Werner E. Gerabek: „Karl Friedrich Burdach", in: „Enzyklopädie der Medizingeschichte", hg. von Gerabek, Haage, Keil, Wegner, Berlin 2005, S. 221–222.

176 Karl Friedrich Burdach, „Die Physiologie als Erfahrungswissenschaft", 3. Bd., Leipzig 1830, S. 5, § 480.

177 Vgl. Carl Christoph Hüter: „Geburt", in: „Encyclopädisches Wörterbuch der medicinischen Wissenschaften", hg. von Dietrich Wilhelm Heinrich Busch,

Hüter griff ein durch die kindliche Reife bedingtes Altern der Plazenta auf, ohne jedoch im Gegensatz zu Schweighäuser und Burdach die zugrunde liegende Physiologie zu erörtern oder darauf seine Argumentationen zu stützen. Es lässt sich erahnen, dass Hüter zusätzlich von einem Reiz des Kindes auf die Gebärmutterwände ausging: Je mehr sich die Gebärmutter unter der Geburt um das Kind anlege, desto kräftiger würden die Wehen werden. Hüter schrieb:

> Aber das reife Ei wirkt nicht bloss als etwas Fremdartiges erregend auf die Gebärmutter, sondern es tritt auch der Fötus als ein belebter Körper, also vermöge der ihm beiwohnenden Vitalität, mit dem mütterlichen Organismus in einen Zustand von Spannung.[178]

Bei einer Totgeburt sei dementsprechend der Geburtsverlauf langsamer. Hüter benannte die Fasern der Gebärmutter als den Wehen zugrunde liegend, sah jedoch davon ab, diese als Muskeln zu bezeichnen.[179]

Karl Richard Hoffmann zeigte sich im Jahr 1825 kritisch gegenüber der geläufigen Theorie von einer Reizung der Gebärmutterwände durch das Kind:

> Keine normale Lebensthätigkeit ist durch eine äussere Potenz, durch einen Reiz erzwungen, alle Prozesse sind unmittelbare Selbstoffenbarungen des Lebens.[180]

Der Körper nehme äußere Eindrücke aktiv auf, statt passiv gereizt zu werden, Reiz sei immer als eine Pathologie zu verstehen. So reize zum Beispiel grelles Licht das Auge auf eine unangenehme Weise und weiche von dem physiologischen Prozess des Sehens ab. Hoffmann widmete sich in seinem Werk „Die Triebfeder der Geburt" einer umfassenden Beschreibung der Geburtsphysiologie. Er betrachtete die Geburt als einen Sekretionsprozess entsprechend des Wasserlassens: Alle Sekretionsprozesse gingen in einer „Blase" vor sich, welche mit „Drüsen" und „Gefäßen" ein System bilde. Das Urogenitalsystem bestehe so neben der Urinblase aus den Nieren, welche als Drüsen, und den Harnleitern, welche als Gefäße zu verstehen seien:

Carl Ferdinand von Gräfe, Christoph Wilhelm Hufeland, Heinrich Friedrich Link, Johannes Peter Müller, 14. Bd., Berlin 1836, S. 44–121, S. 55.
178 Ebd., S. 46.
179 Vgl. ebd., S. 49 f.
180 Karl Richard Hoffmann, „Die Triebfeder der Geburt", Landshut 1825, S. 14.

Berücksichtigt man endlich die Funktion dieser Apparate, so findet man, dass sie sämmtlich der Sekretion dienen, dass in der Drüse der eigentliche Sekretionsprozess, die Bereitung des Saftes, vor sich geht, dass dieser dann von dem Gefässsystem weiter in die Blase geführt, und von dieser endlich ausgestossen wird.[181]

Das weibliche Genitalsystem bestehe analog dazu aus den Ovarien als den Drüsen, den Eileitern als den Gefäßen und der Gebärmutter als Blase. Unter der Schwangerschaft entwickele sich die Gebärmutter in Form und Struktur zu einer echten Blase mit entsprechendem muskulösen Aufbau, und in dem Moment, wo dies erreicht sei, trete automatisch die Exkretion ein: die Geburt.[182] Demnach verliefen die Entwicklung des Kindes und die Ausbildung der Gebärmutter zwar parallel zueinander, stünden jedoch in keinem ursächlichen Verhältnis.[183]

Auch wenn sich zum beginnenden 19. Jahrhundert bei der Betrachtung des Geburtsvorganges der Fokus mehr auf die Gebärmutter verschob, so verblieben doch das Ungeborene und dessen Reife ein Zentralmoment für den Beginn der Geburtstätigkeit. Im Jahr 1831 veröffentlichte der Gerichtsmediziner Johann Baptist Friedreich (1796–1862) einen Artikel zum Kindsmord, in welchem er mit Bestimmtheit das auslösende Moment der Geburt allein im Kind suchte. Friedreich mahnte, dass man sich von dem Gedanken, die Geburt als bloßen Exkretionsprozess deuten zu wollen, lösen müsse. Es ist anzunehmen, dass sich Friedreich vornehmlich gegen Hoffmann und dessen eher mechanische Anschauung des Geburtsvorganges richtete. Friedreich schrieb über das auslösende Moment der Geburt:

> wir müssen das Gebären in einem höheren dynamischen Verhältnisse, in einem neu erwachten Principe des Lebens bei dem Kinde suchen. Der vom mütterlichen Organismus abhängige Lebensprozess des Kindes ist geschlossen, sein eigenes egoistisches Princip ist in ihm erwacht, es fühlt sich frei und will frei seyn. Und so reisst sich nun das Kind von der alten mütterlichen Hülle los, der es nicht mehr bedarf, um nun den neuen Cyclus des neuen selbstständigen Lebens zu beginnen.[184]

---

181 Ebd., S. 20.
182 Ebd., S. 35 f.
183 Vgl. zu Hoffmanns Ansichten bezüglich der Exkretion im Allgemeinen auch sein Werk „Die Bedeutung der Exkretion im thierischen Organismus", Erlangen 1824.
184 Johann Baptist Friedreich, „Ein Wort über das Ueberraschtwerden von der Geburt und Gebären ohne Wissen", in: Analekten zur Natur- und Heilkunde,

Friedreich definierte in seinem Aufsatz das menschliche Leben als einen permanenten Entwicklungsprozess, an dessen Anfang zunächst das Erlangen von Selbstständigkeit stehe. Die Geburt des Kindes sei ein Schritt auf diesem Weg, ebenso wie zu einem späteren Zeitpunkt das Verlassen des Elternhauses den Beginn eines eigenständigeren Lebens markiere. Die Veränderung, die im Fötus durch dieses Bestreben vorgehe, wirke als Reiz auf die Gebärmutter und halte diese zu Kontraktionen an. Da dies von dem Fötus bedingt werde, können auch schlafende und kürzlich verstorbene Frauen gebären. Auf Kritik stieß der Aufsatz Friedreichs vor allem dadurch, dass durch dessen Ansichten die Geburt eines toten Kindes nicht zu erklären war.[185]

So finden sich über die Jahrhunderte diverse Theorien zum auslösenden Moment des Geburtsaktes, wobei ab der Mitte des 16. Jahrhunderts erstmals von der hippokratischen Anschauung der kindlichen Selbstgeburt Abstand genommen wurde und man sich vermehrt der Betrachtung der Gebärmutter als aktivem Part des Geburtsprozesses widmete. Lediglich Theorien finden sich noch zu Beginn des 20. Jahrhunderts; Heinrich Fasbender schrieb im Jahr 1906:

> All dies in neuerer und neuester Zeit experimentell beigebrachte Material hat es auch nicht vermocht, die Frage nach der physiologischen Ursache des Geburtseintritts aus dem Gebiete der Hypothese wegzubringen und auf einen sicheren Boden zu stellen.[186]

Bis zum heutigen Tage ist die komplizierte Kommunikation zwischen Mutter und Kind vor und unter der Geburt nicht verstanden und die Frage nach dem auslösenden Moment der Geburt nicht abschließend beantwortet worden.

---

hg. von Johannes Baptist Friedreich, 1. Heft, 2. Auflage, Ansbach 1846 (Aufsatz von 1831), S. 98–100, S. 99.
185 Vgl. unter anderem Carl Christoph Hüter: „Geburt", in: „Encycpädisches Wörterbuch der medicinischen Wissenschaften", hg. von Dietrich Wilhelm Heinrich Busch, Carl Ferdinand von Gräfe, Christoph Wilhelm Hufeland, Heinrich Friedrich Link, Johannes Peter Müller, 14. Bd., Berlin 1836, S. 44–121, S. 47.
186 Heinrich Fasbender, „Geschichte der Geburtshülfe", Jena 1906, S. 515.

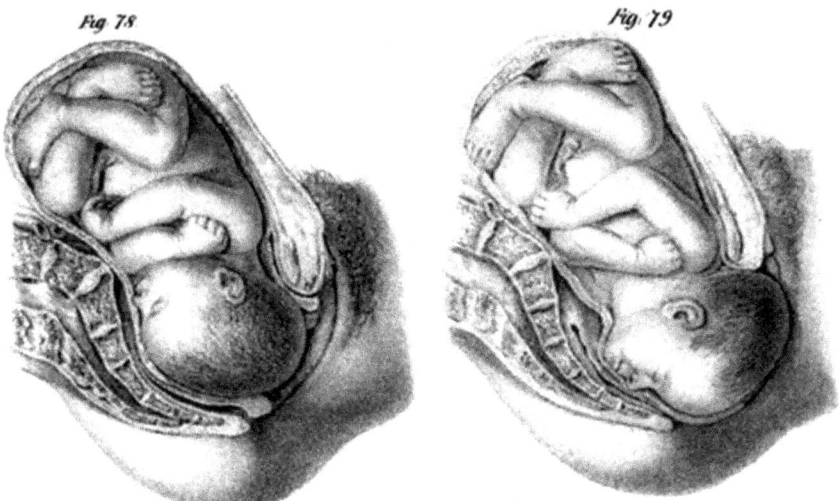

Abb. 13: Die Lage und Haltung des Kindes unter der Geburt. Aus: Busch, „Atlas geburtshülflicher Abbildungen", 2. Auflage, Berlin 1851, Tafel XVI, Fig. 78 und 79.

5.4 Zusammenfassung zu den Anschauungen zur Geburtsphysiologie

Der anatomische Aufbau der Gebärmutter war bis zu der Entdeckung der glatten Muskulatur durch Albert Kölliker im Jahr 1847 ein Gegenstand der Diskussion. Im Jahr 1774 wurde von dem schottischen Anatomen William Hunter die Muskulatur der Gebärmutter mittels detaillierter Kupferstiche aufgezeigt. In Deutschland widmete sich im Folgejahr in Anlehnung an Hunter vor allem Johann Gottlieb Walter Fragen zum strukturellen Aufbau der Gebärmutter, konnte bei seinen Präparationen jedoch keinerlei Muskulatur nachweisen. Im Jahr 1807, vor dem Hintergrund der Brown'schen Reiztheorie, nahm Johann Christian Reil galvanische Experimente an den Gebärmüttern trächtiger Kaninchen vor und wies einen hohen Grad an Irritabilität, welche seit den Untersuchungen Hallers aus dem Jahr 1752 gemeinhin als Eigenschaft der Muskulatur angenommen wurde, auch für das Gebärorgan nach. Reil postulierte einen muskulösen Aufbau der Gebärmutter aufgrund dieser physiologischen Eigenschaft und äußerte erstmals die Vermutung, dass sich die Muskulatur in der Gebärmutter erst während der Schwangerschaft voll ausbilde.

Bezüglich der Vergrößerung des Gebärorgans dachte man zunächst mechanisch und legte dieser einen passiven Dehnungsprozess durch die Größenzunahme des Fötus zugrunde. Johann Gottlieb Walter und Christian Heinrich Ribke adaptierten diese Ansicht. Zielgerichtete Untersuchungen, an denen sich unter anderem Johann Friedrich Meckel beteiligte, konnten jedoch aufzeigen, dass die Gebärmutter nach der Geburt über deutlich mehr Masse verfügte als zu einem früheren Zeitpunkt der Schwangerschaft. Vor diesem Hintergrund und der von Reil geäußerten Vermutung, dass sich die Muskulatur in der Gebärmutter unter Umständen erst im Laufe der Schwangerschaft ausbilde, nahm man in der Folge vermehrt einen organischen Entwicklungsprozess als für das Größenwachstum der Gebärmutter ursächlich an. Dieser wurde vor allem von naturphilosophisch geprägten Physiologen wie Karl Friedrich Burdach in Parallele zu der Entwicklung des Kindes in utero mit dem gemeinsamen Endpunkt der zeitgerechten Geburt gesetzt.

Was den Geburtseintritt anbelangt, so wurde bis in das späte 16. Jahrhundert an der hippokratischen Ansicht festgehalten; laut diesen war es der Fötus, welcher getrieben von Nahrungsmangel seine Geburt veranlasse. Im Jahr 1831 trat Johann Baptist Friedreich für diese traditionelle Ansicht ein und nahm das Bestreben des Fötus nach Selbstständigkeit als ursächlich für den Geburtseintritt an. Diese Anschauung erfuhr vor allem deswegen Kritik, weil sie die Geburt eines toten Kindes nicht zu erklären vermochte.

Die kindliche Reife war zu Beginn des 19. Jahrhunderts durchgängig ein zentrales Moment der Geburtstätigkeit, wobei diese vornehmlich durch die vollkommene Ausbildung der Organe oder einen erlangten Grad an Selbstständigkeit definiert wurde. Jacob Friedrich Schweighäuser und Karl Friedrich Burdach legten die Reife dem Verkümmern der Plazenta zugrunde, da sie annahmen, dass das kindliche Blut statt zu dieser zu den fötalen Lungen fließe, um sie auf das Leben nach der Geburt vorzubereiten. Dadurch komme es, so die Ansichten Schweighäusers, zu einer zunehmenden Entfremdung von Mutter und Kind, was die Gebärmutter zu einem sich durch Kontraktionen äußernden Rückbildungsprozess veranlasse. Auch Burdach nahm einen Rückbildungsprozess als ursächlich für die Geburt an, verankerte diesen jedoch allein in der Natur der Gebärmutter. Vor dem Hintergrund der Reiz-Theorien und dem Galvanismus insbesondere adaptierte man auch dieses Konzept, indem man von einem Reiz des Kindes auf die Gebärmutterwände als den Kontraktionen zugrunde liegend ausging. So postulierte Johann Christian Reil, der die Irritabilität der schwangeren Gebärmutter im Tierexperiment hatte nachweisen können, dass das reife Kind die Gebärmutter zu Kontraktionen reize und auch Carl Christoph Hüter hatte beobachtet, dass die Wehen umso stärker wurden, je enger sich die Gebärmutter an das Kind anlegte. Karl Friedrich Hoffmann richtete sich generell gegen die Reiz-Theorie als Erklärungsversuch von physiologischen Vorgängen, da Reiz immer als eine Pathologie zu definieren sei. Auch er nahm die vollendete Entwicklung der Gebärmutter als ursächlich für die Geburt an, indem diese erst am Schwangerschaftsende zu einer echten Blase werde und dementsprechend erst zu diesem Zeitpunkt mit der Exkretion beginnen könne.

6. Die Ansichten der Geburtshelfer bezüglich der Geburtsphysiologie und der fötalen Autonomie

Nach der umfassenden Einführung in den für diese Arbeit wesentlichen medizin-, natur- und geistesgeschichtlichen Hintergrund soll nun die Darstellung der Ansichten der einzelnen Geburtshelfer in chronologischer Reihung erfolgen. Einer jeweiligen kurzen biographischen Skizze folgen die Ansichten des einzelnen Fachvertreters bezüglich des mütterlichen, anschließend des fötalen Anteils an Schwangerschaft und Geburt.

6.1 Friedrich Benjamin Osiander d.Ä. (1759–1822)

Bereits in jungen Jahren interessierte sich Osiander, welcher im Jahr 1759 in Zell unter Aichelberg geboren wurde, für die Anatomie und die Medizin, weshalb bei ihm früh der Wunsch aufkam, Arzt zu werden. In seiner Familie stieß dieser Berufswunsch zunächst auf wenig Akzeptanz, da diese vornehmlich aus Theologen bestand und Osianders Vater, ein lutherischer Geistlicher, sich für seinen Sohn eine Ausbildung in diese Richtung erhofft hatte. Von 1773 bis 1775 wurde Osiander zunächst auf die Klosterschule nach Denkendorf bei Esslingen geschickt.

Im Jahr 1775 begann der damals 16-Jährige dennoch mit dem Studium der Medizin in Tübingen, wobei er sich zunächst vornehmlich für die Anatomie begeisterte. Später wendete er sich vermehrt dem Studium der Geburtshilfe zu:

> So bald ich einige Kenntniss in der Entbindungskunst erlangt hatte, so bemerkte ich eine besondere Zuneigung zu dieser Kunst bey mir selbst. Ich fieng jezt an in meinen Nebenstunden alle Bücher über die Entbindungskunst, die ich geborgt bekommen konnte, mit Begierde zu lesen.[187]

Es folgte ein kurzer Aufenthalt in Straßburg im Frühling 1779. Während seiner praktischen Ausbildung in der Gebäranstalt gehörten unter anderem

---

[187] Friedrich Benjamin Osiander, „Neue Denkwürdigkeiten für Aerzte und Geburtshelfer", 1. Bd., Göttingen 1799, S. 17 f.

Johann Jakob Fried und dessen ehemaliger Schüler, Johann Georg Röderer, zu seinen Lehrern. Nach der Promotion zum Doktor der Medizin[188] ließ sich Osiander zunächst als praktischer Arzt und Geburtshelfer in Kirchheim unter Teck nieder und erfreute sich großer Beliebtheit. Im Jahr 1781 besuchte er ein fünfmonatiges „Privatcollegium über die Entbindungskunst" bei Georg Wilhelm Stein dem Älteren in Kassel, wo er näher mit geburtshilflichen Operationen in Berührung kam und vor allem die Levretsche Zange sehr zu schätzen und gekonnt einzusetzen lernte.[189] Osiander schrieb rückblickend über seinen Wunsch, bei Stein zu lernen:

> Ehe ich zu Herr Stein kam, hatte ich auf zwey Universitäten die Geburtshülfe, ich darf wohl sagen, mit Fleiß studirt, weil sie von jeher meine Lieblingswissenschaft war. Ich hatte mich auch sowohl auf einem Geburtshaus öffentlich als besonders geübt. Ich war examinirt, privilegirt, entband, hatte Glück und Kredit in meiner Vaterstadt; und doch merkte ich selbst noch oft, wo mirs fehlte; oft stieg daher der Wunsch in mir auf, von dem Manne noch mündlich unterrichtet zu werden, dessen Buch über die Geburtshülfe mir immer das gründlichste zu seyn schien, was ich darüber lase. Aber ewiger Dank der Vorsehung und dem edlen Menschenfreund,

---

188 Osiander promovierte mit dem Werk „Dissertatio inauguralis medica de fonte medicatio Owensi", einer Abhandlung über die Heilquelle von Owen, welche im Jahr 1779 unter dem Professor für Chemie und Botanik, Gottlieb Christian Konrad Storr, herausgegeben wurde.

189 Osiander hat seine Beobachtungen aus dem Kasseler Gebärhaus in seinem Werk „Beobachtungen, Abhandlungen und Nachrichten, welche vorzüglich Krankheiten der Frauenzimmer und Kinder und die Entbindungswissenschaft betreffen" aus dem Jahr 1787 festgehalten und seinem Lehrer Stein gewidmet. Seine Begeisterung für die Entbindung mit der Zange brachte er unter anderem folgendermaßen zum Ausdruck:
   Hülfreiches Werkzeug, das auch da nicht verlässet, wo die Kunst zwischen Thür und Angel stehe! Ehrwürdiger deutscher Rüff, der du den ersten herrlichen Gedanken hattest, eine Zange in unsere Kunst einzuführen, und du, unsterblicher Levret, der du dieses Werkzeug zu einer Vollkommenheit brachtest, daß daran noch verbessern wollen, nichts anders heißt, als seine Unwissenheit blos geben! Verborgene Thränen der Freude, welche so manche Mutter über der schnellen Erlösung von so lang ausgestandenen Geburtsschmerzen durch einen weisen Gebrauch der Zange vergießet, sind das würdigste Dankopfer eurer Asche und eurem Geiste. (S. 197)
   Jacob Rüff, der im 16. Jahrhundert tätig war, war laut Stein der erste, welcher die Zange in die Geburtshilfe eingeführt hat. Vgl. Georg Wilhelm Stein, „Practische Anleitung zur Geburtshülfe. Zum Gebrauche der Vorlesungen", 3. Auflage, Kassel 1783, S. 154, § 561.

der mich so unverhoft in den Stand setzte, diesen Wunsch, und mehr noch, als ich je wünschen konnte, in Erfüllung zu bringen![190]

Während seines Aufenthaltes in Kassel bot sich Osiander zudem aufgrund seiner guten Beziehung zum Kassler Anatomieprofessor Samuel Thomas Soemmerring die Möglichkeit, die Leichen einiger Wöchnerinnen und Kinder, welche im Geburtshaus verstorben waren, zu sezieren.[191] Im Jahr 1791 folgte Osiander, der zu dem Zeitpunkt wieder in seiner Praxis arbeitete, dem Ruf nach Göttingen an die Georgia Augusta und wurde dort Leiter des Entbindungshauses.[192] Hier legte Osiander großen Wert auf klinische empirische Medizin am Krankenbett und versuchte den Studierenden und Hebammenschülerinnen eine möglichst praktische Ausbildung im Umgang mit Schwangeren und Gebärenden zu ermöglichen:

> Entbindungswissenschaft aber ohne Entbindungskunst nüzt der Kreisenden gerade so viel, als dem Unglücklichen in Wassergefahr ein Mensch am Ufer, der die Regeln der Schwimmkunst recht gut weis, ohne schwimmen, und dem unglücklichen zu Hülfe kommen können.[193]

Dies äußerte sich neben der Ermöglichung geburtshiflicher Untersuchungen und der Präsenz bei den Geburten vor allem durch Entbindungsübungen am sogenannten Phantom, einer Nachbildung der weiblichen Geburtsteile, dessen Grundlage meist echte, mit Leder oder Stoff überzogene Becken darstellten. Obwohl das Entbindungshaus vornehmlich unehelich Schwangeren eine Anlaufstelle für eine medizinisch betreute Geburt bieten sollte, stellte sich dieser humanitär anmutende Aspekt auf den zweiten Blick als ein scheinbarer heraus: Es ging nicht lediglich darum, eine möglichst sichere Entbindung für Mutter und Kind zu ermöglichen, sondern vor allem auch

---

190 Osiander, „Beobachtungen, Abhandlungen und Nachrichten", Tübingen 1787, S. 216.
191 Osiander erwähnt seine Erfahrungen bei Soemmerring ebd., S. 193.
192 Eine kurze Geschichte dessen beschribt Osiander in der Einleitung seines Werkes „Denkwürdigkeiten für die Heilkunde und Geburtshülfe", 1. Bd., 1. Stück, Göttingen 1794.
193 Friedrich Benjamin Osiander, „Neue Denkwürdigkeiten", 1. Bd., Tübingen 1799, S. 59.

um die praktische Ausbildung junger Geburtshelfer, denen die Frauen als „lebendige Phantome"[194] dienten.

Osiander war ein großer Befürworter der künstlichen Entbindung, wobei er, wie bereits erwähnt, vor allem die Geburtszange schätzte. Er war im Gegensatz zu der Wiener Schule unter Lucas Johann Boër[195] der Ansicht, dass die Hilfe der Kunst nicht aufgeschoben, sondern das Kind möglichst rasch entbunden werden solle. Eine Absage erteilte er hingegen jener Operation, die eine vorsätzliche Verletzung oder Zerstückelung des Kindes bedingt, namentlich der Embryotomie. Osiander war der Überzeugung, dass ein rechtzeitiger Gebrauch der Zange diese Operationen weitestgehend entbehrlich machen könne.[196] Osiander verstarb im Jahr 1822 in Göttingen.[197]

---

194 Vgl. Jürgen Schlumbohm, „Lebendige Phantome. Ein Entbindungshospital und seine Patientinnen 1751–1830", Göttingen 2012.
195 Lucas Johann Boër (1751–1835) lernte auf einer Studienreise sowohl die französische als auch die englische Schule der Geburtshilfe kennen und befand Letztere als besser. Im Jahr 1788 übernahm Boër die Professur der praktischen Geburtshilfe an der Universität Wien und vertrat in seinen theoretischen und praktischen Lehren deren eher expektativen Ansatz. Boër sah Schwangerschaft und Geburt als einen physiologischen Zustand der Frau an, welcher per se keiner künstlichen Hilfe bedürfe. Er schrieb in „Abhandlungen und Versuche geburtshilflichen Inhalts", 1. Teil, Wien 1791, S. 112:
Es ist immer mit Nachtheil verbunden, wenn man in gesundem Zustande beabsichtigte Veränderungen in der Oekonomie zur Unzeit stört, unterdrückt, oder bey bestehender Krankheit jene Regungen, welche die Natur selbst wider die Krankheit aufbringt, miskennt, als Zufälle der letzteren unterdrückt, oder ihnen entgegen handelt.
Eine genaue Kenntnis des Geburtsvorganges empfand Boër dabei als unerlässlich, um eine pathologische Geburt erkennen und wenn nötig behandeln zu können. Wesentliche Beiträge zum Geburtsmechanismus gehen auf Boër zurück. Vgl. Leopold Schönbauer: „Johann Lukas Boër", in: „Neue Deutsche Biographie", 2. Bd. (1955), S. 403–404, [Online-Ressource]; Heinrich Fasbender, „Geschichte der Geburtshülfe", Jena 1906, S. 268 ff.
196 Vgl. Osiander, „Neue Denkwürdigkeiten", 1. Bd., Tübingen 1799, S. 18. Er beschrieb an dieser Stelle, dass just das Entsetzen über die das Kind verletzenden Operationen zu seiner vermehrten Beschäftigung mit der Geburtszange geführt habe.
197 Vgl. Jürgen Schlumbohm, „Lebendige Phantome", Göttingen 2012, S. 53 ff; Barbara I. Tshisuaka: „Friedrich Benjamin Osiander", in: „Enzyklopädie der Medizingeschichte", hg. von Gerabek, Haage, Keil, Wegner, Berlin 2005,

6.1.1 Der materne Anteil der Schwangerschaft

Das rationale und pragmatische Wirken und Denken Osianders stellte sich auch in seinen Werken dar. Er distanzierte sich von der Bedeutung theoretischer Krankheitskonzepte und rief zu einer primär auf Beobachtungen und Erfahrungen gegründeten Medizin auf:

> Am Krankenbette fragt man nicht, ist das, was man zum Besten des Kranken zu wählen beschließt, nach der Theorie eines Paracelsus, Flud, Helmontius, Stahl, Friedrich Hoffmann, van Swieten, de Haen, Stoll, Frank, Markus, Brown, Schelling, Röschlaub, Reil u.s.w., recht und billig, sondern: was lehrt die Erfahrung als das Erprobteste und Beste? Wie viele Theorieen haben ihre Verehrer selbst zu Grabe getragen? – Die schönen Ansichten sind als schöne Kinder der Phantasie in die Gruft der Vergessenheit versenkt; aber die ernste und ehrwürdige Wahrheit, die Tochter der geprüften Erfahrungen, steht unerschüttert; und wenn gleich oft eine Zeitlang verkannt, dennoch immer wieder hervorgezogen, aufs Neue liebgewonnen, aufs Neue erprobt.[198]

Seine Ansichten bezüglich Schwangerschaft und Geburt, welche er vor allem in seinem „Handbuch der Entbindungskunst" zum Ausdruck brachte, gestalteten sich dementsprechend primär rational und auf Faktizität basierend. Als Grundlage seiner Ausführungen, zum Beispiel zu Veränderungen des weiblichen Körpers während der Schwangerschaft, dienten ihm vornehmlich eigene Beobachtungen und Erfahrungen als praktizierender Geburtshelfer. Zusätzlich ließ er einschlägige physiologische und anatomische Schriften in seine wissenschaftlichen Überlegungen einfließen und nahm ihre kritische Wertung vor. Es zeichnet sich jedoch ebenfalls ab, dass die intensive Beschäftigung mit romantischen Medizinkonzepten, wie sie in Göttingen zu Beginn des 19. Jahrhunderts praktiziert wurde, auch an Osiander nicht gänzlich vorbeigegangen ist: Seine Ausführungen zeigen sich durchwoben von einer vitalistischen Kräftelehre, in deren Zentrum die Annahme einer allumfassenden Lebenskraft stand. Bei deren Beschreibung schien Osiander sich an seinem Göttinger Kollegen Blumenbach und dessen Definition des Bildungstriebes orientiert zu haben: Die Lebenskraft gehöre als *vis occulta*

S. 1080; Franz von Winckel: „Friedrich Benjamin Osiander", in: „Allgemeine Deutsche Biographie", 24. Bd. (1887), S. 486–487, [Online-Ressource].
198 Friedrich Benjamin Osiander, „Über die Entwickelungskrankheiten in den Blüthenjahren des weiblichen Geschlechts", 1. Bd., Göttingen 1817, Vorwort S. VII.

zu den unerforschlichen, außerhalb des naturwissenschaftlich greifbaren Vermögens liegenden Dingen, weshalb dem Wissenschaftler allein ihr Wirken zum Beweis ihrer Existenz reichen müsse. Er schrieb:

> Aus ihren Wirkungen schliesen wir auf ihr Daseyn, und, unvermögend ihr Wesen zu erforschen, begnügen wir uns ihre Existenz anzuerkennen, und sie mit dem Nahmen zu bezeichnen, der in unserem Zeitalter am schiklichsten ihr beygelegt wird nemlich: Lebenskraft; oder Lebensvermögen, die genetische, lebendige, organische Kraft; die Mutter aller Bildungen auf Erden.[199]

Vitalismus schien Osiander dabei als Ergänzung der Empirie auf einer theoretischen Ebene, nicht als primären Zugang zu Naturwissenschaft und Medizin zu verstehen. Er bediente sich dieses Konzeptes jedoch deutlich freizügiger als ihm anscheinend bewusst war, und so finden sich in seinen Werken philosophisch anmutende, teils sehr weitläufige Ausführungen zur Lebenskraft direkt neben kritischen Bemerkungen zur Naturphilosophie.[200] Auch mit dieser schien er sich näher beschäftigt zu haben, da er zumindest peripher Schellings Werk „Von der Weltseele" zitierte.[201] Gemäß seines primären Ansatzes als Empiriker erteilte er Spekulationen und Theorien bezüglich allem, was seinen Ansichten nach der menschlichen Forschung ewig unzugänglich bleiben werde, so zum Beispiel des Zeitpunkts der Beseelung, eine Absage und bezeichnete sie als ein „unnützes Geschäft".[202] So schrieb er:

> Nach einem mehr als Jahrtausend langen Forschen so vieler hundert Weltweisen kennen wir das Wesen der Seele noch so wenig, als das Wesen der Gottheit. Ist dies nicht schon an sich ein starker Beweis, daß beyde Wesen nicht materiel seyn müssen, weil sie auf keine Weise durch unsere Sinnen zu erforschen sind? Möchten wir doch nur erst unsern Leib genugsam kennen, den wir sehen, ehe wir nach dem unsichtbaren Wesen unserer Seele forschen. – Ins Triebwerk der Natur dringt doch kein verkörperter Geist![203]

---

199 Osiander, „Neue Denkwürdigkeiten", 1. Bd., Göttingen 1797, S. 8.
200 Vgl. Friedrich Benjamin Osiander, „Handbuch der Entbindungskunst", 1. Bd., 2. Abth., Tübingen 1819, S. 701, Anmerkung.
201 Vgl. ebd., S. 693 f, Anmerkung.
202 Ebd., S. 697.
203 Osiander, „Beobachtungen, Abhandlungen und Nachrichten", Tübingen 1787, S. 144. Schon Haller hatte sich ähnlich geäußert: „Ins Innre der Natur dringt doch kein erschaffner Geist.", vgl. Christoph Wilhelm Hufeland, „Die

Spätestens ab dem Jahr 1817 beschäftigte sich Osiander auch persönlich mit Untersuchungen zur animalischen Elektrizität. Als Forschungsgrundlage diente ihm eine Zambonische Säule,[204] welche er auf einer Reise nach Salzburg sowohl in München als auch in Tübingen kennengelernt hatte. Seine Experimente vermochten ihn von dem Vorhandensein der animalischen Elektrizität im menschlichen Körper zu überzeugen, wobei auch er die Nervenbahnen und das Gehirn als deren Sitz benannte.[205] Es ist anzunehmen, dass Osiander seine Untersuchungen primär als empirische Naturwissenschaft verstand, nicht als Beschäftigung mit medizintheoretischen Konzepten der Romantik. Osiander ging von einem Einfluss der umgebenden atmosphärischen Elektrizität[206] auf die individuelle animalische

---

Kunst das menschliche Leben zu verlängern", 1. Teil, 2. Auflage, Jena 1798, S. 26.

204 Die Zambonische Säule, eine Trockenzellen-Batterie, welche in ihrem Aufbau im Wesentlichen der Volta'schen Säule glich, wurde von dem italienischen Priester und Physiker Giuseppe Zamboni im Jahr 1812 entwickelt. Zu ihrer näheren Beschreibung vgl. Emil Jochmann, „Grundriss der Experimentalphysik", Paderborn 2012, Nachdruck des Originals von 1883, S. 296 f.

205 Vgl. Osiander, „Über die Entwickelungskrankheiten", 2. Bd., Göttingen 1818, S. VI. Osiander führt seinen genauen Versuchsaufbau leider nicht weiter aus und weitere Informationen diesbezüglich konnten bei der Durchsicht der vorliegenden Materialien nicht gewonnen werden. Vgl. ders., „Handbuch der Entbindungskunst", 1. Bd., 1. Abth., Tübingen 1818, S. 292 f, Anmerkung.

206 Untersuchungen zur atmosphärischen Elektrizität wurden vornehmlich seit den Versuchen Johann Heinrich Winklers in den 1740er Jahren unternommen; dieser hatte den Blitz als einen elektrischen Funken gleich des Funkens einer Elektrisiermaschine erkannt und stellte in der Folge Untersuchungen zu dessen Entstehung an. Elektrisiermaschinen waren in Deutschland bereits seit dem frühen 18. Jahrhundert bekannt. Popularität erlangten vor allem die Untersuchungen des Amerikaners Benjamin Franklin in den 1750er Jahren, welche zur Entwicklung des Blitzableiters führten. Siehe zum Forschungsstand bezüglich der atmosphärischen Elektrizität zum Ende des 18. Jahrhunderts vor allem Johann Friedrich Hartmann, „Die natürliche Luft-Elektrizität der Atmosphäre tabellarisch entworfen", Hannover 1779; Jakob Langenbucher, „Richtige Begriffe vom Blitz und von Blitzableitern, Augsburg 1783, S. 1 ff. Vgl. auch Heinz Otto Sibum, „Physik aus ihrer Geschichte verstehen: Entstehung und Entwicklung naturwissenschaftlicher Denk- und Arbeitsstile in der Elektrizitätsforschung des 18. Jahrhunderts", Wiesbaden 1990, S. 147–156.

Elektrizität des Menschen aus, wodurch sich eine Verbindung von Mensch und Atmosphäre ergebe. Er schrieb:

> Wir wissen jetzt, welch großen Einfluß die Electricität der Atmosphäre auf unsern Körper, und durch diesen auf unsern Geist hat; bis zu welchen Regionen über uns, und in welchen Gegenden der Erde, zu welchen Jahres- und Tageszeiten, bey welcher Witterung und bey welchen Erscheinungen von Gestirnen sie mehr oder weniger angehäuft ist. Wir wissen zu gleicher Zeit, daß in gewissen Menschen und Thieren die electrische Materie sich von Natur in einer größeren Quantität befindet, als in andern, und wundern uns daher nicht mehr, daß eine Anhäufung der electrischen Materie in der uns umgebenden Atmosphäre, oder die große Verminderung derselben auf einzelne Thiere und Menschen eine ganz andere Wirkung haben, und ein anderes Wohl- und Mißbehagen bey ihnen hervorbringen muß, als bey anderen Individuen desselben Geschlechts.[207]

So beschrieb er zum Beispiel die von ihm beobachtete Zunahme der „Zeugungsfähigkeit" oder den „Trieb zur Begattung" der Menschen im Frühling auf Grund einer „alles belebenden, mit electrischer Materie erfüllten Atmosphaere", welche Einfluss auf die individuelle Lebenskraft nehme.[208] Osiander setzte dabei Elektrizität im Gegensatz zu anderen Wissenschaftlern nicht mit der Lebenskraft gleich, sondern grenzte diese als zwei gesonderte Entitäten voneinander ab. Während die Lebenskraft naturwissenschaftlichen Messungen unzugänglich blieb, konnte animalische Elektrizität im Experiment nachgewiesen werden. Er schien jedoch eine gewisse Korrelation zwischen dem Vorhandensein von Elektrizität und Lebenskraft anzunehmen.

Den größten Anteil der Lebenskraft im menschlichen Körper sprach Osiander den Flüssigkeiten zu. Er schrieb:

---

207 Osiander, „Über die Entwickelungskrankheiten", 1. Bd., Göttingen 1817, S. 157 f.

208 Vgl. dazu Osiander, „Handbuch der Entbindungskunst", 1. Bd., 1. Abth., Tübingen 1818, S. 272, § 396 ff. Von einem Einfluss der atmosphärischen Elektrizität auf den menschlichen Organismus ging Osiander jedoch auch bereits vor seinen Experimenten an der Zamboni-Säule aus. Osiander nahm an, dass Veränderungen in der atmosphärischen Elektrizität die Stimmung eines Menschen beeinflussen könnten und postulierte einen Zusammenhang mit dem Freitod. Vgl. Friedrich Benjamin Osiander, „Über den Selbstmord, seine Ursachen, Arten, medicinisch-gerichtliche Untersuchung und die Mittel gegen denselben. Eine Schrift sowohl für Policei- und Justiz-Beamte, als für gerichtliche Aerzte und Wundärzte, für Psychologen und Volkslehrer", Hannover 1813, S. 84 ff.

Je fester der Zusammenhang der Theile ist, in desto geringerem Grad zeigt sich die inwohnende Lebenskraft.[209]

Zur Untermauerung seiner These führt er unter anderem das Beispiel der Leichenstarre an. Man könnte neben diesem deduktiven Vergleich vermuten, dass Osiander diesen Rückschluss aufgrund der animalischen Elektrizität gezogen hat: Je weniger Flüssigkeit den zu untersuchenden Bestandteilen zu eigen ist, desto geringer ist ihr Vermögen, auf einen angebrachten elektrischen Reiz sichtlich zu reagieren. Der Gedanke, Flüssigkeiten als den stärksten Träger der Lebenskraft anzunehmen, könnte jedoch auch als eine Rezeption des Anatomen und Freundes Osianders, Samuel Thomas Soemmerring, zu deuten sein, der, wie beschrieben, in seinem Werk „Ueber das Organ der Seele" aus dem Jahr 1796 den Liquor cerebrospinalis als Mediator zwischen Seele und Körper, als *medium uniens*, angenommen hatte.

Bei seinen Ausführungen zur Geburtsphysiologie adaptierte Osiander neben vitalistischen Vorstellungen die Reiz-Theorie, was als Konzequenz seiner galvanischen Versuche zu deuten ist. So beschrieb er, dass das befruchtete Ei[210] in der Gebärmutter durch seine ihm innewohnende Lebenskraft einen „Zeugungsreitz"[211] ausübe. Ein Reiz jeglicher Art auf den menschlichen Organismus führe erfahrungsgemäß zu einem Zustrom von Flüssigkeiten:

---

209 Osiander, „Neue Denkwürdigkeiten", 1. Bd., Göttingen 1797, S. 12.
210 Osiander sollte die Entdeckung des menschlichen Eies im Jahr 1827 durch Karl Ernst von Baer nicht mehr erleben. Gegenüber der gängigen Meinung, dass es sich bei den Graaf'schen Follikeln um Eier handele, verhielt er sich kritisch. Er schrieb, dass er im Jahr 1787 bei den Sektionen von verstorbenen Frauen, die zumindest einmal geboren hatten, auf der Oberfläche der Eierstöcke „mehrere kleine Frieseähnliche Bläschen" vorfand, „welche alle mit einer klaren weissen Flüssigkeit angefüllt waren". Diese Bläschen hielt Osiander für die wahren menschlichen Eier. Vgl. Osiander, „Handbuch der Entbindungskunst", 1. Bd., 1. Abth., Tübingen 1818, S. 193, § 324. Vgl. ebd. S. 251, § 377.
211 Ebd., S. 175, § 297, S. 253, S. 326, § 353, S. 396, § 409. Vgl. Osiander, „Denkwürdigkeiten für die Heilkunde und Geburtshülfe", 1. Bd., 2. Stück, Göttingen 1794, S. 314.

> Jeder Reiz in und am thierischen Körper bewirkt einen größern Zufluß der Säfte; und ich glaube, es ist dies eine heilsame Würkung der Natur, um das wegzuspülen, oder abzusondern, was ihr schädlich ist. Man kann dies in einigen Fällen ganz deutlich sehen; wann z.b. etwas das Auge reizt, so versammelt die Natur augenbliklich einen Ueberfluß von Feuchtigkeiten, um das schädliche auszuspülen; der kleinste Splitter in einer Wunde wird durch häufigen Eiter ausgetrieben; wird die Oberhaut abgeschirft, so tritt im Augenblick genug Lymphe aus den Schweißlöchern, um die bloße Haut vor dem Reiz der Luft zu schützen, bis eine neue Oberhaut erzeugt ist.[212]

Osiander zog aus dieser Beobachtung den logischen Schluss, dass auch der Reiz des Eies einen Zustrom von Blut und vor allem lymphatischen Säften veranlasse. Diese dienten dem Ei zu seiner weiteren Entwicklung und Ernährung, haben jedoch zugleich eine wesentliche geburtsphysiologische Bedeutung: Da das mütterliche Blut und die Lymphe selbst gewichtige Träger der Lebenskraft seien, verbreiteten sie diese gleichsam in der Gebärmutter:

> Die Gebärmutter [...] gewinnt an Lebenskraft, je mehr sich zur Zeit der Schwangerschaft Blut und lymphatische Säfte in ihr vermehren. Sie ist der auffallendste Beweis, dass in den Flüssigkeiten des Körpers der Siz der Lebenskraft zu suchen sey.[213]

Die Lebenskraft des weiblichen Körpers konzentriere sich dadurch in der Gebärmutter, wodurch sich deren immenses, aktives Größenwachstum erklären lasse. Osiander nahm einen muskulösen Aufbau der Gebärmutter an, da er diesen an einem Präparat seiner anatomischen Sammlung ebenso deutlich dargestellt gesehen habe, wie Hunter ihn an Kupferstichen aufgezeigt hatte.[214] Außerdem sprächen dafür allein physiologische Eigenschaften, so zum Beispiel die Irritabilität. Die Geburt erfolge nach zehn Monaten allein durch die in der Gebärmutter konzentrierte Lebenskraft und die damit einhergehende Irritabilität:

> Die Natur bewirkt das Austreiben der Frucht aus dem lebenden weiblichen Körper nicht durch die Schnellkraft oder leblose Wirkung gedehnter Fibern, Vis mortua,

---

212 Osiander, „Beobachtungen, Abhandlungen und Nachrichten", Tübingen 1787, S. 102.
213 Osiander, „Neue Denkwürdigkeiten", 1. Bd., Göttingen 1797, S. 13. Vgl. ders., „Handbuch der Entbindungskunst", 1. Bd., 1. Abth., Tübingen 1818, S. 169, § 291.
214 Vgl. Osiander, „Handbuch der Entbindungskunst", 1. Bd., 1. Abth., Tübingen 1818, S. 166. Vgl. ebd., Vorwort S. IX. Osiander beschreibt an dieser Stelle das Zusammentragen seiner privaten anatomischen Sammlung.

elastica, sondern ganz allein mittelst einer, in der Gebärmutter selbst liegenden, mit der allgemeinen Lebenskraft innigst verbundenen, Kraft und Thätigkeit, Vis contractilis, contractiva viventis corporis, Irritabilitas.[215]

Eine unterstützende Wirkung dabei durch zum Beispiel die aktive Bauchpresse sei möglich, jedoch zum Vollzug der Geburt nicht notwendig. Der Beginn der Wehen als erstes Moment der Geburtstätigkeit erfolge durch einen Impuls des mütterlichen Blutes, indem:

> das ausser und um die Gebärmutter befindliche Blut jetzt zu Erregung der Zusammenziehungen der Gebärmutter in diese gleichsam, wie bei der Menstruation, und durch denselben periodischen Nisus eintritt.[216]

Aus diesem Grund falle der Zeitpunkt der Geburt, wie Osiander es häufig beobachtet hatte, mit dem Zeitpunkt zusammen, an dem die Frau im nicht schwangeren Zustand ihre Menstruation bekommen hätte.[217] Die Gebärmutter habe auch schon vor dem Ablauf dieser Zeitspanne das Vermögen, das Kind auszustoßen, jedoch werde ihr im Normalfall der nötige Reiz durch das einströmende Blut nicht geboten.[218] Wie er zu dieser Annahme gelangt und wodurch genau der Bluteintritt die Wehen auslöst, wird von Osiander nicht weiter ausgeführt; es ist jedoch von einem Impuls der mit dem Bluteinstrom einhergehenden mütterlichen Lebenskraft und deren Reiz

---

215 Vgl. ebd., 2. Bd., 1. Abth., Tübingen 1820, S. 13, § 24.
216 Ebd., S. 29.
217 Der Zeitpunkt der Menstruation richte sich vornehmlich nach dem Neumond, dessen Einwirkung auf die atmosphärische Elektrizität und der damit einhergehenden physiologischen Veränderung im Blut der Frau. Vgl. ebd., 1. Bd., 1. Abth., Tübingen 1818, S. 268, § 392, vor allem die dazu gehörigen Anmerkungen. Vgl. ebd., 2. Bd., 1. Abth., Tübingen 1820, S. 28, § 39.
218 Vgl. Osiander, „Neue Denkwürdigkeiten", 1. Bd., Göttingen 1799, S. 70. Osiander führte in seinen Werken keinerlei Diskussion bezüglich der Ursachen einer Früh- oder Spätgeburt. Er beschrieb jedoch in „Annalen der Entbindungs-Lehranstalt auf der Universität zu Göttingen vom Jahr 1800 nebst einer Anzeige und Beurtheilung neuer Schriften für Geburtshelfer", 2. Bd., Göttingen 1801, S. 243 eine Frühgeburt mit den Worten:
> Die Frühgeburt aber fiel gerade in die Periode, wo das Monatliche zum neunten Mahl hätte ausbleiben sollen. Sobald daher die Tendenz des Blutes nach der Gebärmutter ging, fingen die Wehen an.

Auch bei Frühgeburten scheint die Ursache im periodischen Blutzustrom zu liegen, Osiander ging jedoch auf mögliche Erklärungsversuche dazu nicht ein.

auf die Muskulatur der Gebärmutter auszugehen, welcher eine Kontraktion entsprechend der Reaktion im galvanischen Experiment hervorruft. Es könnte sich jedoch auch um eine Rezeption allgemeiner Theorien zur Muskelkontraktion handeln: Ein Einstrom von Blut zur Auslösung dieser wurde unter anderem von dem tschechisch-österreichischen Arzt Georg Prochaska (1749–1820) in seiner Schrift „De carne musculari" im Jahr 1778 beschrieben. Als Grundlage dieser Annahme diente die mikroskopische Beobachtung einer stärkeren Füllung der Gefäße im kontrahierten im Vergleich zum entspannten Muskel.[219]

Der Bluteintritt zur Initiation des Geburtsprozesses sei von der Natur nach dem Verlauf einer Zeitspanne von zehn Monaten so genau eingerichtet, dass sich, wie Osiander es beobachtet hatte, entsprechende Geburtsbestrebungen sogar im Rahmen einer Bauchhöhlenschwangerschaft an der ungeschwängerten Gebärmutter verzeichnen lassen.[220] Wodurch die Dauer der Schwangerschaft auf zehn Monate begrenzt ist, sei unklar:

> Alle Muthmassungen darüber sind bis jetzt unzureichend, und jeder periodische Vorgang der Natur scheint in einem grösseren Nexus der ganzen Natur zu suchen zu seyn, als man gewöhnlich vermuthet.[221]

In seinem „Lehrbuch der Hebammenkunst" beschrieb Osiander den Geburtseintritt folgendermaßen:

> Die Natur allein bewerkstelligt die natürliche Geburt durch eine in der Gebärmutter liegende Zusammenziehungskraft, die beständig in der Gebärmutter da ist, und sich gewöhnlich mit Ende der 40 Wochen äussert: sich aber auch früher und später, im Leben und Sterben, im Scheintod und beym wirklichen Absterben des übrigen Körpers noch äussern kann. Diese Zusammenziehungskraft wird durch verborgene Ursachen der Natur aufgeregt, und in einer bestimmten Ordnung in Thätigkeit erhalten.[222]

---

219 Vgl. Georg Prochaska, „Lehrsätze aus der Physiologie des Menschen", 1. Bd., Wien 1802, S. 211, § 358; Johann Friedrich Meckel, „Handbuch der menschlichen Anatomie", 1. Bd., Halle, Berlin 1815, S. 488 ff.
220 Vgl. Osiander, „Handbuch der Entbindungskunst", 2. Bd., 1. Abth., Tübingen 1820, S. 31, § 40.
221 Ebd., 1. Bd., 1. Abth., Tübingen 1818, S. 336.
222 Friedrich Benjamin Osiander, „Lehrbuch der Hebammenkunst. Sowohl zum Unterricht angehender Hebammen als zum Lesebuch für jede Mutter", Göttingen 1796, S. 344, § 375.

Diese hier erwähnte „Zusammenziehungskraft" stehe in Verbindung mit der Lebenskraft des mütterlichen Organismus. Weiterreichende Erklärungen zur Auslösung der Geburtstätigkeit gab Osiander an dieser Stelle jedoch nicht an, sondern bezeichnete mit den Worten „verborgene Ursachen" ein Ereignis, welches er in späteren Jahren mit dem periodischen Zustrom des Blutes in die Gebärmutter erklärte. Offen bleibt die Frage, ob Osiander die Theorie eines Impulses durch das Blut erst in den darauffolgenden Jahren und vornehmlich nach seinen Experimenten zur Elektrizität konstruiert hat, oder aber eine genauere Erklärung für Hebammen als nicht wichtig erachtete, wobei die zweitere Annahme die wahrscheinlichere ist.[223]

6.1.2 Der fötale Anteil der Schwangerschaft

Auch bei seinen Ausführungen zum menschlichen Leben in utero folgte Osiander zunächst einem deskriptiven Ansatz, indem er die organische Gestalt des Fötus zu unterschiedlichen Zeitpunkten der Schwangerschaft sowie die Nabelschnur und die Plazenta ausführlich beschrieb. Osiander hatte sich mit anatomischen Studien an der Klärung offener Fragen, so zum Beispiel von dem Vorhandensein eines Nabelbläschens in einem frühen Stadium der Schwangerschaft, aktiv beteiligt, wobei ihm Sektionen von Früh- und Fehlgeburten als Forschungsgrundlage dienten.[224] Auch diesen empirischen Ansatz ergänzte er um vitalistische Interpretationen und definierte:

> Das Leben eines Körpers ist von zweierlei Art, 1) verborgenes, und 2) sichtbarliches Leben.[225]

Das verborgene Leben, welches er auch als *vita occulta* bezeichnete,

> ist die einwohnende, nie erforschliche, göttliche Kraft, wodurch ein körperliches Wesen ohne sichtliche Lebensäusserung in einem, der Lebensäusserung fähigen, Zustande erhalten wird.[226]

---

223 Osiander äußerte wiederholt Kritik an der Arbeit der Hebammen. Vgl. Osiander, „Beobachtungen, Abhandlungen und Nachrichten", Tübingen 1787, Abschnitt „Bemerkte Fehler bey den Hebammen und Vorschläge zu ihrer Verbesserung", S. 147 ff.
224 Vgl. Osiander, „Handbuch der Entbindungskunst", 1. Bd., 2. Abth., Tübingen 1819, S. 503, § 536 ff.
225 Ebd., S. 692, § 625.
226 Ebd., S. 692, § 626.

Diese Kraft ordnete er der Lebenskraft[227] zu. Der Begriff der *vita occulta* wurde in dem gesichteten Material von Osiander in keinem anderen Zusammenhang als dem der Entwicklung des Fötus im Mutterleib verwendet, weshalb er als Variante des allgemeineren Begriffs der Lebenskraft oder des Bildungstriebes in diesem konkreten Bezug angenommen werden kann. Die *vita occulta* als Teil der Lebenskraft gehe dem physischen Leben voraus und sei zum Beispiel den Pflanzensamen inne.[228] Er stellte dieser die *vita visibilis* entgegen, welche er als die räumliche, körperliche Darstellung der *vita occulta* definierte. Die *vita occulta* sei es jedoch, welche der physischen Entwicklung und Ausbildung zugrunde liege und den Körper als solchen bewahre.

Das menschliche Ei, welches sich durch die Begattung im Eierstock bilde, erhalte sogleich *vita occulta*, Lebenskraft, als allumfassendes Prinzip durch den männlichen Samen. Dieser müsse laut Osiander bis zu einem Eierstock gelangen.[229] Osiander definierte – wie bereits erwähnt – Flüssigkeiten als den Hauptsitz der Lebenskraft. Die Flüssigkeit der weiblichen Eierstöcke beziehungsweise der männlichen Hoden enthalte davon einen sehr hohen Anteil. Gerade letztere würde dies am deutlichsten offenbaren:

> Dass die Samenflüssigkeit des Mannes eine belebte Flüssigkeit sey, siehet das Auge, geschärft durch gute Vergrösserungsgläser. Sein kleinster Tropfen gleicht unter dem Mikroskop einem Bassin, in dem eine Menge lebendiger Wesen hin und her schwimmen. Seine geringste Quantität bringt die grösste Wirkung, das Beginnen eines neuen Menschen hervor.[230]

---

227 Vgl. ebd., S. 693, § 628. Vgl. ebd., 1. Bd., 1. Abth., Tübingen 1818, S. 256, § 380 und S. 292, § 405.
228 Vgl. ebd., 1. Bd., 2. Abth., Tübingen 1819, S. 693, § 627. So ähnlich hatte sich auch Christoph Wilhelm Hufeland sich ausgedrückt, vgl. ders., „Die Kunst das menschliche Leben zu verlängern", 1. Teil, 2. Auflage, Jena 1798, S. 30.
229 Vgl. Osiander, „Handbuch der Entbindungskunst", 1. Bd., 1. Abth., Tübingen 1818, S. 246, § 372. An selbiger Stelle, S. 251, § 377 räumte er ein, dass eventuell auch die Dünste des männlichen Samens zur Befruchtung ausreichten. Zu späteren Zeiten hat man vermehrt, wie an späterer Stelle aufgezeigt werden soll, allein die Auswirkung der männlichen Lebenskraft auf den weiblichen Organismus als der Befruchtung zugrunde liegend diskutiert, ohne dabei die physische Vereinigung von Samen und Ei vorauszusetzen.
230 Osiander, „Neue Denkwürdigkeiten", 1. Bd., Tübingen 1797, S. 28. Osiander schrieb weiter, dass zwar für das weibliche Ovar noch keine „belebte Flüssigkeit" erwiesen sei, man jedoch auf selbige allein aufgrund ihrer Auswirkungen

Osiander nahm an, dass es zur Bildung der *vita visibilis*, der körperlichen Darstellung des menschlichen Fötus, zunächst Lymphe, Wasser, Gelatine und Wärme als Produkt der animalischen Elektrizität bedürfe,[231] doch hielt er von Vermutungen, wie genau die *vita occulta* sich ein physisches Äquivalent erschaffe, Abstand. Das genaue Vorgehen liege jenseits des menschlichen Fassungsvermögens und jegliche Spekulationen diesbezüglich seien dementsprechend ein sinnloser Zeitvertreib.

Dem Fötus würden im mütterlichen Körper zwar die optimalen Voraussetzungen für seine Entwicklung geboten, jedoch geschehe diese aus sich selbst heraus durch die dem Fötus eigene Lebenskraft. Auch seine Ernährung verantworte der Fötus selbst.[232] Osiander nahm dabei alle drei möglichen Wege der Ernährung an: Den Bezug von Nährstoffen über die Nabelschnur sowie über das verschluckte und das über die Haut resorbierte Fruchtwasser. Osiander hatte gefühlt, dass der Fötus bei der inneren Wendung manchmal den Mund öffnete und den Finger des Geburtshelfers in den Mund nehme. Er hatte zudem wiederholt beobachten können, dass der Neonatus manchmal Fruchtwasser erbreche und dessen Mekonium mit Regelmäßigkeit verschluckte Haare aufwies.[233] Was die Aufnahme des Fruchtwassers über die Haut angeht, so verwies er auf das angeführte Werk Paul Scheels und dessen dort vorgebrachte Argumentation. Er hatte jedoch auch selbst Beobachtungen gemacht, die diese Annahme stützen: So habe er Föten sich ohne Mund und Nabelschnur entwickeln sehen, wobei diese sich nur über die Aufnahme des Fruchtwassers durch die Haut haben ernähren können.[234]

---

auf den weiblichen Körper rückschließen könne. So erkläre sich unter anderem das Wachstum der Brüste sowie der Schamhaare durch die weibliche belebte Flüssigkeit. Vgl. ders., „Handbuch der Entbindungskunst", 1. Bd., 1. Abth., Tübingen 1818, S. 333, § 360 und S. 341, § 369. Vgl. ders., „Lehrbuch der Hebammenkunst", Göttingen 1796, S. 206, § 237.

231 Vgl. Osiander, „Handbuch der Entbindungskunst", 1. Bd., 2. Abth., Tübingen 1819, S. 697.
232 Vgl. ebd., 1. Bd., 1. Abth., Tübingen 1818, S. 159, Anmerkung.
233 Vgl. ebd., 1. Bd., 2. Abth., Tübingen 1819, S. 703, § 635 f. Vgl. auch Osiander, „Lehrbuch der Hebammenkunst", Göttingen 1796, S. 290, § 317 und § 318 und S. 294 f. Vgl. ders., „Neue Denkwürdigkeiten", 1. Bd., Göttingen 1797, S. 185.
234 Vgl. Osiander, „Handbuch der Entbindungskunst", 1. Bd., 2. Abth., Tübingen 1819, S. 707, § 637.

Dass der Fötus bei seiner Entwicklung einem eigenen Lebensprinzip folge, leitete Osiander auch von der Tatsache ab, dass er Eileiter- und Bauchhöhlenschwangerschaften mit einem gesunden Fötus hat beobachten können. Er nahm dementsprechend an, dass der Fötus sich auch in einem männlichen Körper entwickeln könne, würde man das befruchtete Ei verpflanzen.[235] Er schloss daraus:

> Daraus, daß das Eychen an so verschiedenen Orten wachsen kann, und wirklich zuweilen, so gut als in der Gebärmutter selbst, zur Vollkommenheit kommt, siehet man, daß mit der Befruchtung desselben eine eigene Lebenskraft in ihm anfängt, und daß der Mensch mit seiner Entstehung, sey sein Anfang auch so bewundernswürdig klein als er wolle, schon ein eigenes Leben hat.[236]

Der Diskussion bezüglich der intrauterinen Atmung gegenüber verhielt er sich kritisch. Als Hauptargument gegen diese führte er an, dass er den so häufig beschriebenen Farbunterschied des Blutes von Nabelvene und -arterie in der Praxis nicht habe feststellen können. Osianders Ansichten nach bedürfe der Fötus in utero keines Sauerstoffes.[237]

Bei der Beschreibung der kindlichen Vermögen folgte Osiander dem naturphilosophischen Stufenmodell Schellings.[238] Er sprach bei dem

---

235 Vgl. Osiander, „Neue Denkwürdigkeiten", 1. Bd., Göttingen 1797, S. 23, Anmerkung. Vgl. ebd., Göttingen 1799, S. 69 f. Vgl. ders., „Handbuch der Entbindungskunst", 1. Bd., 1. Abth., Tübingen 1818, S. 158, § 282 und S. 296, Anmerkung.
236 Osiander, „Lehrbuch der Hebammenkunst", Göttingen 1796, S. 211, § 243. Vgl. ders., „Handbuch der Entbindungskunst", 1. Bd., 1. Abth., Tübingen 1818, S. 300, § 414. Vgl. ders., „Neue Denkwürdigkeiten", 1. Bd., Göttingen 1799, S. 71.
237 Vgl. Osiander, „Handbuch der Entbindungskunst", 1. Bd., 2. Abth., Tübingen 1819, S. 699, § 633.
238 Es ist sicherlich kein Zufall, dass man sich gerade zu Zeiten der Romantischen Medizin vermehrt mit Untersuchungen zur Vergleichenden Anatomie beschäftigte, schien man doch mittels dieser ein in der Natur immer wiederkehrendes, einheitliches Grundprinzip bestätigen zu können. Zentral war dabei die Vorstellung, dass nicht nur die einzelnen Tierklassen unterschiedliche Abstufungen eines einheitlichen Prinzipes darstellten, sondern zudem, dass im Sinne der Schelling'schen Stufentheorie ein jeder organischer Körper in seiner somatischen Ausbildung die einzelnen, niedrigeren Stufen von der Pflanze über die niederen Tiere hin bis zu seiner vollen Ausbildung durchlaufen müsse. Vgl. dazu August Hirsch, „Geschichte der Wissenschaften in Deutschland",

intrauterinen Leben von einem vegetativen Dasein und beschrieb das Kind als eine „Menschenpflanze"[239]. Dieser Vergleich erklärt sich zum einen aufgrund der Annahme, dass die animale und geistige Dimension im Fötus noch nicht vorhanden sei, zum anderen aufgrund der Anatomie von Nabelschnur und Plazenta, in denen Osiander eine Analogie zu den Wurzeln einer Pflanze sah. Nach der Geburt komme hingegen die animale Dimension der freien und selbstbestimmten Bewegung hinzu, das Kind sei damit ein „thierisches Wesen"[240]. Nicht weiter ausgeführt wurde von Osiander an dieser Stelle, ab welchem Zeitpunkt eine geistige Dimension hinzukommt, welche Schelling entsprechend den Menschen über das Tier erhebe. Es bleibt damit die Frage offen, ab wann und durch welche Voraussetzung Osiander den Neonatus als Menschen betrachtete. An vereinzelten Textstellen, wo er von dem Fötus als einen „sich bildende[n] Mensch[en]"[241] sprach, lässt sich erahnen, dass er aufgrund des postulierten eigenständigen Lebens des Fötus diesen trotz entsprechender Einschränkungen als Menschen verstand, gezielte Hinweise dazu fanden sich jedoch nicht.

Ablehnend verhielt sich Osiander, wie bereits angedeutet, zu Spekulationen bezüglich des Zeitpunktes der Beseelung; da die Seele immateriell sei, so sei sie weder wissenschaftlichen Forschungen noch menschlichen Sinnen zugänglich. Dass der Mensch jedoch eine Seele habe, die sich von der Lebenskraft deutlich abgrenzen lasse, nahm Osiander bestimmt an:

> Dieses Wesen, das wir Seele nennen, tritt in unsere Körperlichkeit ein, ohne sich anzukündigen, und aus ihr hinaus, ohne zu sagen, wohin? Es ist im lebenden Menschen immer da, und wird nie sichtbar.[242]

     München, Leipzig 1893, S. 423 ff. Osiander hielt von diesen Konzepten Abstand, bediente sich jedoch zumindest deren Terminologie.
239 Osiander, „Handbuch der Entbindungskunst", 1. Bd., 2. Abth., Tübingen 1819, S. 696, § 631. Vgl. ders., „Beobachtungen, Abhandlungen und Nachrichten", Tübingen 1787, S. 232, wo er von einem „Pflanzenleben" spricht.
240 Osiander, „Handbuch der Entbindungskunst", 1. Bd., 2. Abth., Tübingen 1819, S. 696, § 631.
241 Ebd., S. 519, § 541.
242 Osiander, „Über die Entwicklungskrankheiten", 2. Bd., Göttingen 1818, S. 2. In selbigem Werk widmet er dem Seelenleben der Frau und der Behandlung seelischer Leiden ausführliche Erklärungen. Vgl. ders., „Beobachtungen, Abhandlungen und Nachrichten", Tübingen 1787, S. 135 ff, wo er seelische Auswirkungen bestimmter organischer Pathologien beschreibt.

Mit dem periodischen Zustrom von Blut in die Gebärmutter als Initialmoment der Geburtstätigkeit erscheint die Rolle des Kindes während seiner Geburt als vollkommen passiv. Osiander erwähnte in seinem „Lehrbuch der Hebammenkunst" aus dem Jahr 1796, dass der Bluteinstrom mit dem Moment zusammenfalle, in dem auch das Kind seine vollkommene Reife erlangt habe. Reife definierte er dabei durch das Vermögen, außerhalb des mütterlichen Körpers leben zu können.[243] In seinem „Handbuch der Entbindungskunst" aus dem Jahr 1818 griff er diesen Gedanken nicht auf. Osiander machte auch weiterhin in seinen Werken keinerlei Aussagen bezüglich des kindlichen Mitwirkens vor oder unter der Geburt, sondern beschrieb diese als einen allein dem mütterlichen Körper obliegenden Akt. Das Absenken des schwangeren Bauchs wenige Wochen und erneut kurz vor der Geburt erklärte Osiander mechanisch allein durch Gegebenheiten des mütterlichen Körpers, so durch das höhere Gewicht der Gebärmutter, die erschöpfte Elastizität der Bauchmuskeln und letztlich durch den bereits beschriebenen Blutzustrom, der zur Auslösung der Geburt führe.[244] Für den Beginn der Wehentätigkeit und den endgültigen Eintritt der Geburt mache es dementsprechend keinen Unterschied, ob die Gebärende mit einem lebenden oder einem toten Kind schwanger sei:

> Jede Schwangere, sie trage ein lebendiges oder todtes Kind in der Gebärmutter, bekömmt mit dem Ende von 40 Schwangerschafts-Wochen Zusammenziehungen in der Gebärmutter, die der Schwangeren bald mehr bald weniger fühlbar, und unter dem Namen von Geburtswehen bekannt sind, aber auch ohne alles Gefühl daseyn können.[245]

Auch im weiteren Geburtsverlauf nahm das Kind eine passive Rolle ein: Die Erweiterung des Muttermundes finde allein durch die Wehen statt, nicht

---

243 Vgl. Osiander, „Lehrbuch der Hebammenkunst", Göttingen 1796, S. 223.
244 Vgl. Osiander, „Handbuch der Entbindungskunst", 2. Bd., 1. Abth., Tübingen 1820, S. 28, § 39. Vgl. ders., „Neue Denkwürdigkeiten", 1. Bd., Göttingen 1799, S. 73. An dieser Stelle beschrieb er den periodischen Zustrom von Blut noch nicht als auslösendes Moment der Wehen, wies jedoch darauf hin, dass die Geburt allein den Kräften der Mutter obliege.
245 Osiander, „Handbuch der Entbindungskunst", 1. Bd., 1. Abth., Tübingen 1818, S. 344, § 442.

etwa durch den Druck des kindlichen Kopfes.[246] Die daraufhin folgende Beförderung des Kindes durch das weibliche Becken beschrieb Osiander allein durch die Natur ohne kindliches Mitwirken etwa in Form von zum Beispiel einem Einstellen im Geburtskanal. Als ursächlich für die Schädellage des Fötus zur Zeit der Geburt beschrieb Osiander die Schwerkraft, darauf beruhend, dass der Kopf im Verhältnis zum Körper schwerer sei und der Fötus sich in einer Flüssigkeit befinde, welche Lagesänderungen erleichtere.[247] Dass Osiander dem Kind im Geburtsakt eine rein passive Rolle zuschrieb, erscheint in Anbetracht der Annahme, dass dieses die für die Geburt notwendigen Veränderungen in der Gebärmutter durch seine Lebenskraft vorbereitet hatte, erstaunlich. Zugleich war Osiander, obwohl auch er sich von einer vitalistischen Kräftelehre beeinflusst zeigte, in der Praxis Arzt und Wissenschafter, welcher seine Ansichten vor allem auf Empirismus begründete. Es ist anzunehmen, dass Osiander sich bei der Beschreibung des Geburtsverlaufes auf Fakten und Gegebenheiten konzentrierte, die er durch eigene Erfahrungen am Geburtsbett sicher gesammelt hatte, ohne sich dabei zu sehr in das Gebiet der Spekulationen vorwagen zu müssen.

6.1.3 Zusammenfassung

Friedrich Benjamin Osiander propagierte in seinen Werken wiederholt die Wichtigkeit der Empirie für Naturwissenschaft und Medizin und grenzte sich zumindest laut eigener Einschätzung deutlich von naturphilosophischen Hypothesen ab. Er bezog einen Großteil seines Wissens um das Ereignis der Geburt aus Beobachtungen und Erfahrungen als praktizierender Geburtshelfer, ergänzt durch die Lektüre von einschlägigen anatomischen und physiologischen Schriften. Osiander zeigte sich in diesem Ansatz jedoch keinesfalls konsequent und suchte in seinen persönlichen Anschauungen

---

246 Vgl. ebd., 1. Bd., 2. Abth., Tübingen 1819, S. 519, § 541. Vgl. ebd., 2. Bd., 1. Abth., Tübingen 1820, S. 33, § 43 und S. 34, § 45. Osiander schrieb an dieser Stelle explizit von den Wehen, welche die Erweiterung des Muttermundes bewirken. Vgl. ders., „Lehrbuch der Hebammenkunst", Göttingen 1796, S. 345, § 376, S. 352, § 384 und S. 356, § 386. Auch hier beschrieb er die Wehentätigkeit und die Eröffnung des Muttermundes allein durch die Kräfte der Gebärmutter.
247 Vgl. Osiander, „Neue Denkwürdigkeiten", 1. Bd., Göttingen 1799, S. 71.

ebenfalls Zuflucht bei vitalistischen Konzepten. Seine Beschreibungen, die von einer Lebenskraft als allumfassendem Prinzip ausgehen, zeigten sich dabei stellenweise ebenso philosophisch und nur schwer nachvollziehbar, wie die Schriften der von ihm kritisierten Kollegen. Osiander äußerte unter anderem Kritik an der Ansicht Reils von zwei konträren Polen, die sich während der Schwangerschaft im Gebärorgan gegenüberstünden und letztlich die Wehentätigkeit auslösten. Zwar zeugen Osianders Worte von grundlegendem Respekt für den Physiologen, jedoch bemängelte er das Fehlen von Wissenschaftlichkeit zugunsten der Spekulation.[248]

Vor dem Hintergrund der Reiz-Theorien und eigenständig durchgeführter Experimente zur animalischen Elektrizität adaptierte Osiander auch dieses Konzept und legte zunächst den Reiz des befruchteten Eies auf die Gebärmutter deren aktivem Größenwachstum zugrunde. Maßgeblich daran beteiligt sei der durch den Reiz initiierte Zustrom von Blut und Lymphe, welche Osiander als gewichtige Träger der Lebenskraft definierte. Durch den Zustrom dieser Flüssigkeiten ernähre und gestalte sich der Fötus, zugleich werde dadurch die mütterliche Lebenskraft in der Gebärmutter konzentriert. Zur Geburt komme es nach dem Ablauf von zehn Monaten durch den Einstrom von mütterlichem Blut in die Gebärmutter, welcher deren Muskulatur den nötigen Reiz zu den Kontraktionen biete. Unklar verbleibt, worauf sich diese Annahme gründete und wie genau das Blut die Kontraktionen auslöste, wodurch die Aussage etwas hypothetisch im Raum steht. Nur peripher erwähnte Osiander den zeitlichen Zusammenhang des Blutzustroms mit der kindlichen Reife, führte diesen Gedanken jedoch nicht weiter aus.

Auch was die Betrachtung des Fötus angeht, so folgte Osiander einem vitalistischen Konzept. Er nahm an, dass das Ei des weiblichen Ovars durch die Befruchtung mit dem männlichen Samen Lebenskraft vom Vater erhalte. Diese wirke in dem Ei aufgrund unbekannter Prinzipien und erschaffe sich ein physisches Äquivalent. Von Spekulationen bezüglich des genauen Vorgangs sah Osiander ab. Der mütterliche Körper biete dem Fötus die optimalen Bedingungen für seine weitere Entwicklung, jedoch erfolge diese ohne weiteres Zutun der Mutter. Dadurch könne sich das Ei auch an einer anderen Stelle im weiblichen Körper entwickeln, wie Osiander anhand von

---

248 Vgl. Osiander, „Handbuch der Entbindungskunst", 2. Bd., 1. Abth., Tübingen 1820, S. 26.

zum Beispiel Bauchhöhlenschwangerschaften hat beobachten können. Was die Beschreibung der kindlichen Vermögen angeht, so folgte Osiander dem Stufenprinzip Schellings und schrieb dem Fötus einen vegetativen Zustand zu. Er ließ dabei die Frage offen, ab wann und durch welches Moment der Fötus oder der Neonatus zu einem Menschen wird. Vereinzelte Textstellen lassen erahnen, dass Osiander den Fötus trotz gewisser Einschränkungen als Menschen verstand, gezielte Hinweise fanden sich jedoch nicht. Obwohl Osiander dem Fötus einen hohen Grad an Individualität und Selbstständigkeit zusprach, so spiegelte sich diese Auffassung nicht bei der Beschreibung des Geburtsverlaufs wieder. Es scheint nur schwer nachvollziehbar, dass das befruchtete Ei einen Reiz auf die Gebärmutter ausüben und durch diesen einen Zustrom von Blut zur und eine Konzentration von Lebenskraft in der Gebärmutter bewirken könne, dem reifen Fötus hingegen an der Geburt keinerlei Anteil zugesprochen wird. Indem er den Blutzustrom zur Gebärmutter auslöste, hatte der Fötus letztlich bereits als Ei die Geburt vorbereitet, und es erscheint inkonsequent, diesen im Geburtsverlauf als ein gänzlich passives Objekt anzusehen. Osiander jedoch beschrieb die Geburt als einen allein dem mütterlichen Körper obliegenden Akt mit der Lebenskraft der Gebärmutter als Zentralorgan.

Zusammenfassend lässt sich feststellen, dass Osianders Ausführungen nicht immer Stringenz aufweisen. Er rief zu einer auf Erfahrungen und Beobachtungen gegründeten Medizin auf, verstrickte sich jedoch zugleich in teilweise nur schwer nachvollziehbare vitalistische Konstrukte. Zudem ließen auch seine deskriptiven Ansichten essentielle Fragen offen, auf die er weder von einem wissenschaftlichen noch von einem philosophischen Blickwinkel einging. Osiander trat in seinem Wirken als praktizierender Geburtshelfer und Lehrer hervor, es lässt sich anhand seiner Werke jedoch nicht feststellen, dass er große Beiträge zum Verständnis der Geburtsphysiologie geleistet hat.

6.2 Johann Christian Gottfried Jörg (1779–1856)

Jörg wurde im Jahr 1779 in Predel zu Zeitz geboren und studierte ab dem Jahr 1800 Naturwissenschaften und Medizin an der Leipziger Universität. Als er im Jahr nach seiner Immatrikulation auf Wunsch seiner Kommilitonen hin die Grabrede des verstorbenen Professors der Anatomie, Johann

Gottlob Haase, hielt, wurde der damalige Arzt und Geburtshelfer Carl Christian Friedrich Menz auf ihn aufmerksam und erwählte ihn zu seinem Assistenten. Jörg selbst schrieb über diesen:

> Es war das damals hier der einzige Geburtshelfer, welcher Studirenden gestattete, ihn unter gewissen Bedingungen an die Betten der Gebärenden zu begleiten und eine andere Gelegenheit, Geburtshilfe praktisch zu erlernen, gab es damals in Leipzig nicht.[249]

Durch diesen Zufall kam Jörg erstmals mit der praktischen Geburtshilfe in Berührung. Während der Assistenzzeit, welche er ab dem Jahr 1802 aufnahm, boten sich Jörg viele Gelegenheiten, geburtshilflichen Operationen beizuwohnen und diese auch selbst durchzuführen, jedoch sah er zu seinem eigenen Bedauern kaum eine natürlich verlaufende Geburt ohne Beihilfe des Geburtshelfers. Im folgenden Jahr reiste er daher für ein halbes Jahr nach Wien, um dort an der Wiener Schule unter Lucas Johann Boër zu lernen, dessen konservative Haltung, wie er sie in der Schrift „Abhandlungen und Versuche geburtshilflichen Inhalts" zum Ausdruck brachte, ihn faszinierten. Bereits bei seiner Rückkehr nach Leipzig war Jörg überzeugt von Boërs Grundsätzen.[250] So gab er im Jahr 1806 seiner Schrift „Versuche und Beyträge geburtshülflichen Inhalts" den Untertitel „Zur Verbreitung einer naturgemässen Entbindungsmethode und Behandlung der Schwangeren und Wöchnerinnen" und schrieb im Vorwort über die Abhandlungen Boërs:

> Mit ihnen beginnt fast eine neue Periode in der Geburtshülfe und die gebährende Natur wird durch sie nicht allein in ihre Rechte, aus denen sie durch übertriebene Kunst vertrieben war, wieder eingesetzt, sondern auch, bey regelwidrigen Fällen mit humanern und zweckmässigern Hülfleistungen, als vordem, unterstützt.[251]

---

249 Johann Christian Gottfried Jörg, „Zwei Jubelreden für die Vervollkommnung und gründliche Verbreitung der Geburtshilfe unter den Studirenden der Medicin", Leipzig 1855, S. 4.

250 Vgl. Johann Christian Gottfried Jörg, „Versuche und Beyträge geburtshülflichen Inhalts", Leipzig 1806, S. VI.

251 Ebd., S. III. Das Vertrauen auf die Natur und die konservative Haltung gegenüber medizinischen Eingriffen begleitete generell Jörgs Handeln und Wirken als Arzt. Vgl. Johann Christian Gottfried Jörg, „Ueber die Verkrümmungen des menschlichen Körpers und eine rationelle und sichere Heilart derselben", Leipzig 1810, S. IX.

Zurück in Leipzig, promovierte Jörg zunächst zum Doktor der Naturwissenschaften, im Jahr 1805 folgten seine Promotion zum Doktor der Medizin und Chirurgie und die anschließende Habilitation als Privatdozent der Geburtshilfe an der Medizinischen Fakultät.[252]

Im Jahr 1810 wurde in Leipzig das „Triersche Institut" eröffnet, eine Entbindungsanstalt, Hebammenschule und Institution zum Unterricht von Medizinstudenten, an welcher Jörg bis zu seinem Tod im Jahr 1856 als Direktor wirkte.[253] Ab dem Jahr 1842 war er dabei zusätzlich mehrfach Dekan der Fakultät. Das Amt als Direktor der Entbindungsanstalt gab ihm Gelegenheit, die Lehren Boërs verbreiten zu können: Er rief zu einem Vertrauen auf die Naturkräfte auf und suchte die Schüler davon zu überzeugen, dass geburtshilfliche Operationen nur äußerst selten einer Anwendung bedürften.

---

252 Jörg promovierte mit der 124 Seiten umfassenden Abhandlung „Brevis partus humanis historiae specimen secundum partum artificialem considerans" zum Doktor der Medizin.

253 Das Triersche Institut verdankt seine Entstehung und dementsprechend seinen Namen dem testamentarischen Nachlass von Rahel Amalia Augusta Trier (1731–1806), welche auf Wunsch ihres Verwandten und Dekans der Leipziger Fakultät, Johann Carl Gehler, der Universität ein Grundstück für die Errichtung einer Hebammenschule hinterließ. Die Errichtung der Entbindungsanstalt verzögerte sich aufgrund der Napoleonischen Kriege bis zum Jahr 1810. Im Jahr 1828 zog das Institut dank der Bemühungen Jörgs innerhalb Leipzigs in größere Lokalitäten um, behielt jedoch den Namen bei. Bis zum Jahr 1813 arbeitete Carl Gustav Carus als Assistent Jörgs an selbigem Institut. Nachfolger wurde nach dem Tode Jörgs im Jahr 1856 Carl Siegmund Franz Credé. Jörg gab eine kleine Zusammenfassung der Entstehungsgeschichte des „Trierschen Institutes" in seinem Werk „Schriften zur Beförderung der Kenntniß des menschlichen Weibes im Allgemeinen und zur Bereicherung der Geburtshülfe ins Besondere", 1. Teil, Nürnberg 1812, S. 1–69. Er beschrieb diese auch mit knappen Worten in seiner Rede „Ueber den Stand der Geburtshülfe in Leipzig von der Mitte des vorigen Jahrhunderts bis jetzt. Geschichtliche Andeutungen bei der feierlichen Grundsteinlegung zu dem neuen Gebäude in der königlichen Entbindungsschule zu Leipzig am 18. Mai 1852 gesprochen", Leipzig 1852. Vgl. dazu Sabine Fahrenbach, „Johann Christian Gottfried Jörg und das ‚Triersche Institut'. Zum 150. Todestag am 20. September und zum 200. Jubiläum der Trierschen Stiftung", in: „Universität Leipzig. Jubiläen 2006. Personen – Ereignisse", Leipzig 2006, S. 125–130.

Jörg war in seinem Wirken als Arzt und Autor um die Etablierung der Geburtshilfe als eigenständige Wissenschaft bemüht. Mit seinen Werken, wie unter anderem dem „Handbuch der Geburtshülfe" aus dem Jahr 1807, versuchte er, dem bis dato seinen Ansichten nach nur bruchstückhaft zusammengetragenen Wissen eine angemessene Ordnung zu geben und zugleich dem Fach der Geburtshilfe seine Grenzen aufzuzeigen.[254] Jörg sah dabei von einer reinen Betrachtung des geburtshelferischen Aspektes ab und widmete sich ebenso dem Studium der weiblichen Physiologie und Psychologie, um der Geburtshilfe eine wissenschaftlichere Basis zu geben. Er schreibt im Vorwort seines Werkes „Ueber das physiologische und pathologische Leben des Weibes" aus dem Jahr 1820:

> Heute noch lebe ich der festen Überzeugung, dass ein gründliches Studium der eigentlichen Geburtshülfe, ohne selbiges mit dem Wesen und der Natur des Weibes zu beginnen und ohne dasselbe durch alle Stadien und alle Verhältnisse der weiblichen Existenz durchzuführen, unmöglich sei.[255]

Von einem Geburtshelfer erwartete er dementsprechend, wie auch später sein Schüler Carl Gustav Carus, ein umfassendes Wissen über den weiblichen Körper unter physiologischen sowie psychologischen Aspekten.[256] In seinem Werk „Der Mensch auf seinen körperlichen, gemüthlichen und geistigen Entwickelungsstufen geschildert" aus dem Jahr 1829 machte er immer wieder auf den unmittelbaren wichtigen Zusammenhang zwischen Physis und Psyche aufmerksam und auf die Crux, die daraus entstanden sei, den Menschen nicht als Gesamtheit betrachten zu wollen. Jörgs Frustration darüber drückt sich unter anderem an folgender Stelle anschaulich aus:

> Obgleich unsere Kenntnisse über die drey Reiche der Natur, über das Mineral-, das Pflanzen- und über das Thierreich seit 25 und 30 Jahren auf eine sehr erfreuliche Weise bereichert worden sind, und obgleich die fleißig getriebene Chemie, die

---

254 Vgl. Johann Christian Gottfried Jörg, „Systematisches Handbuch der Geburtshülfe für Geburtshelfer, Aerzte und Wundärzte", Leipzig 1807, S. I.

255 Johann Christian Gottfried Jörg, „Ueber das physiologische und pathologische Leben des Weibes", 1. Teil, Leipzig 1820, S. VI.

256 Vgl. Johann Christian Gottfried Jörg, „Handbuch der Krankheiten des menschlichen Weibes nebst einer Einleitung in die Physiologie und Psychologie des weiblichen Organismus", Leipzig 1809, in welchem Jörg sich einer umfassenden Beschreibung sowohl des weiblichen Körpers als auch der Psyche widmete.

vielseitig und emsig experimentirende Physik und die Menschen und Thiere mit Ausdauer und mit viel wissenschaftlichen Erfolgen gleichmäßig untersuchende und mit einander vergleichende Anatomie der Physiologie des menschlichen Organismus viele erhellende Beyträge geliefert haben, so sind wir doch in unserm Wissen über den wichtigsten und höchsten Gegenstand unter den Erschaffenen, über den Menschen in seiner Gesammtheit, beträchtlich zurückgeblieben.[257]

Spätestens ab dem Jahr 1818 beinhalteten Jörgs Ansprüche an den Geburtshelfer vermehrt Kenntnisse zu neugeborenen Kindern, weshalb seine geburtshilflichen Schriften zum Teil auch die Behandlung dieser miteinbezogen.[258] Zudem beschäftigte er sich mit der Diätetik und der Arzneimittellehre, um auch deren positive Wirkung auf den menschlichen Körper, auf Schwangerschaft und die Geburt im Besonderen zu bezeichnen.[259] Jörg starb im Jahr 1856 in seiner Heimatstadt Leipzig.[260]

---

257 Johann Christian Gottfried Jörg, „Der Mensch auf seinen körperlichen, gemüthlichen und geistigen Entwickelungsstufen geschildert", Leipzig 1829, S. V.
258 Vgl. Johann Christian Gottfried Jörg, „Schriften zur Beförderung der Kenntniß des Weibes und Kindes im Allgemeinen und zur Bereicherung der Geburtshülfe ins Besondere", 2. Teil, Leipzig 1818, S. V. Später leistete Jörg auch eigenständige Beiträge zur Pädiatrie und gab unter anderem im Jahr 1826 das Werk „Ueber das physiologische und pathologische Leben des Kindes" heraus.
259 So schrieb er die Werke „Materialien zu einer künftigen Heilmittellehre durch Versuche der Arzneyen an gesunden Menschen gewonnen und gesammelt", Leipzig 1825, in welchen er sich ausführlich mit der Wirkung diverser Heilmittel auf den menschlichen Körper auseinandersetzte. Er widmete außerdem der angemessenen Ernährung der Schwangeren mit „Eileithyja oder diätetische Belehrungen für Schwangere, Gebärende und Wöchnerinnen, welche sich als solche wohl befinden wollen", Leipzig 1809, ein eigenständiges Werk.
260 Zur Biographie Jörgs vgl. Sabine Fahrenbach, „Johann Christian Gottfried Jörg und das ‚Triersche Institut'", in: „Universität Leipzig. Jubiläen 2006. Personen – Ereignisse", Leipzig 2006, S. 125–130; Hans G. Sohni: „Johann Christian Gottfried Jörg", in: „Neue Deutsche Biographie", 10. Bd. (1974)", S. 462 f, [Online-Ressource]; Karl von Hecker: „Johann Christian Gottfried Jörg", in: „Allgemeine Deutsche Biographie", 14. Bd. (1881), S. 527–528, [Online-Ressource]; Emil Apollo Meissner, „Bericht über die Thätigkeit und die Verhandlungen der Gesellschaft für Geburtshülfe zu Leipzig im dritten Jahre ihres Bestehens", in: Monatsschrift für Geburtskunde und Frauenkrankheiten, 11. Bd., Berlin 1858, S. 438–450; Otto Bernhard Kühn, „Herrn Johann Christian Gottfried Jörg begrüsst am Tage seines fünfzigjährigen Doctor-Jubiläums die medicinische Fakultät zu Leipzig durch ihren derzeitigen Decan

6.2.1 Der materne Anteil der Schwangerschaft

Jörg folgte in seinen Schriften, ebenso wie Friedrich Benjamin Osiander, einem vitalistischen Grundkonzept, stand jedoch deutlich mehr als dieser im Zeichen der Romantik und der Naturphilosophie. Er beschäftigte sich intensiv mit Forschungen zur Vergleichenden Anatomie, wovon unter anderem sein Werk „Die Zeugung des Menschen und der Thiere" (1815) Zeugnis ablegt: Jörg widmete sich in diesem der umfassenden anatomischen Beschreibung der Geschlechtsorgane einzelner Tierklassen und des Menschen im Vergleich und verfolgte die Entwicklung der Föten bis zu ihrem ersten Entstehen im Mutterleib. Als Forschungsgrundlage dabei dienten Beobachtungen von Geburten, Sektionen und anatomische Präparationen sowie Untersuchungen am Mikroskop. Jörg sah in seinen Studien ein immer wiederkehrendes einheitliches Prinzip im Sinne des Stufenprinzips Schellings bestätigt. Als Resultat dieser Untersuchungen und vor dem Hintergrund eines naturphilosophischen Idealismus definierte Jörg in Ergänzung der Lebenskraft und des Bildungstriebes einen sogenannten „Vervollkommnungstrieb", welchen er in seinem Werk „Der Mensch auf seinen körperlichen, gemüthlichen und geistigen Entwickelungsstufen geschildert" aus dem Jahr 1829 umfassend beschrieb. Während der Bildungstrieb die Organisation und die Entwicklung eines organischen Körpers bewirke, lasse der Vervollkommnungstrieb diesen nach einem höheren physischen und geistigen Leben streben, wodurch sich das menschliche Leben als ein Durchlaufen diverser Stufen und eine permanente Weiterentwicklung definieren lasse.[261]

Bereits im Jahr 1808 gab Jörg sein Werk „Ueber das Gebärorgan des Menschen und der Säugethiere im schwangern und nicht-schwangern Zustande" heraus, welchem umfassende anatomische Studien des Gebärorgans unterschiedlicher Tierklassen zugrunde lagen. Jörg zog in der Konsequenz

---

D.O.B. Kühn", Leipzig 1855, S. 39 f. In Jörgs Werk „Die Geburt als gesundheitsgemässer Entwicklungsact für Mütter und Kinder: in einer am 1. August 1853 zur Einweihung des neuen Hörsaales der Königl. Entbindungsschule im Trierschen Institute zu Leipzig gehaltenen Rede dargestellt", Leipzig 1854, gibt Jörg selbst ab S. 12 einige Eckdaten aus seiner Biographie und zudem Ereignisse an, welche ihn zu seinen Beobachtungen und Theorien zur natürlichen Geburt bewogen haben.

261 Vgl. Jörg, „Der Mensch", Leipzig 1829, S. 6, § 4.

dieser Untersuchungen – ebenso wie später sein Schüler Carl Gustav Carus – Parallelen zwischen der Funktion der Gebärmutter und des Darms. Dieser Vergleich entlehnte sich der Tatsache, dass sich bei Vögeln und Amphibien Gebärorgan und Darm als eine einzige Entität oder in einem gemeinsamen Endstück mündend darstellen und dementsprechend auffallende strukturelle und physiologische Ähnlichkeiten aufweisen.²⁶²

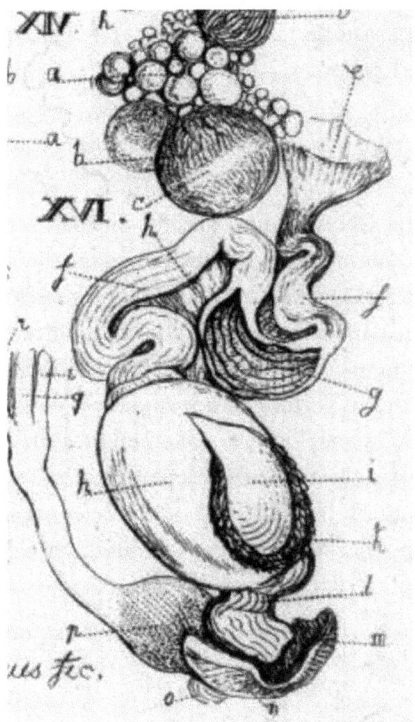

Abb. 14: *Darstellung von Eiergang (e – l) und Darm (q) einer Henne: Die beiden Organe ähneln sich nicht nur im anatomischen und strukturellen Aufbau, sondern münden zudem in ein gemeinsames Endstück, die Kloake (m). Aus: Carus, „Zwanzig Kupfertafeln nebst deren Erklärung zur Zootomie", Leipzig 1818, Tafel XVI, Fig. XVI.*

---

262 Jörg beschrieb den darmähnlichen Aufbau der Gebärmutter bereits in seinem Werk „Die Zeugung des Menschen und der Thiere", Leipzig 1815, S. 172, § 113. Ab dem Jahr 1820 verwies Jörg auch auf das bereits erwähnte „Lehrbuch der Zootomie" seines Schülers Carl Gustav Carus aus dem Jahr 1818.

In Anlehnung daran beschrieb Jörg auch für den Menschen die Einheit von Gebärmutter, Eileiter und Scheide als „vollständiges Darmsystem".[263] Jörg nahm allein aufgrund dieser postulierten Verwandtschaft einen muskulösen Aufbau der Gebärmutter auch im ungeschwängerten Zustand an, da ein solcher vom menschlichen Darm sicher bekannt war.[264] Er räumte jedoch ein, dass die Muskelfasern der nicht schwangeren menschlichen Gebärmutter nur schwer zu erkennen seien und sich als weiße, zähe Fasern darstellten. Bei Präparationen der schwangeren Gebärmutter seien diese jedoch deutlich zu erkennen:

> Wie daher alles an diesem Theile durch die Schwangerschaft geändert wird, so entwickeln sich ohne Zweifel auch durch dieselbe die genannten Fasern und nehmen nach und nach mehr die Natur der wirklichen Muskelfibern an.[265]

Jörg interpretierte die Größenzunahme der Gebärmutter als aktiven Entwicklungsprozess; auch er hatte festgestellt, dass die Gebärmutterwände am Ende der Schwangerschaft dicker seien und die Gebärmutter über mehr Masse verfüge.[266] Als dem zugrunde liegend definierte er vornehmlich den Einfluss der männlichen Lebenskraft auf den weiblichen Körper und vor allem auf das Gebärorgan vermittelt durch den Samen, jedoch griff er auch den bereits von Osiander geäußerten Gedanken auf, dass dieser Prozess von dem Reiz des befruchteten Eies in der Gebärmutterhöhle unterhalten werde.[267] Die Schwangerschaft initiiere damit zwei parallel zueinander verlaufende Prozesse, die Entwicklung des Fötus und der Gebärmutter, mit dem gemeinsamen Endziel der Geburt:

> Während der Schwangerschaft wird nicht allein das Kind im mütterlichen Leibe ausgebildet und zur Reife gefördert, sondern es gewinnt auch der Theil, dem die

---

263 Jörg, „Ueber das physiologische und pathologische Leben des Weibes", 1. Teil, Leipzig 1820, S. 19, § 21.
264 Vgl. unter anderem Johann Friedrich Meckel, „Handbuch der menschlichen Anatomie", 1. Bd., Halle, Berlin 1815, S. 523, § 347.
265 Jörg, „Ueber das physiologische und pathologische Leben des Weibes", 1. Teil, Leipzig 1820, S. 21, § 24. Vgl. ders., „Ueber das Gebärorgan des Menschen und der Säugethiere im schwangern und nicht-schwangern Zustande", Leipzig 1808. Vgl. ders., „Der Mensch", Leipzig 1829, S. 55, § 33.
266 Vgl. Jörg, „Ueber das physiologische und pathologische Leben des Weibes", 1. Teil, Leipzig 1820, S. 59, § 73.
267 Vgl. ebd., S. 59, § 72.

Pflege und die Entwickelung des Kindes obliegt, die Gebärmutter, bedeutend an Umfange, an Entwickelung und an Lebenskraft.[268]

Dabei sei die vitale Entwicklung der Gebärmutter und vor allem die damit einhergehende Ausbildung der Muskulatur unter der Schwangerschaft für den Vollzug der Geburt essentiell, da das Gebärorgan allein die Geburt vollziehe. Andere Kräfte, wie zum Beispiel die Bauchpresse, trügen bestenfalls einen unterstützenden Anteil dazu bei.[269] Es sei jedoch, wie im Folgenden aufgezeigt werden soll, der Fötus, welcher diesen parallel verlaufenden Prozess der Schwangerschaft durch seine erlangte Reife unterbricht und damit die Geburt einleitet.

6.2.2 Der fötale Anteil der Schwangerschaft

Seinen Ansichten bezüglich der Entwicklung des Fötus im Mutterleib legte Jörg entsprechend seiner Forschungen und vor dem Hintergrund einer vitalistischen Gesamtschau ein epigenetisches Prinzip zugrunde. Der Graaf'sche Follikel des weiblichen Ovars biete dabei die organische Grundlage der weiteren Entwicklung.[270] Jörg sprach in diesem Zusammenhang auch von dem menschlichen Ei, und dies sowohl vor als auch nach der Entdeckung der menschlichen Eizelle im Jahr 1827. Dabei interpretierte er zunächst den Follikel als Ei, und es bleibt in seinen weiteren Ausführungen unklar, ob er zu einem späteren Zeitpunkt die Entdeckung der Eizelle adaptierte. Den Zustand des unbefruchteten Eies im weiblichen Ovar definierte er im Sinne der Naturphilosophie als vegetativ, da dieses weder über sinnliches Leben noch über Selbstbestimmung verfüge.[271]

---

268 Johann Christian Gottfried Jörg, „Belehrungen über die von Schwangern, Gebärenden und Wöchnerinnen zu befolgenden Lebensregeln", 4. Auflage, Leipzig, 1842, S. 58. Vgl. ebd., S. 9. Vgl. ders., „Die Zeugung des Menschen", Leipzig 1815, S. 213.
269 Vgl. Jörg, „Systematisches Handbuch der Geburtshülfe", Leipzig 1807, S. 38, § 49.
270 Vgl. Jörg, „Ueber das physiologische und pathologische Leben des Weibes", 1. Teil, Leipzig 1820, S. 18, § 20. Vgl. ders., „Der Mensch", Leipzig 1829, S. 8, § 6 und S. 14, § 10. Vgl. ders., „Die Zurechnungsfähigkeit der Schwangern und Gebärenden", Leipzig 1837, S. 8, § 7. Vgl. ders., „Belehrungen", 4. Auflage, Leipzig 1842, S. 8.
271 Vgl. Jörg, „Der Mensch", Leipzig 1829, S. 40.

Wie Osiander beschrieb auch Jörg die Einwirkung des männlichen Samens als ausschlaggebend für die weitere Entwicklung. Im Gegensatz zu jenem ging er jedoch davon aus, dass der Einfluss der männlichen Lebenskraft auf das weibliche Geschlechtssystem zur Befruchtung ausreiche ohne dass der Samen mit dem Ei direkt in Kontakt kommen müsse, da man solche Fälle sowohl für den Menschen als auch für gewisse Tierarten beschrieben habe.[272]

Die weibliche Gebärmutter biete dem befruchteten Ei die optimalen Bedingungen zu seiner weiteren Entwicklung, nämlich Nahrung und Wärme.[273] Dabei warf Jörg als einziger der in der vorliegenden Arbeit betrachteten Fachvertreter den Gedanken auf, dass dem Ei in den ersten Tagen seiner Entwicklung auch der männliche Samen als Nahrung diene.[274] Als Weg der fötalen Ernährung nahm Jörg in den ersten zwei Monaten der Schwangerschaft eine Assimilation von Nährstoffen über die Eihäute an, das befruchtete Ei verhalte sich „ähnlich dem der feuchten, warmen Erde anvertrauten Saamenkorn."[275] Als diesem Vergleich zugrunde liegend kann eine Beobachtung angenommen werden, welche bereits Soemmerring in seinen „Icones embryonum humanorum" dargestellt hatte, nämlich die Ausbildung von kleinen Gefäßen an der Außenfläche der Eihäute. Diese wurden von Jörg selbst bereits kurz nach der Befruchtung beschrieben und es ist anzunehmen, dass er sie im Rahmen seiner mikroskopischen Untersuchungen hat darstellen können. Diese Gefäße verglich Jörg auch mit den Wurzeln einer Pflanze.[276]

---

272 Vgl. Jörg, „Die Zeugung des Menschen", Leipzig 1815, S. 200, § 130.
273 Vgl. Jörg, „Die Zurechnungsfähigkeit der Schwangern und Gebärenden", Leipzig 1837, S. 125, § 84.
274 Vgl. Jörg, „Ueber das physiologische und pathologische Leben des Weibes", 1. Teil, Leipzig 1820, S. 49, § 60. Vgl. ders., „Der Mensch", Leipzig 1829, S. 16.
275 Jörg, „Die Zurechnungsfähigkeit der Schwangern und Gebärenden", Leipzig 1837, S. 129, § 86. Vgl. ders., „Ueber das physiologische und pathologische Leben des Weibes", 1. Teil, Leipzig 1820, S. 73, § 91.
276 Vgl. Jörg, „Die Zeugung des Menschen", Leipzig 1815, S. 260, § 159. Vgl. ders., „Die Zurechnungsfähigkeit der Schwangern und Gebärenden", Leipzig 1837, S. 127, § 85.

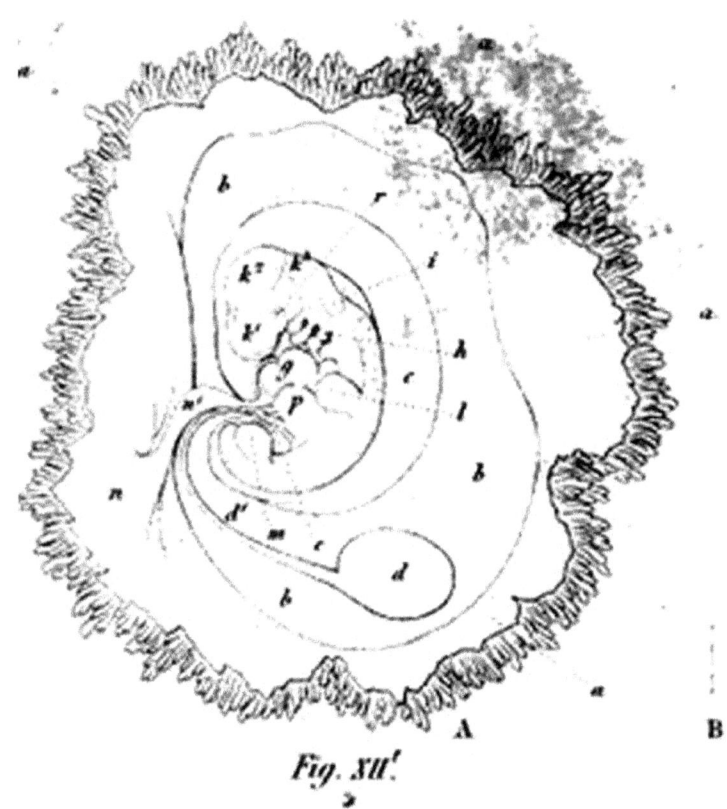

Abb. 15: Mikroskopische Darstellung eines Embryos in der vierten Woche der Schwangerschaft, nach Johannes Müller. Die Zotten auf den Eihäuten sind gut zu erkennen. Aus: Wagner, „Erläuterungstafeln zur Physiologie und Entwickelungsgeschichte", Leipzig 1839, Tafel VII, Fig. XII.

Der Fötus entwickele sich so zwar im mütterlichen Körper, jedoch aufgrund seiner ihm eigentümlichen Lebenskraft:

> Es ist ausgemacht, dass der Embryo im mütterlichen Leibe sein eignes Leben lebt, seine eigenthümliche Erregung und seinen eignen Nahrungsprocess hat, und dass überhaupt alle Lebensverrichtungen, ohne sich nach denen der Mutter zu richten, in demselben von Statten gehen.[277]

---

277 Jörg, „Versuche und Beyträge geburtshülflichen Inhalts", Leipzig 1806, S. 90.

Jörg stützte diese Annahme durch die Tatsache, dass keine Anastomosen zwischen mütterlichem und kindlichem Körper nachgewiesen werden konnten, der Fötus die dargebotenen Nährstoffe also aktiv aufnehmen und verarbeiten müsse. Aufgrund der Fähigkeit zur eigenständigen Nahrungsaufnahme verglich Jörg das Leben des Fötus bereits in der frühen Schwangerschaft im Sinne des Stufenmodells mit einem animalen Zustand.[278]

Im Laufe des dritten Schwangerschaftsmonates bilde sich der Mutterkuchen aus, dem Jörg in der Folge den Hauptweg der Ernährung zusprach. Gestützt wurde dies von der Beobachtung, dass sich die Gefäße auf den Eihäuten zurückbildeten. Jörg ging zudem davon aus, dass der Fötus Nährstoffe über das Fruchtwasser, sowohl durch Verschlucken als auch durch Resorption über die Haut aufnehmen könne.[279]

Jörg beteiligte sich mit eigenständigen Untersuchungen an Fragestellungen bezüglich der intrauterinen Atmung und nahm eine solche sicher an. Zum einen hatte auch er beobachtet, dass Hühnerküken im Ei versterben, sobald die Schale luftundurchlässig gemacht wird,[280] und dass deren arterielles und venöses Blut einen farblichen Unterschied aufwies.[281] Zum anderen hatte er Obduktionen an plötzlich intrauterin verstorbenen Kindern durchgeführt und an diesen Zeichen der Erstickung gefunden.[282] Jörg stützte diese Annahme zusätzlich durch praktische Beobachtungen am Geburtsbett: Auch er hatte wie Girtanner die Erfahrung gemacht, dass der Fötus verstirbt, sobald die Zirkulation im Nabelstrang unterbunden wird und ging wie dieser von einem Tod durch Sauerstoffmangel aus. Jörg sah die Versorgung mit Sauerstoff über den gleichen Weg gegeben wie die Ernährung, nämlich zunächst über die Eihäute, später über die Plazenta:

Der Fruchtkuchen dient daher dem ganzen Eye als Sanguificationsorgan, in welchem nicht allein die Blutbereitung zuerst beginnt, sondern wo auch das Blut für

---

278 Vgl. ebd., S. 91 f.
279 Vgl. Jörg, „Die Zurechnungsfähigkeit der Schwangern und Gebärenden", Leipzig 1837, S. 141.
280 Vgl. Jörg, „Schriften zur Beförderung der Kenntniß des menschlichen Weibes", 2. Teil, Leipzig 1818, S. 251. Vgl. ders., „Die Zeugung des Menschen", Leipzig 1815, S. 258.
281 Vgl. Jörg, „Die Zeugung des Menschen", Leipzig 1815, S. 247.
282 Vgl. ebd., S. 274.

die sämmtlichen Eyorgane und für den Fötus immer von Neuem ersetzt, d.h. mit Chylus und Oxygen versorgt wird.[283]

Abgesehen davon, dass der Fötus über eine ihm eigentümliche Lebenskraft verfüge und sich mittels dieser durch seine eigenen Organe entwickele und erhalte, ließen sich laut Jörg an dem Fötus keine Äußerungen eines selbstständigen Organismus vermerken. Als zentral benannte er die Tatsache, dass sich der Fötus kaum bewegen könne, wobei sich dies nicht primär aufgrund seiner eingeschränkten räumlichen Möglichkeiten, sondern vor allem durch dessen mangelndes körperliches Vermögen erkläre: Er wies darauf hin, dass sich nicht einmal ein neugeborenes Kind aktiv von der Stelle bewegen könne. Jörg interpretierte dementsprechend die kindlichen Bewegungen im Mutterleib als Resultat der mütterlichen Bewegungen:

> Die activen Bewegungen des Fötus werden daher wahrscheinlich nur durch die Veränderungen in den Stellungen und Lagen der Schwangern verursacht, indem diese in den Muskeln der Gliedmaassen, des Kopfes, Halses oder des Rumpfes jenes Reaction hervorrufen.[284]

Auch Sinnesfunktionen nahm Jörg im Fötus kaum an: Da er intrauterin nicht mit Licht in Berührung kommen kann, könne er nicht sehen, da keine Geräusche oder Gerüche durch das Fruchtwasser gelangen, könne er nicht hören oder riechen.[285] Lediglich ein geringes Vermögen zum Schmecken von Fruchtwasser sprach Jörg dem Fötus zu, da dieses nachweislich in dessen Mundraum gelange. Jörg schreibt:

> wenigstens möglich ist es dagegen, daß der Fötus im Eye auf eine sehr unbedeutende Art und wie ein Schlafender schmeckt [...] und daß er ebenfalls, aber auf eine sehr dunkle Weise, fühlt.[286]

---

283 Jörg, „Der Mensch", Leipzig 1829, S. 26. Vgl. ders., „Die Zurechnungsfähigkeit der Schwangern und Gebärenden", Leipzig 1837, S. 121, § 82 und S. 130, und ders., „Ueber das physiologische und pathologische Leben des Weibes", 1. Teil, Leipzig 1820, S. 75, § 93.
284 Jörg, „Die Zurechnungsfähigkeit der Schwangern und Gebärenden", Leipzig 1837, S. 140.
285 Vgl. ebd., S. 133, § 89.
286 Jörg, „Der Mensch", Leipzig 1829, S. 35. Vgl. ebd., S. 53. Vgl. ders., „Die Zurechnungsfähigkeit der Schwangern und Gebärenden", Leipzig 1837, S. 134 und S. 137, § 91. Vgl. ders., „Schriften zur Beförderung der Kenntniß des menschlichen Weibes", 2. Teil, Leipzig 1818, S. 198 f.

Dementsprechend werde auch bei einer vollständigen Ausbildung des Gehirnes als Sitz jeglicher Sinnesfunktionen „das Nervensystem sehr wenig in Anspruch genommen."[287] Da ein ungeborenes Kind seines Nervensystems nicht bedürfe, könne es auch gänzlich ohne Gehirn, wie es sich im Rahmen einiger Missbildungen wie zum Beispiel dem Hydrocephalus beobachten lasse, analog eines regelrecht entwickelten Kindes ohne jegliche Einschränkung leben und wachsen.[288] Aus dieser Tatsache schloss Jörg: „Wahrlich, wer ohne Gehirn leben kann, muß ein sehr niederes Leben führen!"[289]

Seinen Vermutungen bezüglich einer eventuellen Seelentätigkeit des Fötus legte Jörg die Reiz-Theorie zugrunde. Entsprechend der damaligen Auffassung nahm auch Jörg das Gehirn beziehungsweise den Liquor als *medium uniens* und damit als Seelenorgan und Sitz aller höheren geistigen Funktionen an.[290] Dabei waren Seele und Körper für Jörg, wie oben dargestellt, eng miteinander verbunden: Ein Seelenleben ohne funktionierendes menschliches Gehirn sei nicht möglich. Aufgrund der intrauterin kaum vernehmbaren Sinneseindrücke lasse sich in dem fötalen Gehirn keinerlei Tätigkeit annehmen. Erst nach der Geburt werde das Gehirn durch Umweltreize angeregt und beginne mit der Aufnahme seiner Funktion:

> Das Seelenorgan im Menschen und im Thiere kann nur erst durch die Reize der Außenwelt, die auf die Sinneswerkzeuge einwirken, zu seinen Verrichtungen aufgeregt werden.[291]

Dabei sei es vor allem das über die Augen wahrgenommene Licht, das auf das kindliche Gehirn anregend einwirke.[292] Der Fötus verfüge mit einem voll ausgebildeten Gehirn zwar über die Basis und das Potenzial zu einer Seelentätigkeit, jedoch könne selbige prae partum nicht vorhanden sein. Erst durch Umweltinteraktionen, vor allem visuelle, aber auch akustische Reize, werde das Gehirn zur Aufnahme seiner geistigen Funktionen angeregt, auf

---

287 Jörg, „Der Mensch", Leipzig 1829, S. 34, § 23.
288 Vgl. Jörg, „Die Zurechnungsfähigkeit der Schwangern und Gebärenden", Leipzig 1837, S. 135.
289 Jörg, „Der Mensch", Leipzig 1829, S. 35.
290 Vgl. ebd., S. 105, § 66.
291 Ebd., S. 51, § 32.
292 Vgl. ebd., S. 84, § 52. Vgl. Jörg, „Schriften zur Beförderung der Kenntniß des menschlichen Weibes", 2. Teil, Leipzig 1818, S. 197 f.

deren Grundlage sich eine empfindende, denkende, fühlende und letztlich menschliche Seele ausbilden könne.[293] Ein funktionierendes Gehirn und davon abhängig eine Seele sei jedoch das, was entsprechend des Stufenmodelles den Menschen über das Tier erhebe und ihn damit als Menschen definiere. Dem Fötus könne diese Bezeichnung daher nicht zukommen:

> Wer möchte es nun wagen, ein auf einer so niedern Stufe der Organisation stehendes Thier, eine lebendige Blase, deren äussere Gebilde aller Nervensubstanz entbehren und deren innerer Sprössling nicht selbstständig lebt, sondern durch die äussern, pflanzenähnlichen Eiwerkzeuge unterhalten wird, für einen Menschen zu erklären?[294]

Das Kind führe intrauterin „nur das einfache und beschränkte Leben eines Wasserwurmes."[295]

Nach etwa vierzig Schwangerschaftswochen erreiche der Fötus seine Reife, welche Jörg durch die vollendete Ausbildung der kindlichen Organe und das damit einhergehende Vermögen, außerhalb des mütterlichen Körpers leben zu können, definierte.[296] Als Konsequenz der kindlichen Reife nahm Jörg einen Vorgang an, der an die Ansichten Schweighäusers und

---

293 Jörg folgte dabei den Ansichten seines Lehrers Boër. Dieser sah gemäß der Brown'schen Reiztheorie Körperfunktionen, wie zum Beispiel Atmung und Verdauung, als Reaktion auf einen dargebotenen Reiz an; so reize die Luft die Lungen zur Atmung, das Essen den Darm zur Verdauung. Auch die menschliche Individualität begründete Boër durch unterschiedliche Umweltreize, die auf den Menschen eingewirkt und ihn damit gestaltet hätten. Vgl. Lukas Johann Boër, „Abhandlungen und Versuche geburtshilflichen Inhalts", 1. Teil, Wien 1791, S. 104. Da das Kind vorgeburtlich keine Reize empfangen kann, könne sich auch keine menschliche Individualität ausbilden; vermutlich kam Boër dadurch zu dem Schluss, dass das Kind im Mutterleib „noch nicht recht zu leben angefangen hat." Vgl. Lukas Johann Boër, „Natürliche Geburtshülfe, und Behandlung der Schwangern, Wöchnerinnen, und neugebornen Kinder. Nach Versuchen und Beobachtungen an der öffentlichen Entbindungsschule in Wien. In sieben Büchern", 1. Bd., 3. Auflage, Wien, 1817, S. 187.
294 Jörg, „Die Zurechnungsfähigkeit der Schwangern und Gebärenden", Leipzig 1837, S. 142, § 94. Vgl. dazu auch die Einleitung, S. IX.
295 Ebd., S. 126. Vgl. auch ebd., S. 139, § 93.
296 Vgl. Jörg, „Systematisches Handbuch der Geburtshülfe", Leipzig 1807, S. 17, § 21. Vgl. ebd., S. 15, § 17. Vgl. ders., „Ueber das physiologische und pathologische Leben des Weibes", 1. Teil, Leipzig 1820, S. 83, § 102. Vgl. ders., „Die Zeugung des Menschen", Leipzig 1815, S. 215, § 137.

Burdachs erinnert: Er schrieb, dass die Eihäute, die Nabelschnur und der Mutterkuchen zu welken beginnen. Jörg näherte sich der Erläuterung der zugrunde liegenden Ursache jedoch primär von einem philosophischen Standpunkt und führte an, dass sich das Leben des Fötus mehr auf diesen selbst konzentriere, die fötalen Organe in der Folge mehr von diesem abhingen als umgekehrt:

> Je mehr sich aber der Fötus seiner Vollkommenheit nähert, um so weniger sorgt er für die äussern Urorgane, daher sterben diese nach und nach in der Maasse ab, in welcher die innern analogen Werkzeuge ihre Vollkommenheit erreichen.[297]

Einen physiologischen Hintergrund im Sinne zum Beispiel eines veränderten Blutstroms, wie von Schweighäuser und Burdach aufgegriffen, beschrieb Jörg nicht. Er führte zusätzlich den Gedanken an, dass die fötalen Organe auch einem natürlichen Alterungsprozess unterworfen seien, was diesen Vorgang unterstütze.[298] In der Konsequenz komme es zunehmend zu einer Entfremdung von Mutter und Fötus:

> Durch dieses Abwelken der Fötalplacenta wird das Ey im Uterus eben so locker in seiner Verbindung mit diesem, wie der reife Apfel locker am Stamme anhängt.[299]

Dieser Einschnitt in die zuvor friedliche Koexistenz der beiden parallel verlaufenden Prozesse von Ausbildung der Gebärmutter und Entwicklung des Fötus bedinge zwei physiologische Resultate, welche in der Gemeinschaft die Geburt veranlassen: Zum einen sammele sich die der Gebärmutter eigentümliche Irritabilität, die nicht mehr auf den Fötus übertragen werden könne, in jener an und mache sie Reizen gegenüber empfindlicher, zum anderen werde der Fötus zu einem Fremdkörper, welcher einen Reiz auf die Gebärmutter ausübe.[300] Diese, welche zeitgleich ihren Entwicklungsprozess

---

297 Jörg, „Ueber das physiologische und pathologische Leben des Weibes", 1. Teil, Leipzig 1820, S. 83, § 102.
298 Vgl. ebd., S. 108, § 132 und S. 116, § 140. Vgl. Johann Christian Gottfried Jörg, „Lehrbuch der Hebammenkunst", 2. Auflage, Leipzig 1820, S. 91, § 133. Vgl. ders., „Der Mensch", Leipzig 1829, S. 21 und S. 41, § 27. Vgl. ders., „Die Zeugung des Menschen", Leipzig 1815, S. 216.
299 Jörg, „Ueber das physiologische und pathologische Leben des Weibes", 1. Teil, Leipzig 1820, S. 84.
300 Vgl. ebd., S. 84 und S. 108, § 132 und S. 120, § 143. Vgl. Jörg, „Der Mensch", Leipzig 1829, S. 41, § 27. Vgl. ebd., S. 56. Siehe auch Jörgs Aufsatz „Ueber Schwangerschaft, Geburt und Wochenbette in physiologischer Hinsicht, mit

abgeschlossen habe, reagiere auf diesen neu dargebrachten Reiz mit Kontraktionen, wie bekannterweise ein jeder Muskel auf einen Reiz mit Kontraktionen reagiere und wie es Reil in seinen galvanischen Experimenten auch für die schwangere Gebärmutter nachgewiesen hatte.[301] Die Periodizität der Kontraktionen erinnere dabei auch an die Peristaltik des Darmes, was dem Wesen der Gebärmutter als darmartigem Organ entspreche.[302] Er nahm an, dass durch die Kontraktionen die bereits gealterten Organe des Fötus, Plazenta, Nabelschnur und Eihäute, gänzlich abgedrückt würden und abstürben; dem vorangegangen war die Beobachtung, dass nach einer langen im Gegensatz zu einer schnell verlaufenden Geburt die Plazenta signifikant blau und grünlich statt rötlich erscheine:

> In der letzten Periode der Schwangerschaft welkten diese Theile, in der Geburt sollen sie allmählig absterben und in Fäulniss übergehen.[303]

Das Absterben dieser Organe bereite den Fötus zudem auf das Leben nach der Geburt vor: Der nun ganz aufgehobene Stoffaustausch lasse ihn in einen sauerstoffarmen Zustand eintreten, was ein Bedürfnis nach Sauerstoff wecke und post partum die ersten Atembemühungen fördere.[304]

Auch Frühgeburten erklären sich durch ein aufgehobenes Verhältnis zwischen Mutter und Kind: Löst sich zum Beispiel die Plazenta oder verstirbt der Fötus, so werde dieser bereits vor dem Ablauf von vierzig Schwangerschaftswochen zum Fremdkörper und die Gebärmutter dadurch zu

---

besonderer Beziehung auf den Aufsatz: ‚Über das polarische Auseinanderweichen der ursprünglichen Naturkräfte in der Gebärmutter zur Zeit der Schwangerschaft und deren Umtauschung zur Zeit der Geburt' in dem Archive für die Physiologie von den Professoren Reil und Authenrieth, 7. Bds., 3tes St., S. 402", in: Journal der Erfindungen, Theorien und Widersprüche in der Natur- und Arzneiwissenschaft, Nr. 43, Gotha 1809, S. 5–55, S. 33.

301 Vgl. Jörg, „Ueber das physiologische und pathologische Leben des Weibes", 1. Teil, Leipzig 1820, S. 120, § 143.
302 Vgl. ebd., S. 112, § 136.
303 Ebd., S. 116, § 140. Vgl. Jörg, „Die Zeugung des Menschen", Leipzig 1815, S. 220, § 140.
304 Vgl. Jörg, „Ueber das physiologische und pathologische Leben des Weibes", 1. Teil, Leipzig 1820, S. 117 f. Vgl. Jörg, „Der Mensch", Leipzig 1829, S. 61, § 38.

Kontraktionen angeregt.³⁰⁵ Spätgeburten nahm Jörg hingegen als wenig wahrscheinlich an und schrieb diese in der überwiegenden Zahl der Fälle einem Fehler der Schwangeren zu, so zum Beispiel der falschen Angabe der letzten Menstruation. Er führte jedoch auch den Gedanken an, dass eine Wehenschwäche einer verspäteten Geburt zugrunde liegen könnte; so könnten sich die Wehen zwar zum rechten Zeitpunkt einstellen, vermöchten das Kind jedoch erst im Verlauf mehrerer Tage auszutreiben.³⁰⁶

Auch wenn der Moment der Geburt durch die Reife des Fötus bedingt wird, so habe dieser den Ansichten Jörgs nach an dem eigentlichen Prozess keinerlei Anteil, und der Vollzug der Geburt obliege allein der Gebärmutter. Jörg erinnerte auch in diesem Zusammenhang erneut daran, dass nicht einmal ein neugeborenes Kind sich fortbewegen könne; dass der Fötus sich zu seiner Geburt einstellen und sich an dieser aktiv beteiligen soll, hielt Jörg daher für nicht wahrscheinlich.³⁰⁷ Dementsprechend beschrieb er diesen unter der Geburt als gänzlich passiv.³⁰⁸

Durch den Geburtsakt trenne sich der Fötus von seinen Organen, die an die Wurzeln einer Pflanze erinnern, von den Eihäuten, der Nabelschnur und der Plazenta und muss sich seiner menschlichen Organe bedienen, nämlich Luft durch die Lungen aufnehmen und Nahrung mittels seiner Verdauungsorgane verarbeiten. Zudem ergeben sich erst nach der Geburt die nötigen Bedingungen, auf deren Grundlage sich eine menschliche Seele ausbilden kann. Es ist für Jörg dementsprechend das Ereignis der Geburt,

---

305 Vgl. Jörg, „Systematisches Handbuch der Geburtshülfe", Leipzig 1807, S. 118, § 142. Vgl. ders., „Der Mensch", Leipzig 1829, S. 48, § 31. Zur Frühgeburt siehe auch Johann Christian Gottfried Jörg, „Handbuch der speciellen Therapie für Aerzte am Geburtsbette", Leipzig 1835, S. 39–116, in welchem er ausführlich zunächst die dynamischen, dann die mechanischen Ursachen des frühzeitig aufgehobenen Verhältnisses zwischen Mutter und Kind beschrieb und Behandlungsansätze aufzeigte.
306 Vgl. Jörg, „Ueber das physiologische und pathologische Leben des Weibes", 1. Teil, Leipzig 1820, S. 56, § 69 und S. 201, § 213. Vgl. ders., „Handbuch der speciellen Therapie für Aerzte am Geburtsbette", Leipzig 1835, S. 116–120.
307 Vgl. dazu Jörg, „Der Mensch", Leipzig 1829, S. 32, § 22 und S. 88, § 54.
308 Vgl. Jörg, „Ueber das physiologische und pathologische Leben des Weibes", 1. Teil, Leipzig 1820, S. 124, § 147 ff.

durch welche „der Fötus aber zum Kinde erhoben wird."[309] Erst durch die Geburt werde der Fötus zum Menschen. Trotzdem bleibe eine gewisse Abhängigkeit von der Mutter auch über die Geburt hinaus erhalten,

> denn jedes Neugeborene ist unvermögend, sich von der Stelle zu rücken, worauf es gelegt ist, die Brüste der Mutter zu suchen, sich selbst von seinem Unrathe zu reinigen u.d.g. Selbstständig leben kann daher, wenn es von einem neugeborenen Kinde gesagt wird, nicht mehr bedeuten, als ohne die äussern Eiorgane leben zu können.[310]

Dies zeigt sich zudem durch die beschränkte Fähigkeit zur Nahrungsaufnahme: Da das neugeborene Kind in den ersten Lebensmonaten Nahrungsmittel nur schwerlich verarbeiten könne, werde es weiterhin von mütterlichen „Säften" genährt, nämlich gestillt.[311]

6.2.3 Rezeption durch andere Geburtshelfer: Adam Elias von Siebold, Hermann Franz Carl Joseph Naegele und Hermann Friedrich Kilian

Wie bereits zuvor erwähnt, war die Theorie einer Reizung der Gebärmutter durch das ungeborene Kind als auslösendes Moment der Geburt zu Beginn des 19. Jahrhunderts vor dem Hintergrund der Brown'schen Reiztheorie und umfassenden physiologischen Untersuchungen zur Irritabilität eine durchaus geläufige, wenn sich auch die Begründungen, warum das Kind auf die Gebärmutter reizend wirke, in den Details unterschieden. Zwei weitere Geburtshelfer, die ebenso wie Johann Christian Gottfried Jörg für den Geburtsakt eine Auflösung des dynamischen Verhältnisses zwischen Mutter und Kind als für die Reizung ursächlich annahmen, waren Adam Elias von Siebold und Hermann Franz Carl Joseph Naegele. Auch Hermann Friedrich Kilian ging davon aus, dass das aufgehobene Verhältnis von Mutter und

---

309 Jörg, „Die Zurechnungsfähigkeit der Schwangern und Gebärenden", Leipzig 1837, S. 258. Vgl. ebd., S. 126 und S. 3, § 1. Vgl. ders., „Belehrungen", 4. Auflage, Leipzig 1842, S. 65.
310 Jörg, „Die Zurechnungsfähigkeit der Schwangern und Gebärenden", Leipzig 1837, S. 283, § 166. Vgl. ders., „Der Mensch", Leipzig 1829, S. 95, § 60. Vgl. ders., „Die Zeugung des Menschen", Leipzig 1815, S. 224, § 142.
311 Vgl. Jörg, „Der Mensch", Leipzig 1829, S. 74, § 46. Vgl. ders., „Systematisches Handbuch der Geburtshülfe", Leipzig 1807, S. 76.

Kind die Geburt vorbereite, nahm jedoch die Eröffnung des Muttermundes als für die Wehen ursächlich an.

Diese drei Vertreter beziehen sich in ihren Ausführungen und Begründungen zum Teil direkt auf die Schriften Jörgs. Doch, so erschien es bei der Durchsicht ihrer Schriften, legten sie bei ihren Forschungen kein sehr großes Interesse auf die just für diese Arbeit interessanten Fragestellungen, weshalb ihre oftmals nur kurz erwähnten Ansichten an dieser Stelle im Zusammenhang mit Jörg dargestellt werden sollen.

a) Adam Elias von Siebold (1775–1828)

Der jüngste Sohn des Würzburger Hochschullehrers Carl Caspar von Siebold[312] studierte ab dem Jahr 1795 zunächst in Jena, ab dem Jahr 1797 an der Alma Mater in Göttingen, wo er mit den Lehren Friedrich Benjamin Osianders in Berührung kam. Nach einem kurzen Aufenthalt bei Georg Wilhelm Stein d. Ä. in Marburg übernahm von Siebold ab dem Jahr 1798 in Würzburg den praktischen Hebammenunterricht im Gebärhaus seines Vaters. Nach seiner Habilitation unterrichtete er Geburtshilfe zunächst als Privatdozent der Universität Würzburg und wurde im Jahr 1799 außerordentlicher Professor. Im Jahr 1800 trat von Siebold eine Reise nach Wien an, um dort durch Boër eine Weiterbildung zu erfahren und sich mit der dortigen Gebäranstalt vertraut zu machen. Zurück in Würzburg leitete von Siebold den Bau eines neuen Gebärhauses, welches sich nach der Eröffnung im Jahr 1805 eines guten Rufs erfreute. Im Jahr 1816 folgte er dem Ruf nach Berlin, wo er im Jahr 1817 die Universitätsfrauenklinik eröffnete und bis zu seinem Tod im Jahr 1828 als deren Direktor wirkte. In seiner praktischen Haltung als Geburtshelfer bemühte sich von Siebold um eine Mittelstellung zwischen den beiden entgegengesetzten Schulen seiner ehemaligen Lehrer Boër und Osiander.[313]

---

312 Carl Caspar von Siebold (1736–1807) war Professor für Anatomie, Chirurgie und Geburtshilfe an der Universität Würzburg. Er unterrichtete unter anderem Lucas Johann Boër und Johann Friedrich Meckel den Jüngeren. Vgl. dazu Werner E. Gerabek: „Carl Caspar Siebold", in: „Neue Deutsche Biographie", 24. Bd. (2010), S. 326–327, [Online-Ressource].

313 Vgl. Werner E. Gerabek: „Adam Elias von Siebold", in: „Enzyklopädie der Medizingeschichte", hg. von Gerabek, Haage, Keil, Wegner, Berlin 2005, S. 1327–1328; Franz von Winckel: „Adam Elias von Siebold", in: „Allgemeine

Ebenso wie Jörg schrieb auch von Siebold vor dem Hintergrund einer vitalistischen Grundansicht von einem Einfluss der männlichen Lebenskraft auf die weiblichen Geschlechtsorgane mittels der Befruchtung.[314] Von Siebold hatte selbst die Beobachtung machen können, dass die Gebärmutter während der Schwangerschaft an Masse zunehme und deren Wände dicker würden.[315] Er erklärte einen erhöhten Grad von Vitalität und Lebenskraft als verantwortlich für diesen aktiven Entwicklungsprozess und nahm an, dass es sich bei diesem vornehmlich um die Ausbildung von Muskelfasern handele. Bei seiner Argumentation für einen muskulösen Aufbau des Gebärorgans verwies er vor allem auf die angeführten Studien Meckels und Calzas; von Siebold selbst schien vornehmlich aufgrund makroskopischer Untersuchungen und praktischer Erfahrungen am Geburtsbett zu selbigem Schluss gekommen zu sein.[316] Von Siebold ging davon aus, dass die Gebärmutter allein die Geburt vollziehe und Hilfskräfte, wie zum Beispiel die Bauchpresse, dazu nur peripher beitrügen.[317]

Als der Entstehung des menschlichen Lebens im Mutterleib zugrunde liegend ging auch von Siebold – ebenso wie Osiander und Jörg – von einem epigenetischen Modell aus. Zu dieser Ansicht gelangte er durch die Rezeption entsprechender Werke, die sich mit der Entstehung des Fötus im Mutterleib befassten, so zum Beispiel die Schriften Hunters, Soemmerrings und Jörgs, sowie durch eigenständige makroskopische Vergleiche von menschlichen Föten zu unterschiedlichen Zeitpunkten der Schwangerschaft. Er nutzte dafür die vorliegende Präparatesammlung des anatomischen Theaters in Würzburg und bemühte sich um die Zusammenstellung einer eigenen.[318]

Deutsche Biographie", 34. Bd. (1892), S. 183–184, [Online-Ressource]; Johann Gottlob Bernstein, „Adam Elias von Siebolds Biographie", Leipzig 1822.
314 Vgl. Adam Elias von Siebold, „Handbuch zur Erkenntniß und Heilung der Frauenzimmerkrankheiten", 1. Bd., 2. Auflage, Frankfurt am Main 1821, S. 54 und S. 58, § 46. Vgl. ders., „Lehrbuch der theoretischen Entbindungskunde zu seinen Vorlesungen für Aerzte, Wundärzte und Geburtshelfer entworfen", 3. Auflage, Nürnberg 1812, S. 169, § 217 und S. 295, § 417.
315 Vgl. von Siebold, „Handbuch", 1. Bd., 2. Auflage, Frankfurt am Main 1821, S. 64, § 52.
316 Vgl. ebd., S. 85, § 70.
317 Vgl. ebd., S. 84, § 69.
318 Vgl. Adam Elias von Siebold, „Lehrbuch der theoretischen Entbindungskunde", 3. Auflage, Nürnberg 1812, S. XIV.

Wie genau das menschliche Leben seinen Anfang nehme, griff von Siebold nicht auf und führte diesbezüglich auch keinerlei Hypothesen an. Er nahm als praktischer Geburtshelfer von Untersuchungen dazu Abstand und verwies auf Schriften der Physiologie:

> Wie die Zeugung geschehe, oder die erste Belebung eines organischen Wesens entstehe, ist zur Zeit noch nicht entschieden. Die Untersuchungen darüber sind kein Gegenstand der theoretischen Entbindungskunde, sondern der Physiologie.[319]

Siebold nahm jedoch an, dass das Ei durch die Befruchtung mit dem männlichen Samen seine Lebenskraft empfange und sich durch diese entwickele und gestalte. Von Siebold sah dabei wie sein Lehrer Osiander den Fötus von der Konzeption an als ein eigenständiges Individuum an. Zwar biete die Mutter diesem die Grundlage, auf welcher eine somatische Gestaltung möglich sei, jedoch erfolge diese allein durch die dem Kind zugehörige Kraft. Es

> kann nicht angenommen werden, daß irgend eine weitere Bildung an demselben durch einen Ansatz mittelst eines Niederschlages aus einem von der Gebärmutter abgesonderten Safte geschehe: seine ganze Bildung ist nun eine fortwährende Entwicklung aus sich selbst.[320]

Dabei führte auch von Siebold das Argument an, dass Anastomosen zwischen dem mütterlichen und dem fötalen Blutkreislauf nicht nachgewiesen werden konnten. Zudem ernähre sich der Fötus mittels seiner eigenen Organe, in der frühen Schwangerschaft über die beschriebenen Gefäße auf den Eihäuten, die von Siebold selbst bei Präparationen hat darstellen können, sowie unterstützend durch das Fruchtwasser,[321] später maßgeblich über die Plazenta.[322] Auch der Zufluss der ernährenden mütterlichen Säfte zu der Gebärmutter werde durch den Fötus bewirkt; von Siebold beschrieb analog zu Osiander und Jörg, dass der Reiz des befruchteten Eies auf die

---

319 Ebd., S. 164, § 206. Vgl. Adam Elias von Siebold, „Lehrbuch der theoretisch-praktischen Entbindungskunde", 2. Bd., 4. Auflage, Nürnberg 1824, S. 177, § 204.
320 Von Siebold, „Handbuch", 1. Bd., 2. Auflage, Frankfurt am Main 1821, S. 76, § 62.
321 Vgl. ebd., S. 212, § 283.
322 Vgl. von Siebold, „Lehrbuch der theoretischen Entbindungskunde", 3. Auflage, Nürnberg 1812, S. 186, § 244.

Gebärmutter diesen bewirke.³²³ Später hingegen treten der Fötus und die Gebärmutter vermittels der Eihäute in ein enges wechselseitiges Verhältnis, wodurch sich eine gewisse Reizadaption zu ergeben schien. Siebold erwähnte peripher die Möglichkeit einer intrauterinen Respiration über die Plazenta, schien sich selbst jedoch nicht intensiv mit diesem Streitpunkt auseinandergesetzt zu haben.³²⁴

Ebenso wie Jörg schränkte auch von Siebold das Vermögen des Fötus ein. Dieser verfüge zwar unzweifelhaft über ein animales Leben, welches sich durch eigenständige Bewegungen und Reaktionen auf äußerlich dargebrachte Reize äußere, aber das

> sensible System ruhet in dem Foetus während der Schwangerschaft im tiefen Schlafe, ohne Eindrücke von außen zu empfangen, bis derselbe geboren ist.³²⁵

Das sensible System, welches von von Siebold als das Vermögen zur Verarbeitung von Sinneseindrücken und die damit einhergehende Entwicklung von geistigen Tätigkeiten definierte, bilde sich erst nach der Geburt durch Interaktionen mit der Umwelt aus. Da Albrecht von Haller die Sensibilität dem Bereich des Seelischen zugeschrieben hatte, lässt sich an dieser Stelle nur erahnen, dass von Siebold wie auch Jörg und Boër von einer Ausbildung der menschlichen Seele erst nach der Geburt durch Umwelteindrücke ausgehen könnte. Doch dies bleibt hypothetisch; von Siebold selbst widmete sich keiner Diskussion einer kindlichen Seelentätigkeit. Unabhängig davon jedoch – und hier unterscheiden sich die Ansichten von denen Jörgs – bezeichnete von Siebold mehrfach das Leben im Mutterleib als „Theil des menschlichen Lebens" und wies eine Abwertung dessen zurück.³²⁶

Auch von Siebold gab die Reife des Kindes als die Geburt bestimmend an und definierte diese durch eine vollendete Entwicklung der Organe und einen damit einhergehenden Grad an Selbstständigkeit, welchen den Fötus

---

323 Vgl. ebd. Vgl. von Siebold, „Handbuch", 1. Bd., 2. Auflage, Frankfurt am Main 1821, S. 62, § 50.
324 Vgl. von Siebold, „Lehrbuch der theoretischen Entbindungskunde", 3. Auflage, Nürnberg 1812, S. 194, § 255.
325 Von Siebold, „Handbuch", 1. Bd., 2. Auflage, Frankfurt am Main 1821, S. 79, § 64.
326 Vgl. ebd., S. 81, § 66. Vgl. von Siebold, „Lehrbuch der theoretischen Entbindungskunde", 3. Auflage, Nürnberg 1812, S. 260, § 357.

zu einem Leben unabhängig vom mütterlichen Körper befähige.[327] In seinen Ausführungen bezüglich des physiologischen Resultates dieser Reife und der nächsten Ursache des Geburtseintritts bezog er sich zum Teil direkt auf Jörg. Von Siebold schrieb:

> Der Fötus wird nach und nach reifer, seine innern Organe bilden sich mehr aus, gewinnen an Vollständigkeit, er wird selbstständig und bedarf der äussern Ernährungswerkzeuge, der Placenta und der Eyhäute nicht mehr, er wirft sie daher ab. Das Leben concentrirt sich mehr in seinem Innern, zieht sich von den äussern Organen auf die innern zurück, und desshalb sterben dieselben nach und nach ab.[328]

Von Siebold führte zusätzlich den Gedanken an, dass das Absterben der Eihäute und der Plazenta unterstützt werde durch die begrenzte Möglichkeit zur räumlichen Ausdehnung: Haben Fötus und Gebärmutter eine gewisse Größe erreicht, so würden ihnen von Zwerchfell und Bauchwand der Mutter natürliche Grenzen gesetzt. Durch den Druck, welcher zwischen dem wachsenden Fötus und der Bauchwand auf die Gebärmutter entstehe, würde die Blutzirkulation in dieser bei weit fortgeschrittener Schwangerschaft stark eingeschränkt und die Eihäute und die Plazenta in der Folge abgedrückt.[329] Durch dieses Absterben trete der Fötus aus dem engen wechselseitigen Verhältnis zu seiner Mutter aus und werde zum Fremdkörper. Von Siebold schrieb über den Eintritt der Geburt:

> das bis jetzt identische Leben des Eyes und der Gebärmutter zerfällt wieder in zwei verschiedene Individualitäten. Der Moment, wo dies geschieht, ist derjenige, welcher beide Epochen scheidet, die Schwangerschaft beschließt und die Geburtszeit hervorruft.[330]

---

327 Vgl. Von Siebold, „Handbuch", 1. Bd., 2. Auflage, Frankfurt am Main 1821, S. 81, § 66.
328 Von Siebold, „Lehrbuch der theoretisch-praktischen Entbindungskunde", 2. Bd., 4. Auflage, Nürnberg 1824, S. 294.
329 Vgl. ebd., S. 293, § 348. Vgl. auch von Siebold, „Handbuch", 1. Bd., 2. Auflage, Frankfurt am Main 1821, S. 72, § 59; hier spricht er ebenfalls davon, dass „die Gebärmutter die äußerste Gränze für ihre Ausdehnung erreicht" habe.
330 Von Siebold, „Handbuch", 1. Bd., 2. Auflage, Frankfurt am Main 1821, S. 82. Vgl. ders., „Lehrbuch der theoretischen Entbindungskunde", 3. Auflage, Nürnberg 1812, S. 261, § 359 und ders., „Lehrbuch der theoretisch-praktischen Entbindungskunde", 2. Bd., 4. Auflage, Nürnberg 1824, S. 185, § 216.

Durch diesen Vorgang staue sich die Irritabilität der Gebärmutter, welche nicht mehr auf den Fötus übertragen werden könne, in selbiger an und mache sie Reizen gegenüber empfindlich. Dieser Reiz werde nun durch den Fötus gegeben:

> Das Ey, welches der Gebärmutter fremd geworden ist, vertritt die Stelle des Reitzes, der ihre exaltirte Erregbarkeit zur Austreibung in Thätigkeit setzt.[331]

Der Fötus reize die Muskulatur in der Gebärmutter zu Kontraktionen, habe jedoch auf den weiteren Geburtsverlauf keinerlei Einfluss: Die Geburt obliege allein den Kräften der Gebärmutter. Es bleibt jedoch daran zu erinnern, dass der Fötus nicht nur die für die Geburt notwendigen Veränderungen der Gebärmutter während der Schwangerschaft unterstützt hat, sondern vor allem, dass es dessen Reife und Größe sind, welche das auslösende Moment der Geburtstätigkeit darstellen.

b) *Hermann Franz Carl Joseph Naegele (1777–1851)*

Naegele ließ sich nach seiner Promotion im Jahr 1800 in Barmen und Beyenburg als praktischer Arzt nieder, wo er sich vorzugsweise mit dem Fach der Geburtshilfe beschäftigte und angehenden Chirurgen und Hebammen Unterricht erteilte. Im Jahr 1807 folgte er dem Ruf zum außerordentlichen Professor der Medizin für die Fächer der Physiologie und Pathologie nach Heidelberg. Im Jahr 1810 wurde er dort ordentlicher Professor der Geburtshilfe und übernahm noch im selben Jahr die Leitung der Heidelberger Gebäranstalt, welcher er bis zu seinem Tod treu blieb. Naegele lehnte unter anderem das an ihn herangetragene Angebot der Nachfolge Adam Elias von Siebolds an die Universität zu Berlin ab. In seiner Haltung am Geburtsbett war auch Naegele eher zurückhaltend und sah von einem zu schnellen Eingreifen in den natürlichen Geburtsverlauf ab. Seine praktische Tätigkeit in der Gebäranstalt gab ihm ausreichend Gelegenheit, den Geburtsverlauf zu studieren; wichtige Beobachtungen zum Geburtsmechanismus gehen auf Naegele zurück. Sein Werk „Ueber den Mechanismus der Geburt" aus dem Jahr 1819 gilt als seine bedeutendste Schrift. Zudem machte er sich um

---

331 Von Siebold, „Lehrbuch der theoretisch-praktischen Entbindungskunde", 2. Bd., 4. Auflage, Nürnberg 1824, S. 306, § 369. Vgl. ders., „Lehrbuch der theoretischen Entbindungskunde", 3. Auflage, Nürnberg 1812, S. 261, § 360.

eine nähere Beschreibung diverser Beckenanomalien verdient und beschrieb neben dem pathologisch, durch eine Grunderkrankung veränderten Becken auch das schräg verengte Becken, dem er ein eigenes Werk widmete.[332] Sein Hauptwerk „Lehrbuch der Geburtshülfe für Hebammen" galt bis zum Ende der 1860er Jahre als eines der herausragendsten Bücher des Faches.[333]

Auch Naegele beschrieb wie Osiander und von Siebold, dass das befruchtete Ei einen Reiz auf die Gebärmutter ausübe, welcher einen vermehrten Blutzustrom zu dieser veranlasse:

> Das Eichen ist anzusehen, wie ein Reiz für die Gebärmutter, durch welchen ein vermehrter Zufluß der Säfte zu derselben bewirkt und so lange unterhalten wird, als das Eichen sich in ihrer Höhle befindet.[334]

Diese Annahme schien rein deduktiver Natur zu sein, denn Naegele erklärte ebenso wenig wie von Siebold, wodurch dieser Reiz entstehe, sondern stützte seine Aussage wie Osiander mit Vergleichen zu anderen physiologischen Vorgängen: Ein Splitter im Auge, der einen Reiz ausübe und damit einen starken Tränenfluss bewirke, sei hier nur als Beispiel zu nennen.

Naegele legte diesen Reiz dem aktiven Entwicklungsprozess des Gebärorgans zugrunde. Er nahm Muskelfasern in diesem an und ging davon aus, dass sich diese in der Schwangerschaft ausbildeten.[335] Damit werden durch den Reiz des Eies die nötigen Bedingungen für die Geburt geschaffen:

---

332 Vgl. Hermann Franz Carl Joseph Naegele, „Das schräg verengte Becken nebst einem Anhange über die wichtigsten Fehler des weiblichen Beckens überhaupt", Mainz 1839.

333 Vgl. Irmtraut Sahmland: „Hermann Franz Carl Joseph Naegele", in: „Enzyklopädie der Medizingeschichte", hg. von Gerabek, Haage, Keil, Wegner, Berlin 2005, S. 1023; Stefan Büttner: „Hermann Franz Carl Joseph Naegele", in: „Neue Deutsche Biographie", 18. Bd. (1997), S. 699 f, [Online-Ressource]; Franz von Winckel: „Hermann Franz Carl Joseph Naegele", in: „Allgemeine Deutsche Biographie", 23. Bd. (1886), S. 218–219, [Online-Ressource].

334 Hermann Franz Carl Joseph Naegele, „Lehrbuch der Geburtshülfe für Hebammen", 3. Auflage, Heidelberg 1836, S. 53, § 158. Vgl. ders., „Erfahrungen und Abhandlungen aus dem Gebiethe der Krankheiten des weiblichen Geschlechts. Nebst Grundzügen einer Methodenlehre der Geburtshülfe", Mannheim 1812, S. 118.

335 Vgl. Naegele, „Lehrbuch der Geburtshülfe", 3. Auflage, Heidelberg 1836, S. 47, § 146 und S. 67.

So wie die Frucht sich entwickelt, wächst und zu ihrer Reife gelangt, so entwickelt sich auch die Gebärmutter, wird größer und geht gleichsam ihrer Reife entgegen, die darin besteht, daß sie das Vermögen enthält, die reif gewordene Frucht auszustoßen.[336]

Auch laut Naegele obliege die Geburt allein der Gebärmutter; die aktive Mithilfe der Schwangeren, wie zum Beispiel durch die Bauchpresse, unterstütze diese dabei, sei jedoch nicht obligat.[337]

Durch den Blutzustrom bilde sich außerdem die Gebärmutterschleimhaut, die Decidua, welche die Gebärmutterhöhle auskleide. Diese biete dem befruchteten Ei den Boden seiner Entwicklung; dabei verglich auch Naegele das Ei mit einem Samenkorn, welches seine Wurzeln in diese schlage.[338] Naegele definierte die Decidua als maßgeblich für die enge Verbindung zwischen Mutter und Kind:

> Das Eichen tritt also durch die hinfällige Haut in Verbindung mit der Gebärmutter, und sein Leben vereinigt sich mit dem der Gebärmutter zu einem gemeinschaftlichen Leben.[339]

Zugleich vermittle jedoch auch die Plazenta den Austausch von Nahrung[340] und Sauerstoff zwischen Mutter und Kind.[341]

Naegele empfand den Fötus aufgrund dessen Abhängigkeit von der Mutter als deren Körperteil. Er schrieb:

> Zur nähern Ansicht dieser Bedingungen [für eine normale Geburt] ist es dem Zwecke gemäß, eine Betrachtung der bey der Geburt zunächst interessirten Theile vorauszuschicken nämlich: der Gebilde des weiblichen Körpers und der Leibesfrucht (doch ist auch diese, als Theil von jenem anzusehen, so lange sie lebend im Schooße der Mutter sich befindet).[342]

Diese Ansicht erscheint nur schwer nachvollziehbar, bedenkt man, dass Naegele den Reiz des befruchteten Eies als der Schwangerschaftsphysiologie

---

336 Ebd., S. 67.
337 Vgl. ebd., S. 95, § 225 und S. 98, § 233. Vgl. auch Naegele, „Erfahrungen und Abhandlungen", Mannheim 1812, S. 49.
338 Vgl. Naegele, „Lehrbuch der Geburtshülfe", 3. Auflage, Heidelberg 1836, S. 53, § 159 und S. 55, § 162.
339 Ebd., S. 54.
340 Vgl. ebd., S. 60, § 175 und S. 66, § 185.
341 Vgl. ebd., S. 65, § 184.
342 Naegele, „Erfahrungen und Abhandlungen", Mannheim 1812, S. 55, § 19.

zugrunde liegend beschrieben hatte: Es war der Fötus, welcher die für die Schwangerschaft wesentlichen Veränderungen in der Gebärmutter initiiert hatte.

Die Abhängigkeit bleibe auch noch einige Augenblicke über die Geburt hinaus bestehen, denn nur langsam kämen im neugeborenen Kind der neue Blutkreislauf und die eigenständige Atmung zustande. Naegele schloss daraus:

> Während der Geburt und die ersten Momente nach der Geburt lebt das Kind das Leben des Ungebornen.[343]

Auch die ersten Monate nach der Geburt sei das Kind in einem hohen Grad von seiner Mutter abhängig, da es, „nachdem es den Schooß der Mutter verlassen noch bestimmt ist, sich aus deren Säften zu erhalten."[344] Nur seien es nun die Brüste, welche die ehemalige Aufgabe der Gebärmutter und die Ernährung des Kindes übernehmen.

Auch Naegele definierte wie Jörg und von Siebold die Reife des Fötus als ursächlich für die Geburt, wobei er unter Reife die abgeschlossene Ausbildung der Organe verstand.[345] Je weiter der Fötus sich seiner vollendeten Entwicklung annähere, desto stärker nehme der Austausch von Nährstoffen zwischen Mutter und Fötus über die Decidua ab.[346] Der Austausch über die Plazenta müsse jedoch den Ansichten Naegeles nach uneingeschränkt weitergehen, da der Fötus, wie zuvor erwähnt, auch direkt nach der Geburt noch auf diese angewiesen sei. An dieser Stelle kritisierte Naegele Jörg und dessen Aussage, dass die Plazenta gleich den Eihäuten am Ende der Schwangerschaft welke.[347]

Durch den verminderten Stoffaustausch über die Decidua – nun folgte Naegele erneut Jörgs Ausführungen – trete der Fötus aus dem engen wechselseitigen Verhältnis zu seiner Mutter aus. Dadurch nehme notwendigerweise

---

343 Vgl. ebd., S. 98 f.
344 Naegele, „Lehrbuch der Geburtshülfe", 3. Auflage, Heidelberg 1836, S. 50, § 154. Selbiges findet sich auch noch in der 13. Auflage, Heidelberg 1868, S. 57, § 154. Vgl. ders., „Erfahrungen und Abhandlungen", Mannheim 1812, S. 51.
345 Vgl. Naegele, „Erfahrungen und Abhandlungen", Mannheim 1812, S. 117.
346 Vgl. ebd., S. 97 und S. 118.
347 Vgl. ebd., S. 118 f.

auch der Reiz des Fötus auf die Gebärmutter ab, so dass der Blutzufluss zu dieser eine starke Einschränkung erfahre. Die geringe Menge Blut, welche der Gebärmutter weiterhin zukomme, diene zur Unterhaltung des dem Fötus lebensnotwendigen Stoffaustausches über die Plazenta und zur stärkeren Ausbildung der „fibrösen Substanz", ein Vorgang, der von Heinrich Fasbender in seiner „Geschichte der Geburtshülfe" auch mit den Worten „Verfettung der Decidua" beschrieben wird.[348] Naegele schrieb über den Geburtseintritt:

> Sowohl durch die stärkere Entwicklung von dieser [der fibrösen Substanz], als durch die absolute Abnahme der vaskulösen Substanz tritt jene mehr hervor, wird überwiegend über diese und durch ihr Maximum ist die Geburt bedingt.[349]

Die Decidua, welche zuvor die enge Verbindung zwischen Mutter und Fötus maßgeblich unterhalten hatte, erfahre durch dessen Reife und das damit verbundene Ausbleiben des Reizes eine Degeneration und werde fibrotisch. Durch diesen ineinandergreifenden Mechanismus, den durch die Reife des Fötus bedingten Austritt aus dem wechselseitigen Verhältnis und die dadurch entstehende Fibrose der Decidua werde das Kind der Gebärmutter zu einem neuen, nun fremdartigen Reiz, der die Muskulatur zu Kontraktionen anrege:

> Das Kind ist jetzt für den Uterus (in dessen Muskelsubstanz die Reizbarkeit aufs höchste gestiegen ist) ein fremder Reiz; er zieht sich zusammen, und stößt die Frucht aus.[350]

Die Ansichten von Siebolds, dass der Gebärmutter durch Bauchwand und Zwerchfell natürliche Grenzen gesetzt seien und es unterstützend dadurch zu einer Ischämie der Eihäute käme, kritisierte Naegele: Die stärkste Ausdehnung habe die Gebärmutter erfahrungsgemäß bereits in der sechsunddreißigsten Schwangerschaftswoche, zu Kontraktionen käme es dadurch nicht. Die Geburt erfolge vielmehr erst vier Wochen später, wenn der Gebärmutterfundus bedingt durch das Senken des Kindes in das weibliche Becken erneut niedriger stehe.[351]

---

348 Vgl. dazu Heinrich Fasbender, „Geschichte der Geburtshülfe", Jena 1906, S. 513.
349 Naegele, „Erfahrungen und Abhandlungen", Mannheim 1812, S. 119.
350 Ebd., S. 120.
351 Vgl. ebd., S. 116 f.

Von seiner Reife als limitierendem Zeitfaktor der Schwangerschaft abgesehen habe der Fötus am Geburtsverlauf keinerlei Anteil; auch hier decken sich die Ansichten Naegeles mit denen Osianders, Jörgs und Siebolds. Naegele beschrieb den Fötus im Geburtsverlauf auch als „Objekt"[352] und als „Widerstand".[353] Dementsprechend habe auch das „Leben oder der Tod des Kindes [...] auf den Hergang der Geburt keinen sonderlichen Einfluß."[354]

Die Geburt stelle jedoch einen ersten Schritt in Richtung Selbstständigkeit dar und sei das zentrale Ereignis, welches die Zugehörigkeit zur Welt ermögliche: Diese sei der Ansicht Naegeles nach erst dann gegeben, wenn der neue Blutkreislauf und die Atmung sich etabliert haben.[355]

c) Hermann Friedrich Kilian (1800–1863)

Kilian wurde im Jahr 1800 in Leipzig geboren. Er folgte im Jahr 1828, nach vorherigen Aufenthalten in Sankt Petersburg, Vilnius, Würzburg, Göttingen, London und Edinburgh dem Ruf als Professor der Geburtshilfe und Direktor der Gebäranstalt nach Bonn. Während er in den frühen Jahren seiner wissenschaftlichen Tätigkeit vor allem Werke englischer und russischer Geburtshelfer übersetzte, widmete er sich später der genauen Erforschung und Beschreibung pathologischer Beckenformen.[356] Zudem machte sich Kilian um die Förderung der operativen Geburtshilfe verdient und widmete Großteile seiner Werke der Beschreibung geburtshilflicher Operationen.[357] Dennoch sah auch Kilian das Geburtsgeschäft vornehmlich als natürlich

---

352 Ebd., S. 49. Vgl. Naegele, „Lehrbuch der Geburtshülfe für Hebammen", 3. Auflage, Heidelberg 1836, S. 94, § 224.
353 Naegele, „Lehrbuch der Geburtshülfe für Hebammen Hebammen", 3. Auflage, Heidelberg, S. 95, § 225 und S. 98, § 234.
354 Ebd., S. 142, § 297.
355 Vgl. Naegele, „Erfahrungen und Abhandlungen", Mannheim 1812, S. 99.
356 Vgl. Hermann Friedrich Kilian, „Schilderung neuer Beckenformen und ihres Verhaltens im Leben", Mannheim 1854, sowie „Das halisterische Becken in seiner Weichheit und Dehnbarkeit während der Geburt durch neue Beobachtungen erläutert. Nebst allgemeinen Bemerkungen über Halisterese", Bonn 1857.
357 Vgl. Hermann Friedrich Kilian, „Operationslehre für Geburtshelfer. Erster Theil: Die operative Geburtshülfe", Bonn 1834, sowie „Operationslehre für Geburtshelfer. Zweiter Theil: Die rein chirurgischen Operationen des Geburtshelfers", Bonn 1835.

an und widmete einen großen Anteil seiner Werke nicht nur dem mechanischen, sondern auch dem dynamischen Aspekt der Geburt.[358]

Kilian betrachtete, ebenso wie Osiander und von Siebold, das ungeborene Kind als ein eigenständiges Individuum vom Augenblick der Empfängnis an und ging bei dessen Entwicklung von einem epigenetischen Prozess mit der weiblichen Eizelle als Ursprung aus:

> Dass aber der Keim aus welchem sich die Frucht zu entwickeln hat (Fruchtei), schon vor jeder Begattung fertig im Körper und namentlich im Ovarium liegt, und nur des neuen Lebensimpulses zu seiner weiteren Entfaltung gewärtig ist, haben wir bereits erfahren.[359]

Den Impuls zur weiteren Ausbildung sah Kilian entsprechend des allgemeinen Konsenses durch den männlichen Samen gegeben; alles, was jedoch ab dem Moment der Befruchtung geschehe, sei ein aus sich selbst heraus erfolgender, eigenständiger Prozess. In der voranschreitenden Entwicklung müsse der Fötus dabei zunächst diverse, nur wenig organisierte Stadien durchlaufen, um zu seiner vollendeten Ausbildung zu gelangen, jedoch tue dies der Wertschätzung des Lebens des ungeborenen Kindes keinen Abbruch, „denn der Mensch ist auch auf seiner niedrigsten Bildungsstufe Mensch."[360] An dieser Stelle wies er direkt auf Jörg hin und kritisierte dessen Argumentation dahin gehend, dass der Fötus nicht als Mensch anzusehen sei.

Auch nahm Kilian eigenständige Kindsbewegungen im Mutterleib bereits dann an, wenn sie für die Mutter noch nicht spürbar sind:

> Ueber die Kindesbewegungen in frühster Schwangerschaftszeit wissen wir so gut wie gar nichts. Dass aber solche da sein müssen, fühlt jeder der nicht den ganz unphysiologischen Satz anzunehmen geneigt ist, es werde die lebende Frucht die ersten Monate hindurch regungslos beharren.[361]

---

358 Vgl. Erhart Kahle: „Hermann Friedrich Kilian", in: „Neue Deutsche Biographie", 11. Bd. (1977), S. 605 f., [Online-Ressource]; Eduard Casper Jakob von Siebold, „Versuch einer Geschichte der Geburtshilfe", 2. Bd., Berlin 1845, S. 697, § 233.
359 Kilian, „Die Geburtslehre", 1. Bd., Frankfurt am Main 1839, S. 150, § 154.
360 Ebd., S. 132, § 136. Kilian kritisiert an dieser Stelle Jörgs im Vorjahr erschienenes Werk „Die Zurechnungsfähigkeit der Schwangern und Gebärenden", in welchem Jörg ausführlich dahin gehend argumentiert hatte, dass das ungeborene Kind nicht als Mensch anzusehen sei.
361 Kilian, „Die Geburtslehre", 1. Bd., Frankfurt am Main 1839, S. 134, § 138.

Die zum Teil unter den Physiologen noch immer vorgenommene Einteilung des intrauterinen Lebens in *Fetus animatus* und *Fetus inanimatus* sei allein deswegen nicht haltbar und das Kind von der Befruchtung an als beseelt anzusehen.[362]

Zur Geburtsphysiologie und dem eventuellen Einfluss des Kindes auf seine Geburt machte Kilian nur wenige Angaben. Er benannte aufgrund des zeitlichen Zusammenhangs die vollständige Eröffnung des Muttermundes als auslösendes Ereignis der Geburt, ohne jedoch diese Beobachtung mit Theorien möglicher zugrunde liegender Mechanismen zu unterstützen. Er schrieb lediglich nach einer stichwortartigen Auflistung von Theorien anderer Geburtshelfer zusammenfassend:

> Wir glauben zwar auch, dass der Augenblick der Geburt allmählig vorbereitet werde durch das Lockererwerden der Verbindung zwischen Mutter und Kind, allein dass der Grund des Geburtseintrittes in der von uns näher erläuterten im letzten Monate allmählig erfolgenden Eröffnung des inneren Muttermundes liegt, und wir sind fest aus eigener Beobachtung überzeugt, dass so wie dieser innere Muttermund entweder vollständig oder auch nur so weit eröffnet worden ist, als es für die individuelle Stimmung des Gebärorganes hinreicht, auch der Expulsionsact sogleich seinen Anfang nimmt.[363]

---

[362] Die Unterteilung in *Fetus animatus* und *Fetus inanimatus* entlehnt sich Aristoteles' Gedankenkonstrukt der Sukzessivbeseelung. Aristoteles ging davon aus, dass auch die menschliche Seele entsprechend dem Körper im Mutterleib einem Entwicklungsprozess unterworfen sei. Der Kirchenlehrer Thomas von Aquin (1225–1274) griff diesen Gedanken auf: Die Eingabe der Seele durch Gott nahm er geschlechtsabhängig vierzig beziehungsweise neunzig Tage nach der erfolgten Befruchtung an. Die sich daraus ergebende Einteilung in *Fetus inanimatus* und *Fetus animatus* hielt sich im katholischen Kirchenrecht bis weit in das 19. Jahrhundert hinein und wurde erst im Jahr 1869 von Papst Pius IX. in der Bulle *Apostolicae Sedis* aufgehoben. In der Physiologie hingegen wurde das Vorhandensein einer menschlichen Seele ab dem Zeitpunkt der ersten fühlbaren Kindesbewegungen diskutiert. Vgl. Beatrix Spitzer, „Paolo Zacchia. Die Beseelung des menschlichen Fötus. Buch IX, Kapitel 1 der „Quaestiones medico-legales", übersetzt und kommentiert von Beatrix Spitzer, Köln 2002, S. 9 ff. Vgl. auch Hans Joachim Störig, „Kleine Weltgeschichte der Philosophie", Frankfurt am Main 2002, S. 194–209 und S. 285–299.

[363] Kilian, „Die Geburtslehre", 1. Bd., Frankfurt am Main 1839, S. 210. Vgl. ebd. in der Anmerkung a); dadurch, dass dem Eintritt der Geburt eine „individuelle Stimmung" des Gebärorgans zugrunde liege und dementsprechend

Auch bei der weiteren Beschreibung des Geburtverlaufes verblieben Kilians Aussagen diffus; er schrieb:

> Zur Vollziehung eines Geburtsgeschäftes erwachen in dem weiblichen Körper eine Reihe bis dahin völlig schlummernder Kräfte, denen, wie es scheint, ausschliesslich die Expulsion des Kindes und der ihm angehörenden Theile übertragen worden ist.[364]

Er bezog sich dabei vor allem auf die austreibenden Wehen, welche allein und ohne jegliche Beihilfe zum Beispiel der Bauchpresse die Geburt vollziehen können; er machte jedoch keinerlei Angaben, wodurch diese Kräfte erwachen und warum sie just durch die Eröffnung des Muttermundes am Ende der Schwangerschaft ihren Anfang nehmen. Die Ausstoßung des Kindes nach der Eröffnung des Muttermundes erfolge allein durch den mütterlichen Körper, dabei vornehmlich durch die Gebärmutter als den „Heerd der Geburtsthätigkeit"[365]. Der Fötus habe an seiner Geburt keinerlei Anteil:

> Ob das lebende Kind irgend wie selbstthätig zu seiner Geburt mitwirke, ist im hohen Grade unwahrscheinlich.[366]

Kilian betrachtete den Fötus unabhängig von seiner organischen Gestaltung als einen Menschen; auf seine Geburt habe dieser jedoch keinen Einfluss.

6.2.4 Zusammenfassung

Jörg widmete sich neben seiner Eigenschaft als praktizierender Geburtshelfer intensiv der Vergleichenden Anatomie und nahm durch seine Untersuchungen aktiv an der Klärung offener Fragestellungen teil. So beschrieb er den strukturellen Aufbau der menschlichen Gebärmutter im Vergleich zum Gebärorgan verschiedener Tierklassen und beschäftigte sich mit der intrauterinen Respiration. Seine Argumentationen bezüglich des fötalen Lebens führte er primär auf der Basis seiner wissenschaftlichen Erkenntnisse, welche er um naturphilosophische Interpretationen ergänzte. So zog er unter anderem Parallelen zwischen den kleinen Gefäßen auf der Oberfläche

---

    teilweise bereits eine geringe Eröffnung des Muttermundes zur Wehentätigkeit ausschlaggebend sein könne, erklären sich auch verfrühte Geburten.
364 Ebd., S. 217, § 212.
365 Ebd., S. 218, § 213.
366 Ebd., S. 217, § 212.

der Eihäute, welche er mikroskopisch hatte darstellen können, und den Wurzeln einer Pflanze und argumentierte vor diesem Hintergrund für einen zunächst vegetativen, später animalen Zustand des menschlichen Fötus entsprechend des Stufenmodells Schellings. Der Entwicklung des Fötus im Mutterleib legte er einen epigenetischen Prozess zugrunde, an dessen Anfang die Einwirkung der männlichen Lebenskraft auf das weibliche Ei durch die Befruchtung stünde. Jörg ging davon aus, dass die Entwicklung des Fötus im Mutterleib durch dessen eigene Organe, nämlich Eihäute, Nabelschnur und Mutterkuchen, und dementsprechend durch dessen eigenes Vermögen vor sich gehe. Ein Sinnesleben hingegen sprach Jörg dem Fötus durch die gesamte Periode der Schwangerschaft ab, wobei er vor dem Hintergrund der Reiz-Theorie argumentierte. Jörg nahm wie sein ehemaliger Lehrer Boër an, dass entsprechende Reize, welche die Sinne und damit das Gehirn des Fötus zu stimulieren vermögen – so zum Beispiel Licht und Schall – diesen im Mutterleib gar nicht oder nur sehr eingeschränkt erreichen können. Dementsprechend werde das Gehirn des Fötus nicht in Anspruch genommen. Da Jörg dieses als Seelenorgan verstand, sprach er dem Fötus ein Seelenleben ab. Die nötigen Bedingungen für ein solches würden erst durch die Geburt gegeben, weshalb der Fötus durch diese zu einem Menschen werde. Von Siebold folgte diesen Anschauungen betreffend des Seelenlebens, wiederholte jedoch mehrfach, dass das intrauterine Leben gleichwohl als ein Teil des menschlichen Lebens zu betrachten sei. Kritik erfuhren Jörgs Ansichten von Kilian. Dieser führte an, dass der Fötus zwangsläufig diverse wenig organisierte Stadien durchlaufen müsse um zu einer vollendeten Entwicklung gelangen zu können, dies der Wertschätzung des intrauterinen Lebens jedoch keinen Abbruch tun könne: Der Mensch sei auch auf seiner niedrigsten Stufe ein Mensch und verfüge über eine Seele. Naegele, der seinen Forschungsschwerpunkt im Bereich der Geburtsmechanik hatte, beteiligte sich nicht an dieser Diskussion und definierte den Fötus aufgrund seiner Abhängigkeit von der Mutter als deren Körperteil, obwohl auch er der intrauterinen Entwicklung ein epigenetisches Modell zugrunde legte.

Jörg ging von einer aktiven Ausbildung der Gebärmutter in der Schwangerschaft aus, da er eine Massenzunahme dieser durch eigenständige Untersuchungen hatte feststellen können. Er betrachtete die Schwangerschaft als einen parallel verlaufenden Entwicklungsprozess von Gebärorgan und Fötus, was sich zudem in Jörgs naturphilosophische Gesamtschau einordnen lässt und sich so ähnlich auch bei Burdach findet. Den gemeinsamen Endpunkt stelle naturgemäß die Geburt dar, zu deren Zeitpunkt sowohl Fötus als auch Gebärmutter ihre vollendete somatische Ausbildung erreicht haben. Was den Geburtseintritt betrifft, so adaptierte Jörg auch diesbezüglich sowohl eigene als auch aktuelle Forschungsergebnisse anderer und beschrieb diesen vor dem Hintergrund der Reiz-Theorie sowie Reils galvanischen Experimenten. Jörg nahm ähnlich wie Schweighäuser ein Verkümmern von Eihäuten, Nabelschnur und Plazenta bedingt durch die Reife des Fötus an, ohne den physiologischen Hintergrund weiter zu erläutern. Reife definierte Jörg dabei durch die vollendete Ausbildung der kindlichen Organe und das damit einhergehende Vermögen, außerhalb des mütterlichen Körpers leben zu können. Durch diesen Vorgang werde das zuvor dynamische Verhältnis unterbunden und es komme zu einer zunehmenden Entfremdung von Mutter und Fötus. Dadurch sammele sich zum einen die Irritabilität der Gebärmutter in dieser an, zum anderen werde der Fötus zu einem Fremdkörper, welcher die Muskulatur der Gebärmutter zu Kontraktionen reize. Der Eintritt der Geburt werde damit durch die Reife des Fötus initiiert, der eigentliche Geburtsprozess obliege jedoch allein der Gebärmutter ohne jegliches kindliche Zutun. Von Siebold folgte auch diesbezüglich den Ansichten Jörgs, ergänzte diese jedoch um den Gedanken, dass auch der Größe des Fötus eine Rolle im Geburtseintritt zukomme. Von Siebold gab an, dass dessen Größenwachstum von der mütterlichen Bauchwand und dem Zwerchfell natürliche Grenzen gesetzt seien und die Eihäute, die Nabelschnur und die Plazenta dementsprechend zwischen diesen und dem wachsenden Fötus abgedrückt würden. Dadurch käme es zum Ende der Schwangerschaft hin zu einer Ischämie, welche den Entfremdungsprozess fördere. Naegele kritisierte diesen Gedankengang und führte Beobachtungen aus der Praxis an: Die Gebärmutter stünde bereits in der sechsunddreißigsten Schwangerschaftswoche am höchsten, zu Kontraktionen komme es dadurch nicht. Diese setzten erst vier Wochen später ein, wenn die Gebärmutter bedingt durch das Absinken des Fötus in das weibliche Becken wieder niedriger stünde und der Druck von Bauchwand und Zwerchfell auf die fötalen Organe bereits abgenommen haben müsse. Naegele beschrieb jedoch ebenfalls eine Entfremdung von Mutter und Fötus als der Geburt zugrunde liegend. So ging er davon aus, dass der Reiz des Fötus auf die Gebärmutter durch die erlangte Reife nachlasse, wodurch die Decidua, die Gebärmutterschleimhaut, degeneriere. Durch diesen Prozess werde das zuvor enge Verhältnis von Mutter und Fötus unterbunden, wodurch dieser zu einem Fremdkörper werde und der Gebärmutter nun einen neuartigen Reiz darbiete, welcher sie zu Kontraktionen reize. Sowohl Jörg als auch von Siebold und Naegele legten dem Geburtseintritt also eine Entfremdung von Mutter und Fötus zugrunde, wodurch dieser zu einem Fremdkörper werde, welcher die Muskulatur der Gebärmutter zu Kontraktionen reize. Dabei stelle die Reife des Fötus das Zentralmoment dar, wobei diese durch die vollendete Ausbildung der Organe und das Vermögen, außerhalb des mütterlichen Körpers leben zu können, definiert wurde. Lediglich Kilian grenzte sich von diesen Anschauungen ab: Zwar nahm auch er an, dass der Geburt eine Entfremdung von Mutter und Fötus vorausgehe, jedoch beschrieb er die Eröffnung des Muttermundes als die Geburt auslösend, ohne auf die dahinterliegende Physiologie einzugehen.

Alle hier betrachteten Geburtshelfer adaptierten aktuelle wissenschaftliche Erkenntnisse, ein angenommener muskulöser Aufbau der Gebärmutter, Irritabilität und Galvanismus, und legten diese ihren Gedankengängen zugrunde. Es lässt sich dabei feststellen, dass vor allem Jörg mit seinen vielfältigen anatomischen und mikroskopischen Untersuchungen wertvolle Beiträge zum Verständnis der Entwicklung des Fötus im Mutterleib und zur Geburtsphysiologie geleistet hat, welche sich einer vielfältigen Rezeption erfreuten. Jörgs Ausführungen scheinen vor dem entsprechenden Hintergrund konsequent und nachvollziehbar. Lediglich eine nähere Beschreibung des zugrundeliegenden physiologischen Vorgangs des Alterungsprozesses von Eihäuten, Nabelschnur und Plazenta wäre wünschenswert gewesen, wobei es sich dabei um eine rein deduktive Schlussfolgerung handeln könnte; entsprechende Veränderungen der Plazenta bei fortgeschrittener Schwangerschaft waren spätestens seit den Untersuchungen Lobsteins bekannt.

6.3 Carl Gustav Carus (1789–1869)[367]

Carus, Naturwissenschaftler, Philosoph, Arzt, Kunsttheoretiker und Landschaftsmaler, wurde im Jahr 1789 in Leipzig als Sohn eines Schönfärbemeisters

---

367 Eine angemessene biographische Darstellung des facettenreichen Universalgelehrten Carl Gustav Carus würde an dieser Stelle deutlich den Rahmen

und dessen Ehefrau geboren. Dem Privatunterricht im Elternhaus folgten drei Jahre Unterricht an der Thomasschule zu Leipzig, bevor sich der naturwissenschaftlich interessierte Carus im Jahr 1804 an der Leipziger Universität immatrikulierte. Dort studierte er zunächst Geologie, Mineralogie, Botanik, Chemie und Physik, bevor er zum Sommersemester 1806 zur Medizin wechselte. Der Wechsel geschah zum einen, um sich vermehrt der Vergleichenden Anatomie der Säugetiere widmen zu können, welche ihn besonders faszinierte. So schreibt er in seinen Lebenserinnerungen:

> Für mich war nun, wie ich schon früher bemerkt habe, die Lehre von der unendlichen Vielgestaltigkeit und den rastlosen Umwandlungen des Organismus das, was mich besonders anzog, was mich zu eigenen Untersuchungen anhaltend drängte, und was mich auch die Beobachtungen anderer mit gespanntester Aufmerksamkeit verfolgen ließ.[368]

Zum anderen schien ihm der ärztliche Beruf vielzählige Berührungspunkte mit diversen Naturwissenschaften zu bieten.[369] Karl Friedrich Burdach war während dieser Zeit einer von Carus' Lehrern, außerdem entwickelte sich eine enge Beziehung zu dem Zeichenlehrer Julius Athanasius Dietze (1770–1843), unter dessen Anleitung er sich den ersten Naturstudien widmete. Er nahm zeitgleich Unterricht an der Leipziger Kunstakademie, der heutigen Hochschule für Grafik und Buchkunst. Bereits im Jahr 1811 hatte Carus zwei Doktorgrade erworben, den Doctor medicinae und Doctor philosophiae.[370] Nach der Promotion folgten drei Jahre Assistenzzeit unter Johann Christian Gottfried Jörg an dem „Trierschen Institut",

---

der vorliegenden Arbeit überschreiten, weshalb nur auf die für den Kontext wesentlichen Aspekte des Lebens, Wirkens und Schaffens Carl Gustav Carus' eingegangen werden soll. Zu einer deutlich detaillierteren Biographie sowie einer umfassenden Darstellung des Wirkens Carus' unter naturwissenschaftlichen, philosophischen, musischen und medizinischen Aspekten verweise ich vor allem auf Stefan Grosche, „Lebenskunst und Heilkunde bei C.G. Carus (1789–1869). Anthropologische Medizin in Goethescher Weltanschauung", Diss. med., Göttingen 1993.

368 Carl Gustav Carus, „Lebenserinnerungen und Denkwürdigkeiten", 1. Teil, Leipzig 1865, S. 112.
369 Ebd., S. 52.
370 Carus promovierte mit der 30 Seiten umfassenden Abhandlung „De uteri rheumatismo" unter der Anleitung Johann Christian Gottlieb Jörgs zum Doktor der Medizin und mit der 70-seitigen Schrift „Dissertatio sistens specimen

der Hebammenschule der Universität Leipzig. Ab dem Jahr 1813 hielt Carus Vorlesungen über Vergleichende Anatomie an der Universität, bis er im Jahr darauf dem Ruf an die Universität zu Dresden folgte. Dort wirkte er zunächst als Direktor der königlichen Hebammenschule und lehrte zudem ab dem Jahr 1815 als Professor für Frauenheilkunde an der Chirurgisch-medizinischen Akademie. In seiner Tätigkeit als Direktor der Entbindunganstalt entwickelte er unter anderem eine Geburtszange, eine Nachgeburtspinzette und einen scherenförmigen Blasensprenger. Trotz allen Ruhms und Pflichtbewusstseins als Geburtshelfer schien Carus die Geburtshilfe nie als seine Berufung aufgefasst zu haben. Er erklärte die Ablehnung des an ihn herangetragenen Angebots der Nachfolge des 1822 verstorbenen Friedrich Benjamin Osiander auf den Lehrstuhl an die Alma Mater in Göttingen mit den Worten:

> dann auch wieder der Ruf des Pedantenthums, der um den Ort schwebte, die Aussicht, mich nun lebenslänglich an ein Fach zu binden, dessen Studium und Uebung mir doch bisher immer mehr als ein Durchgangspunkt vorgekommen waren, und außerdem das Verlassen Dresdens mit seiner Kunstwelt und Schönheit der Gegend![371]

Im Jahr 1827 entsagte Carus der Geburtshilfe und nahm eine Stelle als einer der drei Leibärzte des Königs Anton von Sachsen an. Mit Niederlegung der Professur und der im Jahr darauf folgenden Italienreise lässt sich auch eine Veränderung seiner Forschungsinteressen verzeichnen: An die Stelle medizinisch-naturwissenschaftlicher Werke treten nun vermehrt psychologische und geisteswissenschaftlich-philosophische Schriften.[372] Im Jahr 1853 wurde Carus der erste Leibarzt des sächsischen Königs Friedrich August II.

Während seiner wissenschaftlichen Laufbahn stand Carus in engem Kontakt zu herausragenden Persönlichkeiten der Romantik, mit denen er

---

biologicae generalis", einem Entwurf allgemeiner Lebenslehre, zum Doktor der Geisteswissenschaften.

371 Carus, „Lebenserinnerungen und Denkwürdigkeiten", 2. Teil, Leipzig 1865, S. 177. Vgl. Stefan Grosche, „Lebenskunst und Heilkunde bei C.G. Carus (1789–1869)", Diss. med., Göttingen 1993, S. 29.

372 Eine Gegenüberstellung der Schriften Carus' vor und nach seiner Italienreise im Jahr 1828 zeigt Stefan Grosche auf; vgl. „Lebenskunst und Heilkunde", Diss. med., Göttingen 1993, S. 41.

einen regen Gedankenaustausch hegte. Zu nennen wäre an dieser Stelle unter anderem der Maler Caspar David Friedrich, den er im Jahr 1816 auf der „Dresdener akademischen Kunstausstellung" kennen lernte, in der Carus als Landschaftsmaler mit vier Ausstellungsstücken debütierte. Es entwickelte sich eine intensive Freundschaft über mehr als drei Jahrzehnte.[373] Auch mit Johann Wolfgang von Goethe stand Carus ab dem Jahr 1818 in engem brieflichen Kontakt; der junge, von Goethe und vor allem dessen Schrift zur Metamorphose der Pflanzen faszinierte Carus sandte jenem sein „Lehrbuch der vergleichenden Zootomie" als Zeichen tiefer Verehrung zu.[374] In diesem Buch befasste sich Carus mit der sogenannten „genetischen Methode", der Untersuchung der sich stufenweise vervollkommnenden Organisation der Tiere, welche Goethes Metamorphose der Pflanze auf das Tierreich ausweitete.[375]

Auch wenn in Carus' Gedankengängen Impulse der Naturphilosophie Schellings anklingen, so folgte er seinen eigenen Ansichten über die Natur, welche primär in der organischen Naturwissenschaft ihre Begründung fanden.[376] Auch Carus vertrat den Gedanken einer Weltseele, welche er in seinen „Zwölf Briefe[n] über das Erdleben" beschreibt.[377] Vor dem

---

373 So folgte im Jahr 1819 unter anderem eine gemeinsame Reise nach Rügen, bei welcher sich Carus von der „Urnatur" der Insel stark beeindruckt zeigte. Es entstanden Bildmotive wie „Mondnacht bei Rügen", „Eichen am Meer" und „Hühnengrab mit ruhendem Wanderer" in Anlehnung an diese Reise. Carus beschreibt seine Eindrücke von der Insel in der Schrift „Eine Rügenreise im Jahre 1819". Vgl. Stefan Grosche, „Carl Gustav Carus. Malerisches Reisetagebuch", Frankfurt am Main 2013, S. 9–16. Gerade die frühen Bilder Carus', wie zum Beispiel „Mondlandschaft am Meer", erinnern an die Werke seines Freundes. Nach dessen Tod im Jahr 1840 gab Carus eine Denkschrift mit dem Titel „Friedrich der Landschaftsmaler zu seinem Gedächtnis" heraus.
374 Goethes Antwortschreiben auf seinen 1. Brief vom 10. Februar 1818 veröffentlichte Carus selbst in seinem Werk „Göthe. Zu dessen näherem Verständniß", Leipzig 1843, S. 11 ff.
375 Vgl. dazu Margrit Wyder, „Goethes Naturmodell. Die Scala Naturae und ihre Transformationen", Köln, Weimar, Wien 1998.
376 Vgl. Carus, „Lebenserinnerungen und Denkwürdigkeiten", 1. Teil, Leipzig 1865, S. 107.
377 Vgl. Carl Gustav Carus, „Zwölf Briefe über das Erdleben", Stuttgart 1841. Vgl. Annette Graczyk, „Das literarische Tableau zwischen Kunst und Wissenschaft", München 2004, S. 389.

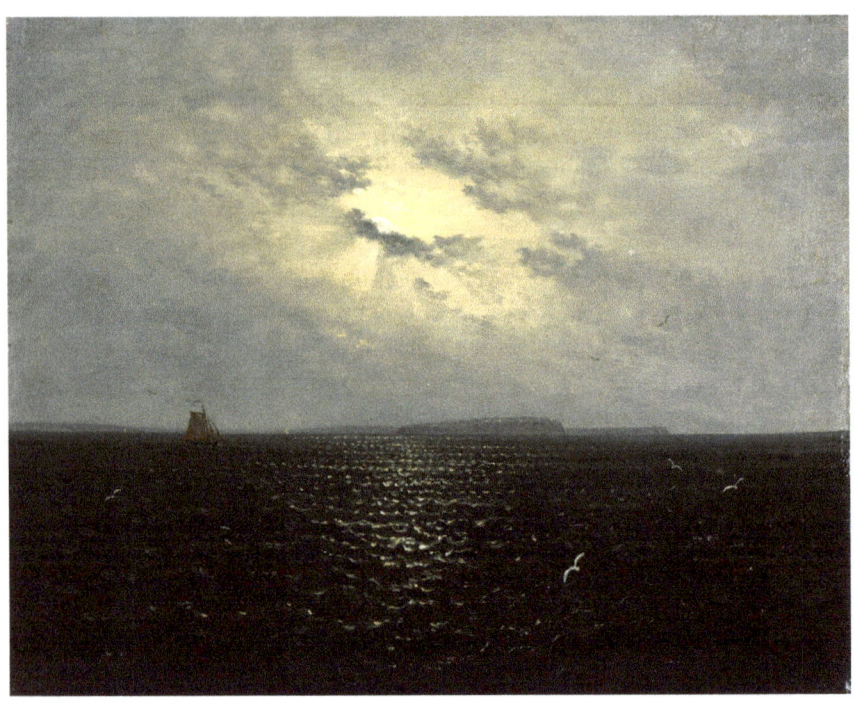

*Abb. 16: Carl Gustav Carus, Mondnacht bei Rügen. Um 1819. Öl auf Leinwand, 38 × 47,5 cm. Galerie Neue Meister, Gal.-Nr. 2215 L.
© Foto: Albertinum/Galerie Neue Meister, Staatliche Kunstsammlungen Dresden, Jürgen Karpinski. Gedruckt mit freundlicher Genehmigung der Staatlichen Kunstsammlungen Dresden.*

Hintergrund der Überzeugung von einer Einheit der Natur und einem dieser zugrundeliegenden göttlichen Prinzip beschäftigte sich Carus auch in seiner Praxis als Arzt und Geburtshelfer mit Medizinkonzepten der Romantik, so zum Beispiel dem animalischen Magnetismus Franz Anton Mesmers.[378] Dabei ging es Carus bei seinen Forschungen vornehmlich darum, einen Zugang zum Unterbewusstsein des Menschen zu finden. Mit diesen Bemühungen und den von ihm geäußerten Worten: „Der Schlüssel zur Erkenntniß vom

---

378 Vgl. Carl Gustav Carus, „Ueber Lebensmagnetismus und über die magischen Wirkungen überhaupt", Leipzig 1857.

Wesen des bewußten Seelenlebens liegt in der Region des Unbewußtseins"[379] gilt Carus als ein Vorgänger der heutigen Tiefenpsychologie.

Als praktischer Geburtshelfer zeigte sich Carus wie sein Lehrer Jörg zurückhaltend und auf die natürlichen Geburtskräfte vertrauend. Außerdem setzte auch Carus eine Universalausbildung des Geburtshelfers voraus, welche neben einem naturwissenschaftlichen Wissen und einem chirurgischen Geschick auch ein psychologisches Vermögen beinhaltete. Abgesehen davon lassen sich jedoch kaum Ähnlichkeiten zwischen Carus und seinem ehemaligen Lehrer aufzeigen, was auch dessen eigener Einschätzung entspricht.[380]

Auch in seinen Schriften stand Carus für eine naturwissenschaftlich begründete Medizin ein, die sich jedoch nicht lediglich auf objektivierbare Gesetzmäßigkeiten wie Mechanik, Physik und Chemie berufen sollte. Sein geburtshilfliches Hauptwerk „Lehrbuch der Gynäkologie" von 1820 zeichnet sich durch eine ganzheitliche Betrachtung der Frau mit Rücksicht auf deren Psyche und psychosomatische Aspekte aus. Carl Gustav Carus verstarb im Jahr 1869 in Dresden.[381]

6.3.1 Carus' Philosophie die Natur und das Leben betreffend

Wie zuvor erwähnt, ging Carus von einem allumfassenden, göttlichen Lebensprinzip aus, welches sich in der organischen Natur in unterschiedlichen Formen offenbare. So schrieb er 1834 über die Definition des Lebens:

> dass uns das Wort Leben nur dann einen Sinn hat, wenn wir es als die eigenthümliche Daseynsform der gesammten Welt anerkennen, eine Daseynsform, welche bedingt ist durch eine rastlose, stäte und unausgesetzte Durchdringung und Ineinanderwirkung der beiden ursprünglichen Offenbarungen des höchsten göttlichen Wesens, d.i. der Idee und der Naturelemente, oder wie man diesen Gegensatz sonst

---

379 Carl Gustav Carus, „Psyche. Zur Entwicklungsgeschichte der Seele", Pforzheim 1846, S. 1.
380 Vgl. bezüglich des eventuellen Einflusses Jörgs auf Carus Stefan Grosche, „Lebenskunst und Heilkunde", Diss. med, Göttingen 1993, S. 61–63.
381 Vgl. Gertraud Berger, „Die Philosophie des Carl Gustav Carus", Diss. phil., Klagenfurt 2012; Werner E. Gerabek: „Carl Gustav Carus", in: „Enzyklopädie der Medizingeschichte", hg. von Gerabek, Haage, Keil, Wegner, Berlin 2005, S. 232–233; Annette Graczyk, „Das literarische Tableau", München 2004, S. 387–409; Bernhard Knauß: „Carl Gustav Carus", in: „Neue Deutsche Biographie", 3. Bd. (1957), S. 161–163, [Online-Ressource].

ausdrücken will, als etwa der Vernunfteinheit und der unendlichen Mannigfaltigkeit der Substanz, oder des psychischen und des somatischen Princips.[382]

Im Folgenden sollen diese Gedankengänge etwas ausführlicher dargestellt werden, da ihre Kenntnis zum Verständnis von Carus' Ansichten bezüglich des Ungeborenen als unabdingbar erscheint.[383]

Carus ging von der Natur als einem einzigen, ewigen Organismus aus, den er als „Makrokosmos" bezeichnete. Dieser gelange in der organischen Natur in Form von unterschiedlichen Geschöpfen, „Mikrokosmos" genannt, zu seinem somatischen Ausdruck.[384] Dabei sei das Vergehen und das Entstehen der Geschöpfe des Mikrokosmos ein immerwährender, ewiger Prozess, während der Makrokosmos in seiner Totalität erhalten bleibe. So stellte Carus in seinem „Lehrbuch der Gynäkologie" seiner Beschreibung der menschlichen Empfängnis folgende Worte voran:

> Eben so wenig nämlich als in der Natur etwas wahrhaft vernichtet wird, so wenig ist auch ein wahrhaftes neu entstehen möglich, da der Natur das Prädicat der Unendlichkeit zukömmt, und folglich gar keine Substanz gedacht werden kann, welche nicht von jeher in ihr vorhanden gewesen sey.[385]

---

382 Carl Gustav Carus, „Ueber den Begriff des latenten Lebens", in: Archiv für Anatomie, Physiologie und wissenschaftliche Medicin, hg. von Johannes Müller, Berlin 1834, S. 551–561, S. 551 f.

383 Zu einer umfassenden Interpretation Carus' vielschichtiger Philosophie, unter anderem die erschaffende Natur, *natura naturans* betreffend im gesamtphilosophischen Kontext gesehen, vgl. Getraud Berger, „Die Philosophie des Carl Gustav Carus", Diss. phil., Klagenfurt 2012.

384 Die Mikro-Makrokosmos-Korrespondenz ist ein Konzept, welches sich bereits bei den Pythagoreern findet. Zentral war der Gedanke, dass die Struktur des Universums als Makrokosmos sich in seinen einzelnen Teilen, dem Mikrokosmos, wiederhole. In der Anthropologie des Mittelalters war besonders der Gedanke einer Analogie von Mensch und Welt von Bedeutung; man glaubte, dass in der Selbsterkenntnis des Menschen der Schlüssel zur Erkenntnis des Ganzen liege. Vgl. Eintrag zu Mikrokosmos, in: „Der Brockhaus Philosophie", hg. von F.A. Brockhaus, Mannheim, Leipzig 2004, S. 215.

385 Carl Gustav Carus, „Lehrbuch der Gynäkologie, oder systematische Darstellung der Lehren von Erkenntniß und Behandlung eigenthümlicher gesunder und krankhafter Zustände, sowohl der nicht schwangern, schwangern und gebärenden Frauen, als der Wöchnerinnen und neugeborenen Kinder. Zur Grundlage akademischer Vorlesungen, und zum Gebrauche für praktische Aerzte, Wundärzte und Geburtshelfer", 2. Teil, Leipzig 1820, S. 6, § 639.

In einem jeden Geschöpf, einem jeden Produkt des Makrokosmos finde sich in der Folge im Inneren das Absolute, das Ewige, das Göttliche als allumfassendes Lebensprinzip.

Der Mensch sei deswegen als vollkommenster Repräsentant dieses Schöpfungsprozesses zu sehen, weil ihm der höchste Grad der körperlichen Organisation zuteil werde. In der Vergleichenden Anatomie der unterschiedlichen Tierarten und dem Menschen zeige sich, dass die Natur bei der Ausbildung dieser diversen Formen einem Stufenprinzip gefolgt ist, an dessen oberster Stelle der Mensch stehe. In dem Menschen gelange die schaffende Natur zu ihrer Perfektion:

> Diese Organisation ist nun die des Menschen, und so wenig, als reines Licht Farbe genannt werden kann, obwohl die Möglichkeit aller Farben in ihm liegt, so wenig darf der Mensch Thier genannt werden, obwohl alle Thierorgane in ihm sich wiederholen.[386]

Dabei sei es vor allem das Nervensystem als Zentralorgan der Sinnesfunktionen und des geistigen Lebens, welches sich im menschlichen Körper in einer einzigartigen Ausprägung darstelle. Dies hatte Carus anhand anatomischer Studien konstatieren können und in seinem „Versuch einer Darstellung des Nervensystems und insbesondre des Gehirns nach ihrer Bedeutung, Entwickelung und Vollendung im thierischen Organismus" aus dem Jahr 1814 aufgezeigt.

Jenen Faktor, welcher einem jeden Geschöpf, von der Pflanze bis zum Menschen, als das allumfassende göttliche Prinzip inne sei, bezeichnete Carus mit der „Idee" des Lebens. Diese individuelle Idee, welche für die Ausbildung und Gestaltung des organischen Körpers im Sinne einer Lebenskraft verantwortlich sei, liege bereits in dem tierischen Ei und auch in der menschlichen Eizelle vor.[387]

---

386 Carl Gustav Carus, „Grundzüge der vergleichenden Anatomie und Physiologie", 1. Bd., Dresden 1828, S. 33. Vgl. ders., „Symbolik der menschlichen Gestalt. Ein Handbuch zur Menschenkenntniß", 2. Auflage, Leipzig 1858, S. 64.

387 Carus betrachtete die Kugelgestalt als die „ursprünglichste Form alles Organischen" und erklärte dies unter anderem durch Vergleiche zu der automatisch erfolgenden Organisation von Wasser zu einer Kugelform, dem Wassertropfen. Es ist laut Carus also kein Zufall, dass Ei und Eizelle diese Form haben, bevor die Idee in ihnen zu wirken beginne. Vgl. Carus, „Grundzüge der vergleichenden

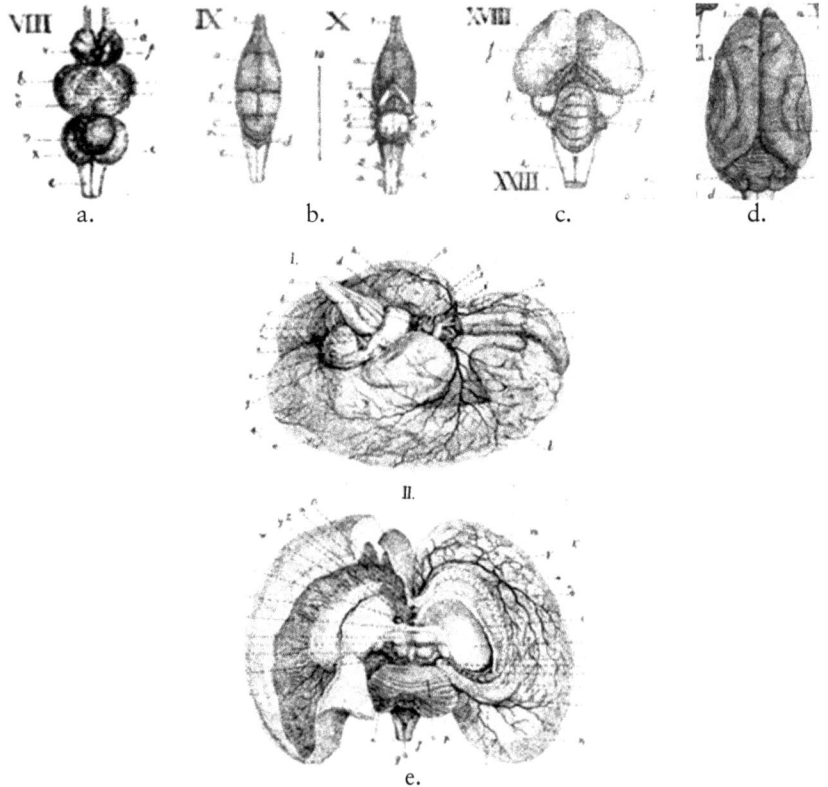

Abb. 17: Darstellungen der Gehirne unterschiedlicher Tierklassen im Vergleich zueinander und zum Menschen. Aus: Carus, „Versuch einer Darstellung des Nervensystems", Leipzig, 1814, Abbildungen der Tafel II bis VI.

a. Fische (Karpfen)
b. Reptilien (Schildkröte)
c. Vögel (Truthahn)
d. Säugetier (Marder)
e. Mensch (Fötus im 6. Monat der Schwangerschaft)

Anatomie und Physiologie", 1. Bd., Dresden 1828, S. 10, sowie ders., „Lehrbuch der Gynäkologie", 2. Teil, Leipzig 1820, S. 16, § 695. Auch in seinen „12 Briefe über das Erdenleben" beschreibt Carus die Kugelform als Fundamentalgesetz des Bildungslebens, vgl. ebd., 1. Bd., Stuttgart 1841, S. 36. Es sei an dieser Stelle kurz darauf hingewiesen, dass Carus eine Eizelle erst nach der Entdeckung dieser durch Karl Ernst von Baer im Jahr 1827 annahm; zuvor beschreibt Carus einen „Urstoff" im „Eierbläschen" des menschlichen Ovars.

Carus schrieb über diese Idee:

> So deutet denn Alles darauf hin, daß wir in jedem irgendwie Lebendigen als das Eine, als das, wodurch ein Lebendiges überhaupt bedingt ist, als das, was wir als Grund seiner Wirklichkeit zu betrachten haben, ein Göttliches anerkennen, welches wir als Urgrund dieser besondern Erscheinung mit dem Namen der Idee seines Daseins, oder (so bald in dieser Idee sich irgend eine Art des Bewußtseins entwickelt hat) mit dem Namen der Seele bezeichnen.[388]

Von der Idee als organischem Bildungsfaktor grenze sich die Seele im Sinne eines höheren geistigen Vermögens ab. Diese betrachtete Carus im Gegensatz zu der Idee nicht als etwas von Gott Gegebenes, sondern beschrieb sie als das Resultat eines psychischen Entwicklungsprozesses, wobei die Idee die Grundlage bilde, auf welcher eine solche Entwicklung möglich sei. Dabei ähnelten Carus' Ansichten denen seines Lehrers Jörg: Nach der Geburt des Menschen trete durch dargebotene Sinnesreize der Natur und Interaktion mit der Umwelt zunächst ein „Weltbewusstsein" auf, welches den Ansichten Carus' nach als Seele bezeichnet werden kann. Später offenbare sich jedoch die eigentliche, durch ein Selbstbewusstsein gekennzeichnete Seele, welche er auch mit dem Wort „Geist" benennt. Dieser Geist sei es, welcher in der Natur lediglich dem Menschen zuteil werde und diesen über das Tier erhebe.[389] Carus schrieb:

> die Idee ist noch nicht Seele und die Seele noch nicht Geist, aber der Geist ist nur innerhalb der Seele und die Seele nur innerhalb der Idee, und diese drei sind nur eins bei aller Verschiedenheit, und nur als in einem Einigen seiend, können sie verstanden werden vom Geiste.[390]

Zur Ausbildung des Geistes bedürfe es zweier Faktoren: Eines organisch voll ausgebildeten Gehirns als Produkt der Idee, an welches das psychische Leben gebunden ist, und des Wechselspieles mit der Außenwelt, von Carus mit den Worten des „sinnlichen Lebens" belegt. Ein geistiges Leben sei ohne funktionstüchtiges Gehirn undenkbar; gleichzeitig verbleibe der Mensch auf der Stufe der Idee, werden ihm keine Umweltinteraktionen und Sinnesreize dargeboten. Carus schloss:

---

388 Carus, „Psyche", Pforzheim 1846, S. 9.
389 Vgl. ebd., S. 152 f.
390 Ebd., S. 163.

Seelisches und sinnliches Leben sind also die Wurzeln des Geistes, und Alles, was wir geistige Anlagen nennen, kann daher nur in diesen beiden Regionen seine Begründung finden.[391]

Vor diesem Hintergrund lässt sich auch Carus' Interesse an der Traumanalyse und der Tiefenpsychologie deuten: Er nahm an, dass man anhand dieser unbewussten geistigen Äußerungen auf das ursprüngliche lebensbildende Prinzip rückschließen könne.

6.3.2 Der materne Anteil der Schwangerschaft

Carus, der sich bereits in jungen Jahren mit der Vergleichenden Anatomie des Tierreichs beschäftigte, griff in seinem „Lehrbuch der Gynäkologie" die entwicklungsgeschichtliche Genese der Gebärmutter als ein darmartiges Organ auf, welche er in seinem bereits erwähnten „Lehrbuch der Zootomie" aus dem Jahr 1818 anhand umfassender Vergleiche der einzelnen Tierklassen herausgestellt hatte.[392] So seien bei einigen Klassen, welche im Kontext der Natur als Gesamtorganismus betrachtet auf einer sehr niedrigen Entwicklungsstufe stünden, Gebärorgan und Darm häufig eine einzige Entität. Auf einer höheren Entwicklungsstufe, bei den Fischen und den Vögeln, lasse sich eine Abgrenzung beider Organsysteme verzeichnen, wenn auch der „Eyergang" dem Darm vom strukturellen Aufbau her sehr ähnlich erscheine und teilweise noch in diesen münde.[393]

Der „Eyergang", der entwicklungsgeschichtlich der Gebärmutter vorausgehe, könne doppelt, wie bei den Fischen, oder einfach, wie bei den Vögeln vorliegen und sei einer Weiterentwicklung in Abhängigkeit von der jeweiligen Entwicklungsstufe des Tieres unterworfen. Bei dem Menschen, den Carus wie zuvor dargestellt, als den höchsten Repräsentanten des göttlichen Prinzips postulierte, sei der doppelte „Eyergang" zusammengewachsen und habe die Gebärmutter ausgebildet. Carus hatte durch Sektionen

---

391 Carus, „Symbolik der menschlichen Gestalt", 2. Auflage, Leipzig 1858, S. 34. Die zentrale Rolle des Gehirns im menschlichen Organismus kann man sich anhand der Beobachtungen von Menschen mit schweren Kopfverletzungen deutlich machen, die vorübergehend eintrüben oder nie wieder zu ihrem ursprünglichen geistigen Vermögen gelangen. Vgl. ebd., S. 128.
392 Vgl. Carus, „Lehrbuch der Zootomie", Leipzig 1818, S. 611 ff.
393 Vgl. Carus, „Lehrbuch der Gynäkologie", 1. Teil, Leipzig 1820, S. 21, § 27.

feststellen können, dass diese eine unterschiedliche Gestaltung in Abhängigkeit von dem Alter der Frau aufweise. So fand er bei einem neugeborenen Mädchen jene Stelle am stärksten ausgebildet, wo die Zusammenwachsung ihren Anfang nehme, nämlich am Muttermund. Bei einer älteren Frau hingegen fand er den Fundus prominenter und den Muttermund fast ganz verstrichen.

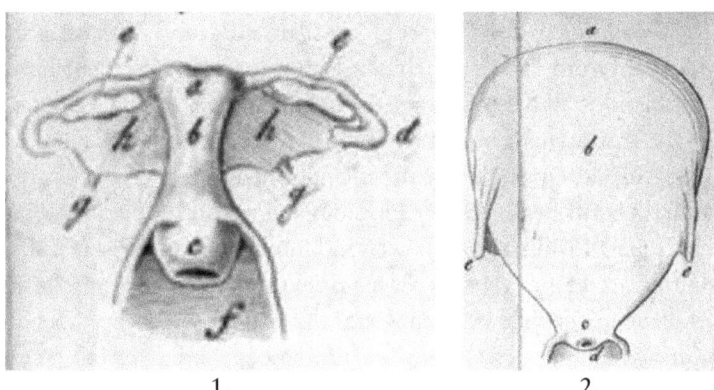

1.　　　　　2.

Abb. 18: 1. *Die Gebärmutter eines neugeborenen Mädchens: Der Muttermund* c *stellt sich gegenüber dem Gebärmutterkörper* b *und dem Fundus* a *sehr prominent dar. 2. Die Gebärmutter in der Schwangerschaft: Der Muttermund* c *ist fast gänzlich verstrichen, Gebärmutterkörper* b *und Fundus* a *haben deutlich an Größe gewonnen. Aus: Carus, „Lehrbuch der Gynäkologie", 1. Teil, Leipzig 1820, Tafel I, Fig. I und II.*

Dies ließ Carus darauf schließen, dass die Gebärmutter während des Lebens der Frau diverse Entwicklungsstadien durchlaufe, was sich mit der Vorstellung von einer sich stets vollendenden Natur zu decken schien. Es zeigt sich an dieser Stelle eine naturphilosophisch-romantische Interpretation auf dem Boden wissenschaftlicher Forschungsergebnisse.

Je weiter die Entwicklung des Organes voranschreite, desto mehr schien die Größe des Fundus gegenüber dem Muttermund zu überwiegen. In Folge dessen betrachtete Carus den Zustand der Gebärmutter am Ende der Schwangerschaft, wo sich der Muttermund gänzlich verstrichen zeigt, als deren höchste somatische Ausbildung:

> Man darf daher sagen, daß der Uterus erst in der Schwangerschaft das Maximum seiner Entwicklung erreiche.[394]

Nicht nur für den Fötus, sondern gleichsam für die Gebärmutter stelle die Schwangerschaft eine Ausbildungsperiode dar, an deren gemeinsamem Endpunkt die Geburt stehe.[395]

Carus nahm einen muskulösen Aufbau des Gebärorgans auch im ungeschwängerten Zustand sicher an. Er wies wie zuvor Jörg darauf hin, dass sich die Muskulatur in der Gebärmutter allein aufgrund ihrer strukturellen Verwandtschaft zum Darm annehmen lassen müsse. Außerdem habe man selbige problemlos an der schwangeren Gebärmutter darstellen können, was eine logische Konsequenz in Anbetracht der Tatsache zu sein schien, dass die organische Ausbildung erst dann als vollendet anzusehen sei. Carus argumentierte zusätzlich auf der Basis der Physiologie und führte die Irritabilität als Eigenschaft der Muskulatur als beweisend für einen muskulösen Aufbau der Gebärmutter an. Dabei verwies Carus direkt auf Reils galvanische Experimente und gab an, selbige mit dem gleichen Resultat wiederholt zu haben.[396]

Was die Auslösung der Geburt betrifft, so begründete er diese zunächst durch die Reife des Fötus, ohne die zugrunde liegende Physiologie näher zu beschreiben:

> Die Ursache der Wehen betreffend, so ist sie begründet in dem, mit erlangter Reife der Frucht erwachten Bestreben des Uterus, in seinen frühern Zustand zurück zu kehren, sich zu verkleinern, und jeden Widerstand welcher ihn in diesem Bestreben hindert, aus dem Wege zu räumen, folglich die Contenta (die Frucht) auszustoßen.[397]

Zu einem späteren Zeitpunkt betrachtete er hingegen den Entwicklungsprozess der Gebärmutter in der Schwangerschaft und die damit einhergehende starke Ausbildung der Muskulatur als für den Geburtseintritt zentral. Den Eintritt der Wehen begründete er mit der Verwandtschaft der Gebärmutter zum Darm und beschrieb deren Kontraktionen in Analogie zu dessen peristaltischen Bewegungen. Dabei erkannte er eine Gemeinsamkeit sowohl in dem Ablauf der Kontraktionen als auch in deren Ziel, welches bei beiden Organen die Expulsion des Inhaltes darstelle. Auch wenn die Gebärmutter

---

394 Ebd., 1. Teil, 3. Auflage, Leipzig 1852, S. 20.
395 Vgl. ebd., 2. Teil, 1. Auflage, Leipzig 1820, S. 63, § 743.
396 Vgl. ebd., 1. Teil, Leipzig 1820, S. 24, § 31.
397 Ebd., 2. Teil, Leipzig 1820, S. 91, § 791.

jederzeit über das Vermögen zu diesen peristaltischen Bewegungen verfüge, so beginne sie mit diesen naturgemäß erst dann, wenn sie ihre vollendete Ausbildung erlangt habe, nämlich am Ende der Schwangerschaft:

> Der Uterus ist nämlich im nicht schwangern Zustand als unentwickeltes, man könnte sagen, embryonisches Organ zu betrachten, welches erst seine völlige Ausbildung am Ende der Schwangerschaft erreicht, und daher der Norm gemäß auch zu dieser Zeit erst seine peristaltischen Bewegungen anhebt.[398]

Die Periodizität der peristaltischen Zusammenziehungen interpretierte Carus vor dem Hintergrund einer angenommenen Mikro-Makrokosmos-Korrespondenz, indem er diese als eine Analogie zu jeglicher Periodizität der umgebenden Natur beschrieb, dem Wechsel der Jahreszeiten zum Beispiel, oder dem Pulsschlag und der Atmung.[399] Carus ist damit der erste der hier betrachteten Geburtshelfer, der sich von der Idee einer primären Reizung der Gebärmutterwände durch den Fötus als den Kontraktionen zugrunde liegend zu entfernen wagte und diese auf dem Boden seiner anatomischen Untersuchungen zu erklären versuchte.

6.3.3 Der fötale Anteil der Schwangerschaft

Die körperlose, göttliche Idee und ebenso der organische Urstoff zur Ausbildung des menschlichen Fötus lagen nach Auffassung Carus' in den „Eierbläschen", den Graaf'schen Follikeln des weiblichen Ovars, wobei er die Beschaffenheit dieses Stoffes nicht näher beschrieb. Er nahm zunächst an, dass sich beim Menschen der erste Keim durch die Befruchtung aus diesem Urstoff entwickeln müsse und sich im Anschluss in der Gebärmutter zu einem Fötus gestalte.[400] Dies ist der Tatsache entlehnt, dass man bei anatomischen Untersuchungen für den Menschen im Gegensatz zu den Tieren und den Pflanzen einen solchen Keim im Ovar nicht hat nachweisen können.[401] Carus sprach in der Konsequenz dem menschlichen Fötus im Gegensatz zum tierischen ein höheres Maß an Individualität zu, da sich die Idee dementsprechend auch den ersten Keim von Grund auf selbst gestalten müsse. Es lässt sich außerdem annehmen, dass dieser Schlussfolgerung ein

---

398 Ebd., 3. Auflage, Leipzig 1838, S. 82, § 791.
399 Vgl. ebd., 2. Teil, Leipzig 1820, S. 92, § 793.
400 Vgl. ebd., S. 7, § 642.
401 Vgl. ebd., 1. Teil, Leipzig 1820, S. 20, § 26.

nicht unerheblicher Einfluss Carus romantischer Grundansichten zugrunde liegt, schien sich diese Beobachtung doch gut in seine Interpretation des Menschen als höchsten Repräsentanten der Natur einzugliedern. Nach der Entdeckung der Eizelle durch Karl Ernst von Baer 1827 schloss Carus eigenständige mikroskopische Untersuchungen des menschlichen Ovars an und konnte das Vorhandensein eines Keimes bereits vor der Befruchtung ebenfalls bekräftigen:

> Es ist mir gelungen in den Graaf'schen Bläschen eines 15-jährigen Mädchens schon diese dem bloßen Auge unsichtbaren eigentlichen Eikeime deutlich darzustellen, sowie sie denn bei Kälbern schon bald nach der Geburt von mir wahrgenommen wurden.[402]

In der Folge dieser Untersuchungen benannte er den Urstoff als „Eikeim" und revidierte seine früheren Ansichten: Carus betrachtete diesen nun analog zu dem der Tiere als einen bereits vor der Begattung existierenden und damit integrierenden Teil des mütterlichen Körpers.[403]

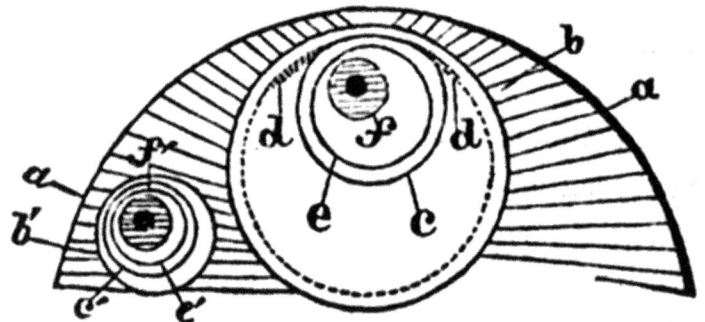

Abb. 19: *Darstellung des Eikeims (f) im unreifen (links) und im reifen Follikel (Graaf'schen Bläschen, rechts) im menschlichen Ovar. Aus: Carus, „System der Physiologie", Dresden, Leipzig 1838, S. 160.*

---

402 Ebd., 1. Teil, 3. Auflage, Leipzig 1838, S. 18, § 26. Vgl. Carl Gustav Carus, „System der Physiologie umfassend das Allgemeine der Physiologie, die physiologische Geschichte der Menschheit, die des Menschen und die der einzelnen organischen Systeme im Menschen, für Naturforscher und Aerzte", 1. Teil, Dresden, Leipzig 1838, S. 160, Anmerkung.

403 Vgl. Carus, „Lehrbuch der Gynäkologie", 2. Teil, 3. Auflage, Leipzig 1838, S. 6, § 642.

Durch die sogenannte Dehiscenz[404], das Bersten des ihn umgebenden Eierbläschens, höre der Keim jedoch auf, ein Teil des mütterlichen Körpers zu sein:

> Wie in der Pflanze, setzt aber auch hier bekanntlich das jedesmalige erste Freiwerden des neuen Individuums aus dem Zustande, wo es noch ein integrirender Theil (Organ) des mütterlichen Individuums war, eine Berstung, eine Dehiscenz voraus, und es ist ganz gleichgültig, ob wir hierbei auf den Polypen, auf die Molluske oder auf den Menschen blicken. [...] in dem Menschen muss das Graaf'sche Bläschen bersten, wenn das v. Baer'sche Urbläschen des Eies frei werden soll.[405]

Es scheint an dieser Stelle erneut durchzuklingen, dass Carus die Entwicklung des menschlichen Fötus erst nach der Entdeckung der Eizelle als der der Tiere gleich empfindet und er den Menschen erst in der Folge in die Kette der Säugetiere einreiht. Durch die Befruchtung mit dem männlichen Samen werde dieser Keim aus seinem „latenten Leben"[406] geweckt und beginne mit seiner organischen Gestaltung.

Auch Carus waren die Gefäße auf der Oberfläche der Eihäute durch mikroskopische Untersuchungen bekannt und er nahm an, dass der Fötus sich auch in der fortgeschrittenen Schwangerschaft vornehmlich über diese ernähre.[407] Eine Versorgung mit Nährstoffen über die Nabelschnur nahm Carus im Gegensatz zu Jörg nur bedingt an; dies begründete er zum einen damit, dass maternal-fetale Gefäßanastomosen in der Plazenta nicht nachgewiesen werden konnten. Zudem weist er auf die zuvor angeführte Beobachtung Osianders hin, der die vollständige Entwicklung von Föten trotz des vollständigen Fehlens der Nabelschnur beschrieben hatte.[408]

---

404 Carus beschreibt die Dehiscenz in seiner Abhandlung „Ueber ein merkwürdiges, jegliche organische Entwickelung begleitendes Phänomen der Zerstörung (Berstung – Dehiscenz)", in: Archiv für Anatomie, Physiologie und wissenschaftliche Medicin, hg. von Johannes Müller, Berlin 1835, S. 321–334.
405 Ebd., S. 323 f.
406 Unter latentem Leben versteht Carus, ähnlich wie auch Osiander, ein Leben ohne das Vermögen zur Lebensäußerung. Vgl. Carus' Aufsatz „Ueber den Begriff des latenten Lebens", in: Archiv für Anatomie, Physiologie und wissenschaftliche Medicin, hg. von Johannes Müller, Berlin 1834, S. 551–561. Dabei beschreibt auch er dieses latente Leben analog eines Samenkornes, welches auch nach vielen Jahren der Lagerung im Keller zur Austreibung fähig ist, sobald diesem die nötigen Bedingungen dazu geboten werden.
407 Vgl. Carus, „Lehrbuch der Gynäkologie", 2. Teil, Leipzig 1820, S. 26, § 678.
408 Vgl. ebd., S. 26, § 679. Zu Osiander siehe oben, S. 111.

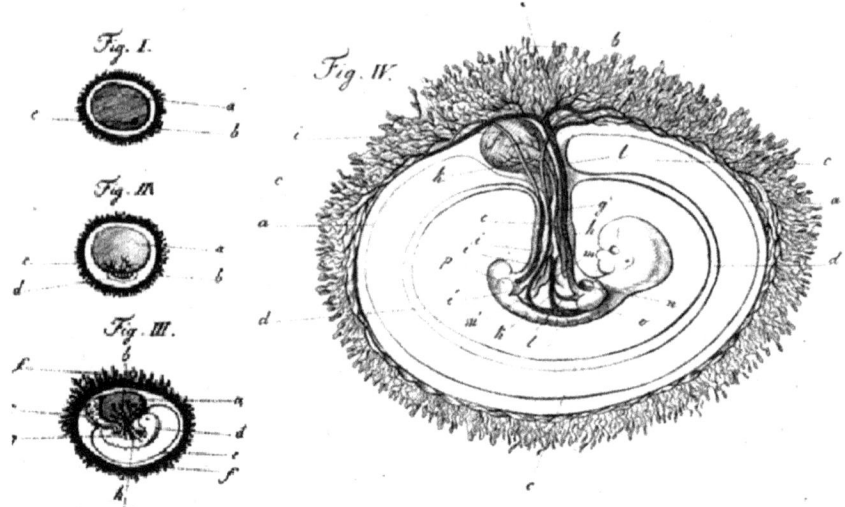

Abb. 20: Die Entwicklung des menschlichen Embryos im Mutterleib mit Darstellung der „einsaugenden Gefäße" auf den Eihäuten. Aus: Carus, „Lehrbuch der Gynäkologie", 2. Teil, Leipzig 1820, Tafel II, Fig. I, II, III und IV.

Osiander gelangte unter anderem aufgrund dieser Tatsache zu der Annahme, dass sich der Fötus vornehmlich über das Fruchtwasser ernähre. Carus schloss bezüglich dieser Fragestellung eigenständige Untersuchungen an: Er sezierte gefrorene Eier unterschiedlicher Säugetiere und fand dabei vereistes Fruchtwasser vom Rachen bis zum Magen hinab, was auch ihn von einer Ernährung durch das Fruchtwasser überzeugte. Er nahm an, dass die über die Eihäute bezogenen Nährstoffe vor allem über das Fruchtwasser und nur zu einem geringen Teil über die Nabelschnur zum Fötus geführt würden. Auch Carus sah in diesem Vorgang – wie Osiander und Jörg – eine Analogie zu der Nahrungsaufnahme einer Pflanze, und schrieb:

> Hält man nun dieses alles zusammen, so ist wohl dem Fruchtwasser der meiste Antheil an Ernährung der Frucht zuzusprechen, und wenn die Nabelgefäße überhaupt Antheil daran haben, dieser für geringer zu achten, immer aber als Hauptsache zu bemerken, daß die Frucht ihre Nahrung durch die ganze Oberfläche des Eies wie ungefähr die Pflanze durch die Wurzel, einsaugt.[409]

---

409 Ebd., S. 28, § 681. Vgl. ebd., S. 143, § 876.

Carus nahm eine intrauterine Respiration über die Plazenta an.[410] Dabei griff er auf praktische Beobachtungen als Geburtshelfer zurück und führte wie Girtanner und sein Lehrer Jörg an, dass der Fötus bei einer Unterbindung der Zirkulation in der Nabelschnur sehr schnell versterbe; dies sei durch das Ausbleiben von einer Versorgung lediglich mit Nährstoffen nicht zu erklären.[411] Außerdem habe auch er die Beobachtung machen können, dass das Blut von Nabelvene und -arterie des neugeborenen Kindes eine unterschiedliche Färbung aufweise. Dass sich dieser Unterschied im Vergleich zum älteren Menschen als ein geringerer darstelle, erklärte Carus dadurch, dass die Atmung über die Plazenta nicht so vollkommen wie die Atmung über die Lunge sei. Carus schien an dieser Stelle die fötalen Organe gegenüber denen des geborenen Menschen abzuwerten und verglich wie Darwin die Plazenta mit den Kiemen eines Fisches.[412] Carus beteiligte sich jedoch auch als Wissenschaftler an dieser Diskussion und schloss eigenständige Forschungen an. Er stellte den postulierten farblichen Unterschied zwischen arteriellem und venösem Blut an einem Hühnerfötus deutlich dar und beobachtete, dass die Föten von Vögeln und Amphibien im Ei versterben, werden diese luftdicht eingeschlossen.[413] In einem Versuch entnahm er einen Kaninchenfötus mitsamt den Eihäuten dem Bauch der Mutter und beobachtete, dass der Blutkreislauf in der Nabelschnur aufhörte, sobald der Fötus nach dem Eröffnen der Eihäute zu atmen begann. Als er den Fötus erneut in lauwarmes Wasser tauchte, so sah er Blut aus der abgetrennten Nabelschnur austreten, was er als Wiederaufnahme des intrauterinen Blutkreislaufes deutete und diesen in der Folge als Analogie zur Respiration interpretierte. Damit war für Carus die Funktion der Plazenta als intrauterine Lunge bewiesen.[414] Er wies zudem darauf hin, dass es einen unnatürlichen großen Sprung darstellen würde, käme der Prozess der Atmung erst unmittelbar nach der Geburt hinzu, ohne durch einen ähnlichen Vorgang zumindest vorbereitet worden zu sein.[415]

---

410 Vgl. ebd., S. 28, § 683. Vgl. ebd., S. 38, § 702 ff.
411 Vgl. ebd., S. 38, § 702.
412 Vgl. ebd., S. 40, § 706.
413 Vgl. ebd., S. 38, § 702.
414 Vgl. ebd., S. 40, § 705.
415 Vgl. ebd., S. 38, § 702 f.

Carus schrieb dem Fötus einen vegetativen Zustand zu. Als diesen Ansichten zugrunde liegend lässt sich zum einen die intrauterine Ernährung verstehen: So ernähre sich der Fötus zwar über seine eigenen Organe, die Eihäute und die Nabelschnur, jedoch ähnelten diese den Wurzeln einer Pflanze. Zudem fehle es dem Fötus an Selbstbestimmung, was dem Stufenmodell entsprechend einen animalen Zustand charakterisiere. Carus hatte außerdem die Muskeln des Bewegungsapparates am Fötus als wenig ausgebildet gefunden und seine Bewegungen im Mutterleib als „willkührlos und gering"[416] empfunden, weshalb er diesem die animale Ebene absprach. Carus schrieb in seiner Diskussion bezüglich der Eigentümlichkeiten des Fötus entsprechend seines Lehrers Jörg:

> Die bedeutendste ist unstreitig, daß sein Organismus nicht in freier und unmittelbarer Wechselwirkung mit der äußern Natur (mit dem Endorganismus) steht, sondern eingesenkt ist in den mütterlichen Organismus; folglich nur mittelbar Naturstoffe zu seiner Ernährung aufnimmt, nur mittelbar organischen Stoff an die äußere Natur ausscheidet. Eben dadurch aber bestimmt sich als zweite Eigenthümlichkeit, daß dem Fetus, inwiefern er gleichsam noch ein Theil eines größeren individuellen Organismus ist, die Selbstbestimmung mangelt, er somit, da ihm diese eigentlich den Thierkörper charakterisirende Eigenthümlichkeit abgeht, mehr der Pflanze genähert scheint.[417]

Auch ein Kleinkind wurde von Carus als „Menschenpflanze"[418] bezeichnet. Dies erklärte er dadurch, dass sich ein animales und ein höheres geistiges, menschliches Leben erst nach der Geburt in einem langsam voranschreitenden Prozess entwickele. Denn zu einem Geistesleben sei, wie zuvor dargestellt, zweierlei nötig: Ein vollkommen entwickeltes Gehirn als organische Verankerung der Geistestätigkeit und eine Interaktion mit der Umwelt. Der Fötus verfüge in einer frühen Phase der körperlichen Entwicklung weder über das eine, noch über das andere. Nach der vollendeten Organogenese in einer späteren Schwangerschaftswoche biete sich dem Fötus trotz entsprechender körperlicher Voraussetzungen noch immer nicht die Möglichkeit, mit der Natur in direkte Wechselwirkung zu treten. So sei während des Lebens im Mutterleib

---

416 Ebd., S. 61.
417 Ebd., S. 53, § 730.
418 Carus, „Symbolik der menschlichen Gestalt", Leipzig 1853, S. 357.

sein Zustand, rücksichtlich der höhern menschlichen Vermögen, ein tiefer Schlaf mit Recht zu nennen.[419]

Erst durch die Geburt würden die notwendigen Bedingungen geschaffen, in denen sich zunächst ein animales Leben äußern könne: Das Kind bekomme sodann Möglichkeit, sich freier zu bewegen, wodurch sich die Muskelfasern voll ausbilden können.[420] Und auch ein Weltbewusstsein, eine Seele und letztlich ein Geist, welcher den Menschen als solchen definiere, können sich erst nach der Geburt ausbilden. So schloss Carus:

> Mit der Geburt hebt die dritte und eigentlich menschliche Lebensperiode an, und wie eine weite Außenwelt mit dem Organismus in mannichfaltige Wechselwirkung tritt, so dämmert allmählig in den dunkeln, bis dahin bewußtlosen Regionen des Lebens, d.i. der Seele, eine schwache Unterscheidung des eigenen Seins vom fremden Sein auf, und nach und nach und mit periodisch immer wiederkehrendem Versinken in's unbewußte Leben, entwickelt sich bei herannahender Lebensreife die eigenthümliche Welt der selbstbewußten, fühlenden, wollenden und erkennenden Seele aus jenem frühen bewußtlosen Zustande.[421]

Die Entwicklung zu einem höheren Geistesleben sei ein langsam fortschreitender Prozess, und bei der Beobachtung neugeborener Kinder werde deutlich, dass trotz des langsamen Erwachens seelischer Funktionen noch die ursprüngliche Idee vorzuherrschen scheine, denn das Dasein des Kindes sei maßgeblich auf Entwicklung und Trieb reduziert. Jedoch scheine bereits in dieser frühen Phase der Entwicklung das Göttliche eines jeden Menschen hindurch und es wird erkenntlich, „was schon in so früher Form der Geist für eine Macht zu zeigen im Stande ist."[422] Obwohl Carus das Lebens des Fötus als vegetativen Zustand interpretierte, so erinnerte er doch daran, dass dieser bereits auf seiner frühsten Entwicklungsstufe die göttliche Idee

---

419 Carus, „Lehrbuch der Gynäkologie", 2. Teil, Leipzig 1820, S. 54.
420 Vgl. ebd., S. 147, § 883 und S. 148, § 885.
421 Carus, „Psyche", Pforzheim 1846, S. 3. Vgl. ders., „Lehrbuch der Gynäkologie", 2. Teil, Leipzig 1820, S. 148. Vgl. ebd., 2. Teil, 3. Auflage, Leipzig 1838, S. 56, wo Carus schreibt:
   Was uns betrifft, so möchten wir Seelenvermögen allerdings bereits im Fetus annehmen, hingegen Entwicklung der thätigen Seele selbst erst von der Geburt an datiren.
422 Carus, „Symbolik der menschlichen Gestalt", Leipzig 1853, S. 357.

eines Menschen und damit die „Idee" des höchsten Repräsentanten der Natur in sich trägt:

> Wie würde dann der Organismus des werdenden Kindes ein so ganz anderer, wie würde ein so eigenthümliches und schöneres Verhältniß von Hirn und Sinnesorganen und gesammter Gliederung sich entwickeln, wenn nicht die noch absolut unbewußte so ganz andere und höhere Idee an ihm sich dergestalt offenbarte! [...] Welche ganz andere Eigenthümlichkeit haben daher schon die ersten dunklen Aeußerungen psychischen Lebens im Kinde, gegen die des Thieres![423]

Erst durch die Geburt ergeben sich die Bedingungen für ein menschliches Leben: Das Kind trennt sich von seinen intrauterinen, pflanzenähnlichen Organen, erhält die Möglichkeit zur freien Bewegung und Selbstbestimmung und kann letztlich durch Umweltinteraktionen eine Seele und schließlich einen Geist ausbilden. Erst durch die Geburt werde der Mensch zum Menschen. Carus schloss daher in Bezug auf diese:

> Alle diese so wichtigen Umänderungen im Kindeskörper nun, sind das Werk der Geburtsperiode, welche eben deßhalb, und weil diese Veränderungen so plötzlich erfolgen, mit Recht als die bedeutendste Revolution des menschlichen Organismus betrachtet wird.[424]

Dennoch verbleibe das Kind auch über die Geburt hinaus zunächst noch in Abhängigkeit von seiner Mutter: So kann es zwar nun Stoffe über den Mund aufnehmen und mit seinem Darm verarbeiten, jedoch werden ihm diese in den ersten Monaten in der Regel vom mütterlichen Körper bereitet und dargeboten, das Kind wird gestillt.[425]

Carus sah die vollendete Entwicklung der Gebärmutter als den Wehen zugrunde liegend an. Jedoch schien auch Carus sich von der verbreiteten Idee der Reizung der Gebärmutterwände durch den Fötus nicht gänzlich lösen zu können; so erwähnte er peripher, dass die Wehen nach dem Abfließen des Fruchtwassers deswegen stärker würden, weil die Gebärmutter sich nun enger an das Kind lege und dadurch gereizt werde.[426] Auch den Gedanken einer Entfremdung von Fötus und Gebärmutter bedingt durch dessen Reife am Ende der Schwangerschaft griff er auf. Reife interpretierte

---

423 Carus, „Psyche", Pforzheim 1846, S. 152.
424 Carus, „Lehrbuch der Gynäkologie", 2. Teil, Leipzig 1820, S. 148, § 886.
425 Vgl. ebd., S. 143, § 876 f.
426 Vgl. ebd., S. 100, § 808.

Carus dabei durch die vollkommene Ausbildung des Fötus und das damit einhergehende Vermögen, außerhalb des mütterlichen Körpers leben zu können. Neben der Adaption geburtsphysiologischer Theorien liegt der Annahme einer Entfremdung eine anatomische Auffälligkeit zugrunde, welche sich so nur bei Carus finden ließ: Er hatte bemerkt, dass die äußere Fläche der Plazenta zum Schwangerschaftsende hin dichter werde und sich bei einer reifen Plazenta als dünnes Häutchen abpräparieren lasse. Er schien diese Haut jedoch als ein Resultat der Entfremdung, nicht als deren Ursache zu interpretieren und machte keine Erklärungen diesbezüglich, wodurch dieses Häutchen entstehe.[427]

Auch wenn Carus den Gedanken einer Entfremdung von Mutter und Fötus als der eigentlichen Geburt vorhergehend nicht weiter ausführte, so lässt sich die Annahme eines solchen Mechanismus ebenso daran ersehen, dass er ein pathologisch zu früh aufgehobenes Wechselverhältnis – zum Beispiel durch den Tod des Fötus – als ursächlich für eine verfrühte Geburt annahm. So schrieb er:

> Ist nun das Absterben der Frucht erfolgt, so wird bei aufgehobener Wechselwirkung zwischen Ei und Uterus die Neigung zur Ausstoßung des erstern rege, und erfolgen denn endlich Wehen so geht die Geburt vor sich.[428]

Auch eine Trennung des Fötus von der Gebärmutter durch zum Beispiel das Ablösen der Plazenta aufgrund Traumata oder pathologischer Veränderungen der Gestalt der Gebärmutter bewirke eine frühe Unterbindung des Wechselverhältnisses und damit eine frühzeitige Geburt. Carus hatte die Ausbildung von Fötus und Gebärorgan als einen parallel verlaufenden Prozess gedeutet, an dessen Ende die Geburt stünde. Er hatte jedoch auch angemerkt, dass die Gebärmutter unabhängig davon bereits vor abgeschlossener Schwangerschaft über das Vermögen zu Kontraktionen verfüge, und es lässt sich an dieser Stelle ersehen, dass die Wehen augenscheinlich auch dann eingeleitet würden, sobald die Schwangerschaft durch pathologische Ursachen verfrüht unterbrochen werde. Was hingegen eine zu späte Geburt angeht, so machte Carus darüber kaum Angaben, denn es „reichen die bisherigen Fälle schwerlich zu."[429]

---

427 Vgl. ebd., S. 45, § 715. Vgl. ebd., 1. Teil, Leipzig 1820, S. 52.
428 Ebd., 2. Teil, Leipzig 1820, S. 482.
429 Ebd., S. 494, § 1479.

Auch wenn augenscheinlich die Reife des Fötus die Geburt zu einem gewissen Teil vorbereitet, so hat dieser an der Geburt selbst keinerlei Anteil: Diese obliege allein der Gebärmutter.[430]

6.3.4 Rezeption durch Ferdinand August Maria Franz von Ritgen

Ein weiterer Geburtshelfer, welcher sich der Betrachtung des intrauterinen Lebens ebenfalls aus einer naturphilosophischen Perspektive widmete, war Ferdinand August Maria Franz von Ritgen (1787–1867). Ritgen hat mit zahlreichen Publikationen und der Mitherausgabe der Fachzeitschriften „Gemeinsame deutsche Zeitschrift für Geburtskunde", „Monatsschrift für Geburtskunde und Frauenkrankheiten" sowie „Neue Zeitschrift für Geburtskunde" wesentliche Beiträge zur Entwicklung der Frauenheilkunde und Geburtshilfe als eigenständige Wissenschaft geleistet. Da Ritgens Ansichten bezüglich des Fötus denen von Carus sehr ähneln und sich zur Geburtsphysiologie nicht mehr als ein kurzer Aufsatz finden ließ, sollen Ritgens Ausführungen an dieser Stelle im Zusammenhang mit Carus dargestellt werden.

Ritgen wurde nach seiner Habilitation im Jahr 1814 Professor für Geburtshilfe und Chirurgie an der Universität Gießen und Direktor der dortigen Entbindungsanstalt. Dabei war er um eine für die damalige Zeit überdurchschnittlich gute Ausbildung der Hebammen sehr bemüht und setzte im Jahr 1816 die Gründung einer Hebammenschule durch.[431]

---

430 Der Geburtsverlauf wird von Carus allein durch die Wehen der Gebärmutter beschrieben. Vgl. ebd., S. 98, § 806 ff.

431 So überreichte von Ritgen bereits im Jahr 1815 die Ehrendoktorwürde der Entbindungskunst an die Geburtshelferin Josepha von Siebold, die Ehefrau Damian von Siebolds, einem Bruder Adam Elias von Siebolds, welcher durch eine Ausnahmeregelung ein Studium bei ihrem Schwager in Würzburg ermöglicht worden war. Sie wurde damit die erste Frau Deutschlands, die einen medizinischen Doktorgrad erwarb. Zwei Jahre später folgte ihre Tochter Charlotte von Siebold, heute als erste Frauenärztin Deutschlands bekannt, mit ihrer Dissertation „Ueber die Schwangerschaft außerhalb der Gebärmutter und über Bauchhöhlenschwangerschaft insbesondere" nach. Vgl. dazu Karl von Hecker: „Charlotte Heidenreich genannt von Siebold", in: „Allgemeine Deutsche Biographie", 11. Bd. (1880), S. 301–302, [Online-Ressource].

Ritgen zeigte ein weit gefächertes Interessen- und Forschungsspektrum, welches sich in seinen über 200 veröffentlichten Schriften niederschlug.[432] Seine Werke, die von einer naturphilosophischen Gesamtschau geprägt waren, umfassten neben Fragestellungen aus diversen medizinischen Fachbereichen auch Schriften zur Botanik, Zoologie, Geologie und Astronomie. Ritgens Versuch einer philosophischen Durchdringung der Natur war jedoch keinesfalls ein mystisch-spekulativer, sondern ergänzte seine umfassenden deskriptiven Beobachtungen auf einer theoretischen Ebene:

> Fußend auf den Fortschritten, die die naturwissenschaftliche Forschung bis dahin gemacht hatte, legte er sich nach streng logischen Gesetzen einen eigenen Werdegang des Weltalls zurecht, der sich nur in seinen Hauptprinzipien an bekannte Philosophen seiner Richtung anschloß, so vor allem an Schelling.[433]

Ritgens Grundhaltung und das damit verbundene Vertrauen auf die Kräfte der Natur offenbarte sich auch in seinem Handeln als Geburtshelfer: Er ging gemäß des hippokratischen Grundsatzes vor, den Arzt als „minister naturae" zu verstehen und dementsprechend abwartend in das Geburtsgeschehen einzugreifen.[434]

---

432 Zu einer Übersicht vgl. Eduard Wolf, „Ferdinand August Maria Franz von Ritgen. Ein Beitrag zur Geschichte der Medizin und Naturphilosophie", Diss. med., Halle 1913, S. 8–22.
433 Ebd., S. 8.
434 Vgl. Jost Benedum: „Ferdinand August Maria Franz von Ritgen", in: „Neue Deutsche Biographie", 21. Bd. (2003), S. 647–648, [Online-Ressource]; Irmtraut Sahmland, „Das ‚Universitäts-Entbindungshaus' in Gießen", in: „Die Medizinische Fakultät der Universität Gießen: Institutionen, Akteure und Ereignisse von der Gründung 1607 bis in 20. Jahrhundert", hg. von Ulrike Enke, Stuttgart 2007, S. 99–140; Irmtraut Sahmland, „Die Etablierung einer neuen Disziplin. Ferdinand August Maria Franz von Ritgen und seine Leistungen im Fach Geburtshilfe", in: „Professoren – Studenten – Patienten. Die Medizinische Fakultät Gießen", hg. von Ulrike Enke und Sigrid Oehler-Klein, Neustadt/Aisch 2007, S. 41–52; Michael Bühne, „Ferdinand August Maria Franz von Ritgen (1787–1867). Lehrer der Geburtshilfe und Naturforscher in Gießen", Diss. med., Gießen 1992; Eduard Wolf, „Ferdinand August Maria Franz von Ritgen", Diss. med, Halle 1913.

Ganz im Sinne von Ritgens naturphilosophischer Gesamtschau[435] und vor dem Hintergrund der Vergleichenden Anatomie[436] erklärt sich auch sein Modell der Entstehungsgeschichte des menschlichen Körpers und des ungeborenen Kindes insbesondere, welchem er in seinem Werk „Probefragment einer Physiologie des Menschen, enthaltend die Entwicklungsgeschichte der menschlichen Frucht" aus dem Jahr 1832 weit ausholende Erörterungen widmete.

Gemäß den metaphysischen Ansichten des Deutschen Idealismus und Schellings Philosophie von der Weltseele insbesondere unterschied auch Ritgen zwischen dem Vollkommenen, welches er als Gottheit bezeichnete, und dem Unvollkommenen, welches die gesamte organische Natur umfasste:

> Das Vollkommene nennen wir Gott, das Unvollkommene: Welt, oder Natur; die Selbste, worein die Welt zerfällt: Weltgeschöpfe, oder Naturgeschöpfe.[437]

Dabei entsprachen die Gottheit dem Makrokosmos, die Naturgeschöpfe dem Mikrokosmos Carus', oder auch der *natura naturans* und der *natura naturata* im Sinne Schellings.

Die Unvollkommenheit der Unvollkommenen bedinge zum einen, dass das Unvollkommene zu seiner eigenen Erschaffung nicht vermögend sei und somit von der Gottheit geschaffen sein müsse, zum anderen, dass es als Einheit per se nicht existieren könne und damit in unterschiedliche Entitäten zerfallen müsse. Eine jede dieser Entitäten bediene sich zur Erlangung seiner

---

435 Für eine ausführliche Darstellung dieser in Bezug auf Ritgens gesamtes Wirken verweise ich unbedingt auf die Dissertation Eduard Wolfs. An dieser Stelle soll nur auf die Naturphilosophie eingegangen werden, welche für ein Verständnis von dem Leben des ungeborenen Kindes unabdingbar ist.

436 Ritgen hat, ebenso wie Jörg und Carus, viele Forschungen zur Vergleichenden Anatomie und zum Stufenprinzip der Natur betrieben, wie sich an zahlreichen Publikationen zeigt. Vgl. Ferdinand August Maria Franz von Ritgen, „Ueber die Aufeinanderfolge des ersten Auftretens der verschiedenen Organischen Gestalten", Marburg 1828 und „Natürliche Eintheilung der Säugethiere", Gießen 1824.

437 Ferdinand August Maria Franz von Ritgen, „Probefragment einer Physiologie des Menschen, enthaltend die Entwicklungsgeschichte der menschlichen Frucht", Kassel 1832, S. 5, § 20.

organischen Form, welche die einer Pflanze, eines Tieres oder eines Menschen sein kann, eines Urstoffes und gestalte sich daraus einen Körper.[438]

Die Erschaffung des Unvollkommenen durch das Vollkommene bedinge eine dem Unvollkommenen innewohnende Zweckmäßigkeit, welche Ritgen im Sinne des Idealismus in der Erlangung der höchst möglichen Vervollkommnung sah: „Die Bestimmung des Unvollkommnen ist also: Selbstvervollkommnung."[439] Bei diesem Prozess durchlaufe das Unvollkommene diverse organische Stufen, an deren Spitze der Mensch als höchster Repräsentant der Natur stehe. Ritgen schrieb: „Der Mensch steht also als Spitze der Schöpfung der Erdbewohner da."[440] Dabei sei es vor allem, wie auch von Carus postuliert, das Nervensystem und das daran gebundene Vermögen zu höheren geistigen Tätigkeiten, welches den Menschen über die Tiere hebe.[441]

Da das Unvollkommene von dem Vollkommenen als Ganzes geschaffen worden war, müsse auch die gesamte Anzahl an einzelnen Entitäten zeitgleich geschaffen worden sein:

> Es ist sonach klar, daß die menschliche Form und jedes einzelne Individuum dieser Form, also der erste wie der letzte Mensch, vom Anfange der Welt her unkörperlich, in körperlosem Keime, erschaffen sei.[442]

Dabei entsprach der Keim der Idee Carus' und war das zentrale Agens zur Erschaffung des physischen Körpers. Ritgen unterschied zwischen einer Potentia, der vom Vollkommenen erschaffenen „eigenthümliche[n] Möglichkeit"[443] zum Leben, und dem Actu als organischer Verkörperlichung dieser Potentia, welche das Selbst eigenständig bewerkstelligen muss. Sobald sich der der Zweckmäßigkeit des individuellen Selbstes und des Gesamtzweckes der Einheit des Unvollkommenen entsprechend beste Zeitpunkt zur physischen Verwirklichung biete, beginne das Selbst mit dem Actu:

> Es hat also einen gewissen Sinn, wenn man bildlich sagt, daß dieses oder jenes Selbst bis hierher geschlummert habe und jetzt eben zur Verwirklichung erwacht sei.[444]

---

438   Ebd., S. 7, § 27 ff.
439   Ebd., S. 4, § 16.
440   Ebd., S. 22, § 57.
441   Vgl. ebd., S. 42, § 78.
442   Ebd., S. 45, § 83.
443   Ebd., S. 44, § 81.
444   Ebd., S. 45, § 82.

Dabei seien es die Eltern, welche dem als Potentia erschaffenen Menschenkeim die geeigneten Bedingungen zur Verwirklichung darbieten. Zwar böten die Eltern die Grundlage, auf der das Selbst den Actum mittels des ihm dargebotenen Stoffes vollbringen kann, jedoch entstehe ein von den Eltern unabhängiges Selbst.[445] Dabei ging auch Ritgen davon aus, dass dieser Stoff, den er im weiblichen Ovar lokalisierte, durch den männlichen Samen belebt werde und nannte ihn ab der Befruchtung Keim.[446] Der Fötus ernähre sich dabei über die Gefäße auf den Eihäuten[447] und über die Plazenta, also vermöge seiner eigenen Organe, die auch Ritgen in Analogie zu den Wurzeln einer Pflanze betrachtete.[448] Er erwähnte nur peripher seine Überzeugung von einer intrauterinen Respiration über die Plazenta und bezog sich dabei auf praktische Erfahrungen am Geburtsbett: Auch er hatte das Versterben des Fötus beim Unterbinden des Blutkreislaufs in der Nabelschnur erlebt.

Ein jedes Individuum, von der Pflanze bis zum Menschen, stellte damit Ritgens Ansichten nach einen Repräsentanten des von einer Gottheit geschaffenen Unvollkommenen dar, wobei der Mensch vor allem aufgrund des Baues seines Nervensystemes als höchster Repräsentant zu gelten habe. Zu dem Zeitpunkt, zu dem ein Fötus heranwächst, beginne in der Folge nicht dessen Leben, sondern lediglich dessen körperliche Verwirklichung seines bereits existenten, von dem Vollkommenen erschaffenen Leben als Potentia. Ritgen sprach in diesem Zusammenhang auch von dem „somatisch-physischen Lebensverlauf des Menschen"[449] oder des „vom Körper begleiteten Lebens des Menschen"[450] im Gegensatz zu dem körperlosen Leben zuvor. Ein jedes menschliches Individuum hat demnach bereits vor der Schwangerschaft existiert, nur ohne ein physisches Korrelat. Für den Fötus bedeutete dies zunächst, dass er einem erwachsenen Menschen körperlich zwar nachstand, jedoch bereits vor dem ersten Tag seiner physischen Entwicklung im Mutterleib als höchster Vertreter des von Gott Geschaffenen zu betrachten

---

445 Vgl. ebd., S. 51, § 90.
446 Vgl. Ferdinand August Maria Franz von Ritgen, „Handbuch der niedern Geburtshülfe", Gießen 1824, S. 136, § 255 und S. 140, § 158.
447 Ebd., S. 179 f.
448 Ebd., S. 191, § 320.
449 Ritgen, „Probefragment einer Physiologie des Menschen", Kassel 1832, S. 58, § 105.
450 Ebd., S. 58, § 106.

und zu schätzen sein muss. Dennoch schien auch Ritgen den Wert des intrauterinen Lebens einzuschränken. Er schrieb im Zusammenhang mit der Diskussion geburtshilflicher Operationen:

> Ich kann mich nämlich der Ansicht nicht erwehren, daß das in dem Mutterleibe enthaltene Kind noch kein völlig ausgebildetes menschliches Wesen seye; daß es erst nach vielen Jahren diejenige Ausbildung, welche die Mutter bereits erlangt hat, erreiche […]. Aus demselben Grund halte ich den Werth der Frucht umso geringer, je jünger der Embryo ist.[451]

Diese Aussage lässt sich vor dem Hintergrund von Ritgens Verständnis einer individuellen Vervollkommnung deuten: In Anbetracht der Tatsache, dass die Vervollkommnung als ein nie endender Prozess zu betrachten sei, muss die Mutter dieser näher gekommen sein als der Fötus. Es schien gerade diese Vervollkommnung zu sein, welche für Ritgen den Wert eines menschlichen Lebens definierte; der Fötus wurde damit nicht als Mensch mit entsprechendem Wert betrachtet.

Mit der Geburtsphysiologie hat Ritgen sich vor allem in seinem Aufsatz „Über die Triebfedern der Geburt" befasst.[452] Ritgen setzte hier als Grundlage einer jeglichen organischen Funktion eine Nerventätigkeit voraus, welche vom zentralen Nervensystem gesteuert werde:

> Die Nerven sind nämlich der Weg, auf welchem jedem Theile des lebenden Leibes seine innere Belebung zugeht.[453]

Die Nerventätigkeit folge dabei einer zentrifugalen Ausbreitung, gehe vom Zentrum in die Peripherie und vermittele dadurch zum Beispiel im Muskel eine Expansivkraft. Auf diese reagiere der Muskel sogleich mit einer Gegenkraft, wodurch zunächst eine Spannung aufgebaut und letztlich eine Kontraktion ausgelöst werde. Ritgen schrieb:

> Der Nerv ist nämlich wie immer, so auch hier bemüht, den Muskel auszudehnen; der Muskel, wie jeder andere Theil, seine Integrität gegen diesen Einfluss behauptend,

---

451 Ferdinand August Maria Franz von Ritgen, „Die Anzeigen der mechanischen Hülfen bei Entbindungen, nebst Beschreibung einiger, in neuerer Zeit empfohlenen geburtshülflichen Operationen und einer verbesserten Geburtszange", Gießen 1820, S. IX f.
452 In: Gemeinsame deutsche Zeitschrift für Geburtskunde, 4. Bd., 1. Heft, Weimar 1829, S. 7–39.
453 Ebd., S. 7.

vermehrt seine zusammenhaltende Macht, und so kommt es wiederum zu einer Zusammenziehung, und somit zur Bewegung.[454]

Wo hingegen der Muskel sehr schnell mit einer Kontraktion reagiere, könne die Zeitspanne bis zu dieser je nach Endorgan Minuten, Stunden oder auch Wochen betragen; Ritgen gab als Beispiel dazu unter anderem die alle vier Wochen wiederkehrende Menstruation als Ausdruck einer Gebärmutterkontraktion und das Wasserlassen als Konsequenz einer Kontraktion der Urinblase an. In der Schwangerschaft werde die auf die Gebärmutter gerichtete Nerventätigkeit stärker und durch die damit einhergehende vermehrte Expansivkraft werde das Organ aktiv ausgebildet. Ritgen hatte selbst anatomische Studien an den Gebärmüttern verstorbener Schwangerer durchgeführt und die Wände deutlich dicker gefunden.[455]

Durch das schwangerschaftsbedingte Ausbleiben der Menstruation und einer damit einhergehenden ausbleibenden Entladung der Nerventätigkeit in Form einer Kontraktion finde in der schwangeren Gebärmutter eine Kumulation von Nervenkraft statt. Diese erreiche nach dem Ablauf von zweihundertachtzig Tagen ihr Maximum und es komme zu einer Explosion, worauf die Gebärmutter nun mit umso kräftigeren Kontraktionen reagiere. Warum es genau zweihundertachtzig Tage bis zu diesem Ereignis dauert, vermochte von Ritgen nicht zu sagen:

> Bis jetzt habe ich aus der Vergleichung der Dauer der Schwangerschaft mehrerer Thiere mit der Dauer der menschlichen keinen Fingerzeig für die Lösung dieser Frage entdecken können.[456]

Ritgen erwähnte bei seiner Beschreibung der Geburtsphysiologie ebenfalls die Tatsache, dass zum Geburtstermin die Verbindung zwischen Mutter und Kind gelockert sei, ging auf eine Diskussion diesbezüglich jedoch nicht weiter ein.[457] An seiner Geburt schien das Kind keinerlei Anteil zu haben; die Rolle des Kindes im Geburtsprozess wurde von Ritgen gänzlich passiv beschrieben.[458]

---

454 Ebd., S. 10.
455 Vgl. ebd., S. 28.
456 Ebd., S. 25.
457 Vgl. ebd., S. 28.
458 Vgl. Ferdinand August Maria Franz von Ritgen, „Bruchstücke aus einem grössern Aufsatze über den gewöhnlichen Hergang der Geburt", in: Neue deutsche Zeitschrift für Geburtskunde, 1. Bd., 1. Heft, Weimar 1827, S. 11–62.

6.3.5 Zusammenfassung

Sowohl Carus als auch Ritgen legten ihren Ansichten bezüglich des Fötus einen naturphilosophischen Ansatz zugrunde, in welchem sie von einer Mikro-Makrokosmos-Korrespondenz ausgingen. Durch die „Idee" im Sinne Carus' oder den „Keim" im Sinne Ritgens, also das von Gott erschaffene, körperlose Prinzip, wurde ein jedes Individuum einem größeren Ganzen im Sinne der *natura naturans* Schellings zugeordnet. Die entsprechende organische Gestaltung wurde dem individuellen Prinzip im Sinne einer Lebenskraft zugeschrieben. Sowohl Carus als auch Ritgen hatten sich intensiv mit Untersuchungen zur Vergleichenden Anatomie beschäftigt, welche dem theoretischen Stufenprinzip eine naturwissenschaftliche Verankerung bieten zu können schien. Dabei war es vor allem das Gehirn, welches sich bei dem Menschen in einzigartiger Ausprägung zeigte; dieses wurde als Beweis dafür angeführt, dass der Mensch als höchster Repräsentant des göttlichen Prinzips anzusehen sei. Carus nahm zunächst an, dass die menschliche „Idee" sich auch den ersten Keim selbst erschaffen müsse, und schrieb in der Folge dem menschlichen Fötus im Vergleich zum tierischen ein höheres Maß an Individualität zu. Nach der Entdeckung der menschlichen Eizelle durch von Baer und darauf folgende eigenständige Untersuchungen reihte Carus hingegen den Menschen in die Kette der Säugetiere ein, da dem ersten Entstehen sowohl des menschlichen als auch des tierischen Fötus das gleiche Prinzip zugrunde lag. Carus waren die Gefäße auf den Eihäuten, welche er der intrauterinen Ernährung dienend annahm, durch mikroskopische Untersuchungen bekannt und er sah in diesen, wie auch Jörg und Osiander, eine Analogie zu den Wurzeln einer Pflanze. Carus sprach unter anderem deswegen dem Fötus einen vegetativen Zustand zu. Als diese Annahme ergänzend lässt sich anführen, dass auch ein animales Leben, welches entsprechend des Stufenprinzips durch Selbstbestimmung und freie Bewegung gekennzeichnet war, erst nach der Geburt hinzukommen könne. Ebenso entwickele sich auch das menschliche Leben erst nach der Geburt in einem langsam voranschreitenden Prozess: Carus nahm entsprechend seines Lehrers Jörg an, dass das Gehirn erst durch Interaktionen mit der Umwelt zu der Aufnahme seiner Funktion angehalten werde. Da sich eine Seele und ein Geist erst auf der Basis eines aktiven Gehirns entwickeln können, könne der Fötus weder über das eine noch über das andere verfügen. Da es diese beiden Faktoren sind, die den Menschen über das Tier erheben und damit als solchen definieren, sprach Carus von einem menschlichen Leben erst nach der Geburt. Er erinnerte jedoch daran, dass auch der Fötus sich auf der Basis einer menschlichen Idee entwickele. Ein ähnlicher Gedankengang zeichnet sich auch bei Ritgen ab: Dieser schätzte den Fötus aufgrund seines göttlichen Keims, der von der Befruchtung an der eines Menschen sei, als ein menschliches Wesen, jedoch setzte auch er dessen Wert im Vergleich zu dem eines erwachsenen Menschen aufgrund mangelnder körperlicher und geistiger Ausbildung herab. Obwohl sowohl Carus als auch Ritgen den menschlichen Fötus aufgrund dessen Anlage zum höchsten Repräsentanten der Natur entsprechend schätzten, so war doch der Gedanke der körperlichen und geistigen Vervollkommnung zur Definition des Menschen zentral.

Die Ursache der Geburt sah Carus in der vollendeten Entwicklung der Gebärmutter begründet, welche mit der Entwicklung des Fötus parallel verlaufe. Er hatte durch seine Untersuchungen bezüglich der Vergleichenden Anatomie die Genese der Gebärmutter aus einem Darmäquivalent aufgezeigt und sprach ihr entsprechende Eigenschaften zu. Dabei sei die Gebärmutter erst am Schwangerschaftsende als vollendet anzusehen; ist diese Entwicklung abgeschlossen, so beginne das Organ automatisch mit peristaltischen Bewegungen, welche den reifen Fötus austreiben. Carus war damit der erste, der sich von der Theorie einer Reizung der Gebärmutterwände durch den Fötus zu entfernen wagte und die Ursache für die Kontraktionen primär in der Struktur der Gebärmutter suchte. Auch er nahm jedoch eine gewisse Entfremdung von Mutter und Fötus als vorbereitend auf die Geburt an und ging davon aus, dass die Gebärmutterwände im Geburtsverlauf durch den Fötus zunehmend gereizt würden. Dieser Gedankengang erscheint in Carus' Ausführungen wie ein Fremdkörper, bedenkt man, dass vor dem Hintergrund seiner eigenen Forschungserkenntnisse eine Adaptation der Reiz-Theorie nicht nötig erscheint. Es scheint, als könnte auch Carus trotz seiner neuen Ideen, mit denen er die Vorstellungen zur Geburtsphysiologie bereicherte, sich nicht ganz von den verbreiteten Ansichten anderer Geburtshelfer, zu denen auch sein ehemaliger Lehrer Jörg gehört, lösen. Ritgen beschrieb in einem Aufsatz eine Nerventätigkeit als ursächlich für die Gebärmutterkontraktionen und führte diese auf eine Kräftelehre zurück: Die Nervenkraft gelange zur Gebärmutter und kumuliere in dieser, bis sie zu einer Explosion gelange und sich durch Wehen ausdrücke. Er sah dabei die Gebärmutterkontraktionen in Analogie zu zum Beispiel den Kontraktionen der Urinblase beim Wasserlassen. Es lässt sich hier eine gewisse Parallele zu Carus' und letztlich auch Hoffmanns Ansichten aufzeigen, die ebenfalls die Wehen in Analogie zu den Kontraktionen anderer Organe verstanden hatten, jedoch erscheint Ritgens Rückfall auf eine Kräftelehre im Vergleich zu Carus' naturwissenschaftlichen Argumentationen als kaum noch zeitgemäß und erinnert in vielen Punkten an Reils diffuse Erklärungen von einer Expansiv- und Kontraktionskraft aus dem Jahr 1807. Weder Carus noch Ritgen sprachen dem Fötus im Geburtsverlauf eine aktive Rolle zu, was sich mit allen anderen bisher genannten Ansichten mit Ausnahme der von Friedreich deckt. Carus hat sich neben seiner Eigenschaft als praktizierender Geburtshelfer auch als Wissenschaftler an der Beantwortung offener Fragen beteiligt: Neben physiologischen und anatomischen Untersuchungen zur Geburtsphysiologie beschäftigte er sich intensiv mit dem intrauterinen Leben, führte mikroskopische Studien an den Föten unterschiedlicher Tierklassen durch und stellte Versuche bezüglich der Plazentaratmung an. Es zeigte sich durchgängig, dass Carus seine wissenschaftlichen Erkenntnisse durch naturphilosophische Interpretationen ergänzte, sich jedoch keineswegs primär von romantischen Spekulationen leiten ließ. Er hat mit diesem Vorgehen wertvolle wissenschaftliche Beiträge für das Verständnis von der Physiologie des Fötus und des Geburtsvorganges geleistet. Ritgen hat eine Vielzahl an Schriften zu unterschiedlichen Themenbereichen veröffentlicht und sich im Bereich der Geburtshilfe diversen Fragestellungen wie zum Beispiel der Beschreibung pathologischer Beckenformen gewidmet.[459] In Bezug auf die Geburtsphysiologie ließen sich hingegen nur zwei einzelne Aufsätze finden, und es scheint daher, als habe sich Ritgen mit dieser Fragestellung nur peripher beschäftigt.

6.4 Dietrich Wilhelm Heinrich Busch (1788–1858)

Dietrich Wilhelm Heinrich Busch wurde im Jahr 1788 in eine Marburger Arztfamilie geboren.[460] Im Jahr 1804 begann er mit dem Studium der

---

459 So zum Beispiel „Über die Erforschung der Gestalt und Stellung des menschlichen Beckens" (1827), „Über Beckenformen" (1848). Vgl. Eduard Wolf, „Ferdinand August Maria Franz von Ritgen", Diss. med., Halle 1913, S. 9 ff.
460 Sowohl der Großvater Johann Jakob Busch (1727–1786), als auch der Vater Johann David Busch (1755–1833) waren Professoren an der Marburger

Medizin in Marburg und promovierte im Jahr 1808 bei seinem Vater.[461] Da seine Studienzeit in die Zeit der Napoleonischen Kriege fiel, arbeitete er zugleich als Chirurg unter anderem in französischen und polnischen, nach dem Einrücken der Russen in Marburg im Jahr 1813 auch in russischen Lazaretten.[462] Im Jahr 1814 wurde Busch zum „Generalfeldmedicus bei dem Generalstabe", dem Generalstabsarzt des Armeecorps berufen und zog mit den hessischen Truppen ins Feld. Noch im selben Jahr wurde er nach seiner Rückkehr nach Marburg zum außerordentlichen Professor ernannt und hielt als solcher Vorlesungen über die Chirurgie, welcher er sich besonders widmen wollte. Nachdem Napoleon im März des Jahres 1815 von Elba nach Paris zurückgekehrt war, wurde Busch vom Kurfürsten abermals zum Generalstabsarzt berufen und zog kurzzeitig noch einmal in den Krieg, bevor er sich nach seiner Heimkehr im selbigen Jahr endgültig mit seiner akademischen Laufbahn befassen konnte. Dabei widmete er sich vermehrt der Geburtshilfe und wurde 1817 zunächst außerordentlicher Professor der medizinischen Fakultät, 1820 Professor für Geburtshilfe. Im Jahr 1829 folgte Busch dem Ruf an die Friedrich-Wilhelms-Universität zu Berlin und trat dort die Nachfolge von Adam Elias von Siebold als Professor für Geburtshilfe und Direktor des Gebärhauses an, welches 1817 von

---

Philipps-Universität. Bereits der Großvater lehrte als ordentlicher Professor der Medizinischen Fakultät unter anderem Frauenheilkunde und Entbindungskunst. Vgl. Andreas D. Ebert, Matthias David, „Die Gründungsväter der Universitäts-Frauenklinik: Adam Elias von Siebold, Eduard Casper Jakob von Siebold und Dietrich Wilhelm Heinrich Busch", in: „Geschichte der Berliner Universitäts-Frauenkliniken. Strukturen, Personen und Ereignisse in und außerhalb der Charité", hg. von Matthias David und Andreas D. Ebert, Berlin, New York 2010, S. 165–186, S. 179 ff.

461 Busch promovierte mit der Schrift „De gangraena nosocomiorum", einer Abhandlung über das Lazarettfieber, zum Doktor der Medizin. Vgl. dazu den Nachruf Carl Siegmund Franz Credés, in: Monatsschrift für Geburtskunde und Frauenkrankheiten, 11. Bd., Berlin 1858, S. 321–328, in der Auflistung der Werke Buschs auf S. 325. Vgl. auch Immanuel Meyer, „Repertorium der gesamten medizinischen Literatur", 2. Bd., Berlin 1809, S. 376; Eduard Casper Jakob von Siebold, „Versuch einer Geschichte der Geburtshilfe", 2. Bd., Berlin 1845, S. 688. Die Originalarbeit konnte leider nicht eingesehen werden.

462 In dieser Zeit schrieb Busch sein erstes Werk „Anleitung die Krankheiten der Feldhospitäler zu erkennen und zu heilen" zur Instruktion junger Heeresärzte. Das Werk wurde im Jahr 1812 in Marburg herausgegeben.

diesem gegründet worden war. Zusätzlich wirkte Busch auch diverse Male als Dekan und Rektor der Universität. Buschs Bemühungen in Berlin führten unter anderem zum Umzug der Entbindungsanstalt in einen größeren Gebäudekomplex, was die Ausbildung der stetig wachsenden Studentenzahl erleichterte.[463]

Buschs Verdienste um die Geburtshilfe lagen hauptsächlich im Bereich der Operationen. Er nahm an der Weiterentwicklung der künstlichen Frühgeburt regen Anteil und erfand ein Dilatatorium zur Dehnung des Muttermundes.[464] Dennoch mahnte er in seinen Lehrbüchern zum Vertrauen auf die Kräfte der Natur, betrachtete neben den rein mechanischen Aspekten des Geburtsaktes eingehend auch die dynamische Seite und beschrieb diverse Ursachen für Störungen der Geburtskräfte. Busch war dabei um die Auffassung einer absoluten Integrität von Körper und Geist bemüht und ging dementsprechend in seinem Werk „Das Geschlechtsleben des Weibes in physiologischer, pathologischer und therapeutischer Hinsicht" aus dem Jahr 1839 auch ausführlich auf die weibliche Psyche und deren Pathologie ein, wobei er immer wieder psychische Einflüsse auf den Körper aufgriff. Er schrieb:

---

[463] Vgl. Dietrich Wilhelm Heinrich Busch, „Die geburtshülfliche Klinik an der Königlichen Friedrich-Wilhelms-Universität zu Berlin", in: Neue Zeitschrift für Geburtskunde, 5. Bd., Berlin 1837, S. 70–150 und S. 161–316, sowie die gesonderte Ausgabe „Die geburtshülfliche Klinik an der Königl. Friedrich-Wilhelms-Universität zu Berlin", 1. Bericht, Berlin 1837, S. 2 ff. Vgl. auch Yvonne Schwittai und Matthias David, „Die Geschichte der Frauenkliniken der Charité und der Berliner Universität von der Gründung bis in die 80er Jahre des 20. Jahrhunderts, dargestellt anhand der baulichen Entwicklung", in: „Geschichte der Berliner Universitäts-Frauenkliniken", hg. von Matthias David und Andreas D. Ebert, Berlin, New York 2010, S. 27–51, S. 35.

[464] Siehe dazu Buschs Schriften „Ein Ausdehnungswerkzeug des Muttermundes, besonders für die künstliche Frühgeburt", in: Gemeinsame deutsche Zeitschrift für Geburtskunde, 6. Bd., 3. Heft, Weimar 1831, S. 369–372 samt die dazugehörige Abbildung eines Dilatatoriums, S. 753, Tafel 3, sowie „Eine neue Methode, die künstliche Frühgeburt zu bewirken", in: Neue Zeitschrift für Geburtskunde, 1. Bd., 2. Heft, Berlin 1834, S. 132–140. Vgl. auch Dietrich Wilhelm Heinrich Busch, „Atlas geburtshülflicher Abbildungen mit Bezugnahme auf das Lehrbuch der Geburtskunde", 2. Auflage, Berlin 1851, S. 81, Tafel XXX, Fig. 125 und die dazugehörige Abbildung, S. 84, Fig. 125.

Der Arzt, welcher als Geburtshelfer sich ausbilden will, muss das Weib in allen seinen Beziehungen kennen, und derjenige, welcher die Krankheiten des Weibes mit Glück behandeln will, muss auch mit der Schwangerschaft, der Geburt und dem Wochenbette vollkommen bekannt sein.[465]

Dietrich Wilhelm Heinrich Busch verstarb im Jahr 1858 in Berlin.[466]

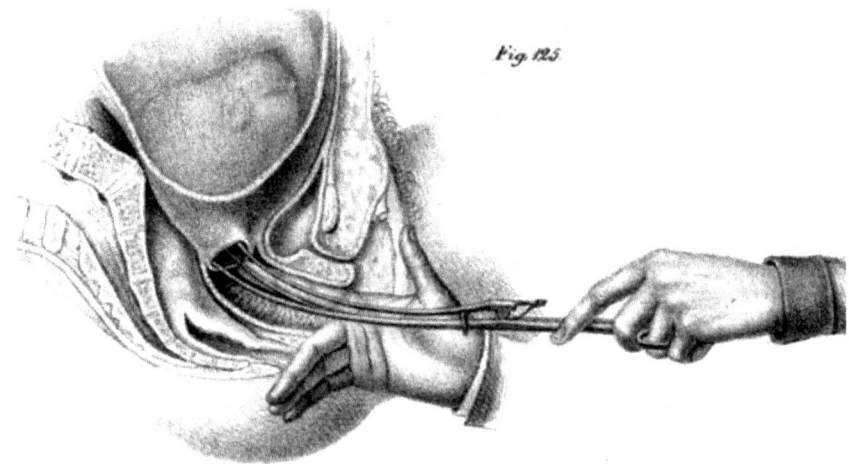

Abb. 21: *Die Erweiterung des Muttermundes durch das Dilatatorium zur künstlichen Einleitung der Geburt. Aus: Busch, „Atlas geburtshülflicher Abbildungen", 2. Auflage, Berlin 1851, Tafel XXX, Fig. 125.*

6.4.1 Der materne Anteil der Schwangerschaft

Busch gab in seinen geburtshilflichen Schriften historische Rückblicke und stellte eine Vielzahl aktueller Forschungsergebnisse und Theorien umfassend dar. Er versuchte dabei, sich auf Fakten zu konzentrieren und von Hypothesen weitestgehend Abstand zu nehmen. So schrieb er zum Beispiel in Bezug auf die Zeugung:

---

465 Busch, „Das Geschlechtsleben", 1. Bd., Leipzig 1839, S. 20, § 5.
466 Vgl. Karl von Hecker: „Dietrich Wilhelm Heinrich Busch", in: „Allgemeine Deutsche Biographie", 3. Bd. (1876), S. 635–636, [Online-Ressource]; vgl. den bereits erwähnten Nachruf Credés.

Es ist hier ein weites Feld für Hypothesen und physiologische Spekulationen, welche unserem Zwecke zu fern liegen, und daher nur in ihren wesentlichen Momenten erörtert werden können.[467]

Es lassen sich dementsprechend in seinen Werken eine große Anzahl an Quellen im Anschluss an die einzelnen Kapitel finden. Busch schloss den jeweiligen Darstellungen seine eigene Meinung an und begründete diese vornehmlich durch Rezeption von Untersuchungen anderer, ergänzt durch praktische Erfahrungen am Geburtsbett. Es finden sich jedoch auch vereinzelte Hinweise auf eigene Forschungsarbeiten: Busch schien sich sowohl mit der Vergleichenden Anatomie beschäftigt als auch mikroskopische Studien an menschlichen Föten vorgenommen zu haben.[468]

In Buschs Werken zeigt sich, dass er den Menschen als absolute Einheit von Körper und Geist verstanden hat: Der Körper wirke auf den Geist, so wie auch der Geist den Körper beeinflusse. Er erinnerte wiederholt daran, physische und psychische Phänomene nicht gesondert, sondern im Ganzen zu betrachten. Er schrieb zum Beispiel in Bezug auf die Schwangerschaft:

> Die Erscheinungen, welche während der Schwangerschaft in dem mütterlichen Organismus wahrgenommen werden, beschränken sich keinesweges auf die Veränderungen, welche in den Geschlechtsorganen und den mechanisch durch sie afficirten Theilen wahrgenommen werden. Es ist dieser Process ein zu wichtiger und in den ganzen weiblichen Organismus eingreifender, an welchem alle Systeme mehr oder weniger Antheil nehmen, und dieses durch deutlich wahrnehmbare Veränderungen beurkunden.[469]

Busch ging dementsprechend auch umfassend auf die psychischen und geistigen Auswirkungen der Schwangerschaft auf den mütterlichen Körper ein. Seine Ausführungen folgten dabei einem vitalistischen Modell, in welchem er von einer Lebenskraft als erhaltendem Prinzip ausging.

Seine Ausführungen bezüglich der Geburtsphysiologie erinnern in vielerlei Hinsicht an Carus, denn auch er beschrieb die auffallende anatomische und funktionelle Ähnlichkeit zwischen Gebärorgan und Darm vor dem Hintergrund der Vergleichenden Anatomie der unterschiedlichen Tierklassen

---

467 Busch, „Handbuch", 4. Bd., Berlin 1843, S. 647.
468 Vgl. Dietrich Wilhelm Heinrich Busch, „Die theoretische und practische Geburtskunde durch Abbildungen erläutert", Berlin 1838.
469 Busch, „Das Geschlechtsleben", 1. Bd., Leipzig 1839, S. 290, § 138.

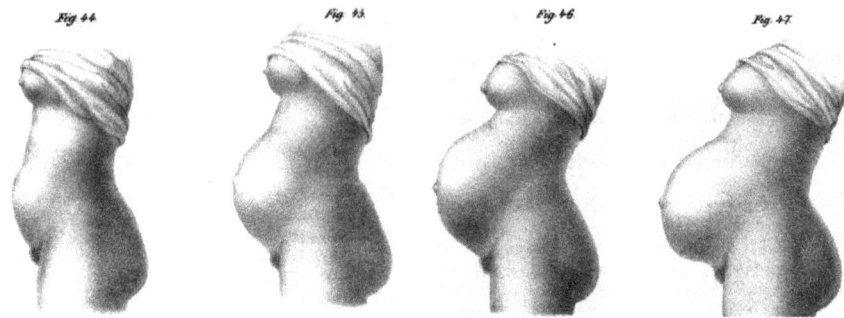

Abb. 22: *Profilansicht einer Schwangeren. Aus: Busch, „Atlas geburtshülflicher Abbildungen", 2. Auflage, Berlin 1851, Tafel IX.*

Fig. 44 Am Ende des 4. Monats.
Fig. 45 Am Ende des 7. Monats.
Fig. 46 Am Ende des 9. Monats.
Fig. 47 Am Ende des 10. Monats – bedingt durch die ersten Zusammenziehungen der Gebärmutter wurde der Fötus tiefer ins Becken gedrängt, wodurch der Fundus niedriger steht als am Ende des 9. Monats.

und erwähnte, dass die menschliche Gebärmutter erst in der Schwangerschaft zu ihrer vollendeten Ausbildung gelange.[470]

Busch sah durch die Befruchtung mit dem männlichen Samen die Initiierung von zwei parallel zueinander verlaufenden Prozessen gegeben: Die schwangerschaftsbedingten Veränderungen im mütterlichen Körper sowie die Entwicklung des Fötus. Diese beiden Prozesse treten in ein enges Wechselverhältnis:

> Durch den fruchtbaren Beischlaf werden zwei Thätigkeiten, welche getrennt wirken, als in ihren Endzwecken übereinstimmend angeregt, nämlich der Process der Schwangerschaft in der Mutter und das Lebensprincip im Eie. Keine von beiden ist als die bedingende oder als die bedingte anzusehen, aber sie treten in Wechselwirkung.[471]

---

[470] Vgl. Busch, „Die theoretische und practische Geburtskunde", Berlin 1838, S. 131 f.
[471] Busch, „Das Geschlechtsleben", 1. Bd., Leipzig 1839, S. 335, § 155.

Die Gebärmutter trete mit der Befruchtung in einen gewissen Zyklus ein, welchen Busch durch die „eigenthümliche Periodicität"[472] des Organs erklärte und in Analogie zu der Regelmäßigkeit der Menstruation sah. Während des Zyklus sei die Gebärmutter einer aktiven Ausbildung unterworfen, welche im Organ allein begründet und von der Entwicklung des Fötus unabhängig zu betrachten sei. Dieser Ansicht zugrunde liegend waren eigene makroskopische und mikroskopische Untersuchungen der Gebärmutter kurz nach der Befruchtung, im Rahmen welcher er entsprechende Veränderungen des Organs – zum Beispiel das Anschwellen der Gefäße – bereits vor der Einnistung des befruchteten Eies hatte konstatieren können.[473] Busch distanzierte sich damit von der Theorie eines von dem Ei ausgehenden Reizes auf die Gebärmutterwände, welchen Osiander und Naegele, aber auch Jörg und Siebold als primäre Veranlassung für die strukturellen Veränderungen postuliert hatten. Er sprach sich ebenso vehement gegen eine mechanische Dehnung der Gebärmutterwände im Verlauf der Schwangerschaft aus; dabei bezog er sich unter anderem auf die Untersuchungen Meckels zur Schwere der Gebärmutter am Ende der Schwangerschaft und ergänzte dies durch praktische Erfahrungen.[474] Als strukturelles Merkmal der schwangeren Gebärmutter beschrieb auch Busch, dass sich die zuvor weißen Fasern rötlich färbten und deutlicher darstellten.[475] Er interpretierte diese Fasern als Muskulatur, räumte jedoch ein, dass sie sich – da dies immer noch einen Streitpunkt darstelle – augenscheinlich von den Fasern der Skelettmuskulatur unterschieden.[476]

Bereits nach dem Ablauf von sechsunddreißig Schwangerschaftswochen lassen sich für gewöhnlich die ersten Gebärmutterkontraktionen beobachten, durch welche der Fötus tiefer ins weibliche Becken gedrängt werde. Diesen Vorgang interpretierte Busch als das nahende Ende des Zyklus und

---

472 Vgl. ebd., S. 450, § 200. Vgl. Busch, „Handbuch", 4. Bd., Berlin 1843, S. 17 und S. 20.
473 Vgl. Busch, „Das Geschlechtsleben", 1. Bd., Leipzig 1839, S. 226, § 118, S. 282, § 135 und S. 299, § 141.
474 Vgl. ebd., S. 283 und S. 285. Vgl. auch Busch, „Die theoretische und practische Geburtskunde", Berlin 1838, S. 189 f.
475 Vgl. Busch, „Das Geschlechtsleben", 1. Bd., Leipzig 1839, S. 282, § 135. Vgl. ders., „Die theoretische und practische Geburtskunde", Berlin 1838, S. 192.
476 Vgl. Busch, „Das Geschlechtsleben", 1. Bd., Leipzig 1839, S. 286.

das damit einhergehende Bestreben der Gebärmutter, sich in ihren ursprünglichen Zustand zurückzubilden. Er machte zudem darauf aufmerksam, dass diese Kontraktionen für gewöhnlich dann einsetzen, wenn im nicht schwangeren Zustand die Menstruation eingetreten wäre, was er als weiteren Beweis für Periodizität interpretierte.[477] Nach dem Ablauf von gewöhnlich 280 Tagen sei schließlich der Zeitpunkt erreicht, an dem der Zyklus abgeschlossen sei: Die zuvor beobachteten Zusammenziehungen würden stärker, würden nun Wehen genannt und bewirken ein Zurückbilden des Gebärorgans in seinen ursprünglichen Zustand und damit einhergehend die Geburt des Kindes.

Dieser Moment falle entsprechend der Periodizität mit der vollendeten Entwicklung der Muskulatur zusammen.[478] Auch Busch verglich die Kontraktionen der Gebärmutter mit den peristaltischen Bewegungen des Darms und bezog sich dabei direkt auf Carus.[479] Er schrieb zusammenfassend über den Geburtseintritt:

> Mit der Conception beginnt in der Gebärmutter ein Cyklus von Erscheinungen, welcher mit der Bildung der Membrana decidua und der Entwickelung der Gebärmutterwandungen beginnt und nach einer bestimmten Zeit wieder endet. In diesem Rückbildungsprocesse ist die Ursache der Geburt zu suchen, es ist dieses kein momentaner Akt, er zeigt sich zuerst nach der 36sten Schwangerschaftswoche in der beginnenden Zusammenziehung der Gebärmutter und dauert auch noch nach der Ausstossung des Kindes eine Zeit lang fort. Indem der Uterus sich bestrebt zu seiner früheren Beschaffenheit zurückzukehren, bewirkt er die Geburt des Embryos, während welcher jener Rückbildungsprocess den höchsten Grad von Intensität erreicht hat.[480]

---

477 Vgl. Busch, „Handbuch", 4. Bd., Berlin 1843, S. 20. Vgl. ders., „Die theoretische und practische Geburtskunde", Berlin 1838, S. 248.
478 Vgl. Dietrich Wilhelm Heinrich Busch, „Lehrbuch der Geburtskunde. Ein Leitfaden bei akademischen Vorlesungen und beim Studium des Faches", 2. Auflage, Marburg 1833, S. 91, § 169. Vgl. ders., „Die theoretische und practische Geburtskunde", Berlin 1838, S. 248.
479 Vgl. Busch, „Lehrbuch der Geburtskunde", S. 94, § 174. Vgl. ders., „Das Geschlechtsleben", 1. Bd., Leipzig 1839, S. 374, § 165 ff und S. 379, § 167. Vgl. ders., „Die theoretische und practische Geburtskunde", Berlin 1838, S. 250.
480 Busch, „Das Geschlechtsleben", 1. Bd., Leipzig 1839, S. 373. Vgl. ebd., S. 414, § 180. Vgl. Busch, „Handbuch", 4. Bd., Berlin 1843, S. 18.

Auch eine Aufhebung des Wechselverhältnisses zwischen Mutter und Fötus als der Geburt vorausgehend griff Busch auf. Im Gegensatz zu den bisher dargestellten Geburtshelfern sprach er dabei der Gebärmutter jedoch den aktiven Part zu: Dadurch, dass deren Zyklus beendet sei, würde die Gebärmutterschleimhaut, die Decidua, welk, wodurch die Eihäute und Plazenta nur noch locker an der Gebärmutter befestigt seien.[481] Er beschrieb damit wie Naegele die Decidua als ursächlich für die eingeschränkte Wechselwirkung zwischen Mutter und Fötus, suchte jedoch im Gegensatz zu diesem die Ursache im mütterlichen Körper. Als dieser Vermutung zugrunde liegend lässt sich eine praktische Beobachtung nennen: Busch hatte bemerkt, dass nach der Durchtrennung der Nabelschnur reichlich Blut von deren kindlichem Stumpf austrete, wohingegen die mütterlichen Gefäße der Gebärmutter nach der Geburt der Plazenta nur geringe Mengen Blut ausschieden. Dies interpretierte Busch dahin gehend, dass die kindlichen Gefäße in der Nabelschnur auch am Ende der Schwangerschaft noch immer für einen Austausch empfänglich waren, wohingegen dieser von Seiten der Mutter eine Einschränkung erfahren hatte.[482] Busch erwähnte peripher die Reife des Fötus als dem aufgehobenen Wechselverhältnis zugrunde liegend; auch dabei blieb jedoch die Gebärmutter der aktive Part, da die Reife zeitlich an den abgeschlossenen Zyklus gekoppelt sei und die Gebärmutter demnach das Verhältnis unterbinde.[483] Dementsprechend nahm auch er einen vorzeitigen Abbruch des Gebärmutterzyklus, so zum Beispiel durch eine Ablösung der Plazenta aufgrund eines Traumas gegen den schwangeren Bauch, als ursächlich für eine Frühgeburt an.[484]

---

481 Vgl. Busch, „Die theoretische und practische Geburtskunde", Berlin 1838, S. 248 f. Vgl. ders., „Lehrbuch der Geburtskunde", 2. Auflage, Marburg 1833, S. 91, § 169.
482 Vgl. Busch, „Das Geschlechtsleben", 1. Bd., Leipzig 1838, S. 374. Vgl. auch ders., „Handbuch", 4. Bd., Berlin 1843, S. 18 f.
483 Vgl. Busch, „Das Geschlechtsleben", 1. Bd., Leipzig 1838, S. 373 f. Vgl. ders., „Die theoretische und practische Geburtskunde", Berlin 1838, S. 248. Vgl. ders., „Handbuch", 4. Bd., Berlin 1843, S. 20.
484 Vgl. Busch, „Das Geschlechtsleben", 1. Bd., Leipzig 1838, S. 372 und S. 700, § 312. Vgl. ders., „Lehrbuch der Geburtskunde", 4. Auflage, Berlin 1842, S. 325, § 700 und § 701.

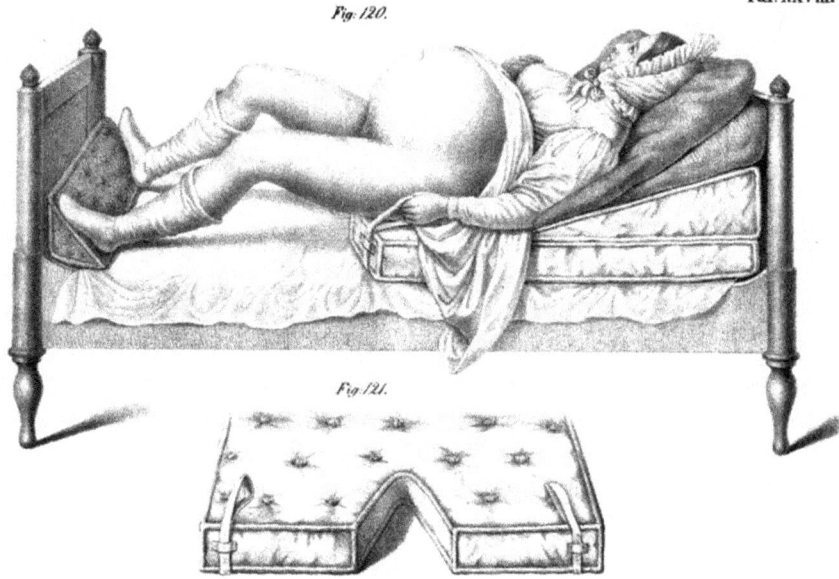

Abb. 23: *Die Lage der Gebärenden unter der Geburt. Aus: Busch, „Atlas geburtshülflicher Abbildungen", 2. Auflage, Berlin 1851, Tafel XXVIII.*

Fig. 120 *Das Geburtslager in Rückenlage des Weibes.*
Fig. 121 *Das Geburtskissen.*

Nach Buschs Auffassung können die Hilfsmuskulatur, die Bauchpresse und das Zwerchfell die Geburt unterstützen, jedoch sei deren Einfluss lediglich ein geringer. Dabei führte er die Beobachtung, dass die Bauchpresse erst im weit fortgeschrittenen Geburtsverlauf Wirkung zeige, wenn der Fötus bereits weit durch die Wehen ins Becken gedrängt wurde, als beweisend an. Busch ging davon aus, dass die Hilfsmuskulatur der Gebärmutter vor allem eine mechanische Stütze biete, was sich positiv auf den Geburtsverlauf auswirke.[485] Die Geburt des Kindes sei nicht als ein plötzlich einsetzendes Geschehen zu betrachten, sondern als ein natürlicher, im Gebärmutterzyklus begründeter

---

485 Vgl. Busch, „Das Geschlechtsleben", 1. Bd., Leipzig 1838, S. 385, § 169. Vgl. ders., „Handbuch", 4. Bd., Berlin 1843, S. 32 f. Vgl. ders., „Die theoretische und practische Geburtskunde", Berlin 1838, S. 252.

Prozess. Dieser werde bereits in den Wochen vor der eigentlichen Geburt eingeleitet und dauere über die Geburt hinaus an: Erst vier bis sechs Wochen nach der Geburt werde der Zyklus im Wochenbett abgeschlossen, sobald die Gebärmutter wieder über ihre normale Größe verfüge.[486]

6.4.2 Der fötale Anteil der Schwangerschaft

Busch sah den „Urstoff" des menschlichen Lebens in das weibliche Ovar integriert. Dieser sei zunächst „als ein nicht belebter Stoff und als ein vollkommen integrirender Theil der Mutter anzusehen."[487] Nach der erlangten Fruchtbarkeit der jungen Frau, welche Busch mit dem Einsetzen der Menstruation gegeben sah, und den damit einhergehenden dynamischen Veränderungen im weiblichen Körper – zum Beispiel der Entwicklung der Brüste – entwickele sich dieser Urstoff zu der Vorstufe des menschlichen Eies, der von von Baer beschriebenen Eizelle.[488]

Durch die Befruchtung mit dem männlichen Samen werde diese Vorstufe zum Leben erweckt und beginne mit der Ausbildung des eigentlichen, lebenden Eies:

> In diesem Acte kann der Mann als das belebende Princip angesehen werden, indem er dem Urstoffe das Leben einhaucht.[489]

Als Lebensprinzip des Eies beschrieb Busch eine Lebenskraft, welche der des Vaters entstamme und durch die Befruchtung übertragen werde.[490] Ab wann der Fötus in diesem Ei erstmalig vorliege, sei ungewiss; Busch siedelte dieses Ereignis in Bezug auf von Baers Untersuchungen in der zweiten Woche nach der Konzeption an.[491]

Nach der Befruchtung höre das Ei auf, ein Körperteil der Mutter zu sein. Busch definierte dabei die Lebenskraft als zentral für die postulierte Selbstständigkeit des Fötus und führte wie Osiander an, dass sich der Fötus

---

486 Vgl. Busch, „Das Geschlechtsleben", 1. Bd., Leipzig 1838, S. 414, § 180 sowie S. 427, § 180. Vgl. ders., „Handbuch", 4. Bd., Berlin 1843, S. 18.
487 Busch, „Das Geschlechtsleben", 1. Bd., Leipzig 1838, S. 335, § 155.
488 Vgl. ebd., S. 303, § 142. Vgl. auch Busch, „Handbuch", 4. Bd., Berlin 1843, S. 650.
489 Busch, „Das Geschlechtsleben", 1. Bd., Leipzig 1838, S. 273.
490 Vgl. ebd., S. 343.
491 Vgl. ebd., S. 315, § 149. Vgl. ders., „Handbuch", 2. Bd., Berlin 1841, S. 253.

allein durch diese gestalte und erhalte.⁴⁹² Als Argument dafür diente ihm unter anderem, dass eine direkte Gefäßverbindung zwischen Mutter und Fötus nicht nachgewiesen werden konnte:

> Ein solcher directer Uebergang erscheint auch nicht als nothwendig und dem Leben des Eies, welches nach eigenen Gesetzen vor sich gehet, nicht einmal entsprechend. Wenn das Blut oder die Lymphe unmittelbar von den mütterlichen Gefässen zu dem Eie übertragen würde, so wäre dasselbe in einer viel grösseren Abhängigkeit von der Mutter als es wirklich der Fall ist; es wäre als ein Theil des weiblichen Organismus anzusehen, nicht als ein selbstständiger Organismus, der sich nur in jenem entwickelt.⁴⁹³

Die Aufnahme von nährenden Stoffen aus dem mütterlichen Körper erfolge auch nach Ansicht Buschs primär durch Assimilation über die Eihäute. Im Gegensatz zu den bisher dargestellten Geburtshelfern erkannte er die beschriebenen Ausstülpungen auf diesen jedoch nicht als eigentliche Gefäße an, sondern beschrieb sie mit dem Wort „Flocken".⁴⁹⁴ Er nahm an, dass sie das Fruchtwasser mit Nährstoffen anreicherten und der Fötus diese im Anschluss über die Haut beziehe. Er argumentierte für eine ernährende Funktion des Fruchtwassers zunächst vor dem Hintergrund der Untersuchungen Joseph Weydlichs, der ein neugeborenes Kind zwei Wochen lang nur mit diesem ernährt und trotzdem eine zeitgemäße Entwicklung des Kindes festgestellt habe. Zudem führte er die bereits erwähnten Versuche Mayers an, der nach dem Einspritzen vom „blausaurem Kali" in die Pulmonalvene trächtiger Kaninchen einen Übergang des Stoffes auf das Fruchtwasser nachgewiesen hatte.⁴⁹⁵ Mayer schloss daraus jedoch auf eine maternal-fetale Übertragung, nicht auf einen möglichen Ernährungsweg des Fötus und es scheint sich bei diesem Verweis vor allem um eine Interpretation Buschs zu handeln.⁴⁹⁶

---

492 Vgl. Busch, „Das Geschlechtsleben", 1. Bd., Leipzig 1838, S. 274 und S. 281, § 134 und S. 335, § 155. Vgl. ders., „Handbuch", 2. Bd., Berlin 1842, S. 277. Vgl. ebd., 1. Bd., Berlin 1840, S. 87. Vgl. ders., „Die theoretische und practische Geburtskunde", Berlin 1838, S. 238.
493 Busch, „Das Geschlechtsleben", 1. Bd., Leipzig 1838, S. 333, § 154. Vgl. ders., „Handbuch", 2. Bd., Berlin 1841, S. 267.
494 Vgl. Busch, „Die theoretische und practische Geburtkunde", Berlin 1838, S. 220. Vgl. ders., „Handbuch", 2. Bd., Berlin 1841, S. 267.
495 Siehe oben, S. 65.
496 Vgl. Busch, „Handbuch", 2. Bd., Berlin 1841, S. 267. Vgl. ders., „Das Geschlechtsleben", 1. Bd., Leipzig 1839, S. 333, § 154.

Als wissenschaftlichen Nachweis der Aufnahme von Fruchtwasser über die Haut erwähnte Busch die bereits erwähnten Versuche Brugmanns.[497] Kritisch verhielt er sich zur Frage einer fötalen Ernährung durch Verschlucken von Fruchtwasser; er diskutierte zwar Osianders Beobachtungen des Vorhandenseins von Fruchtwasser in den Mägen von Neugeborenen, erinnerte jedoch zugleich daran, dass Föten beschrieben worden waren, die sich gänzlich ohne Kopf haben entwickeln können. Busch folgerte daraus, dass ein solcher Ernährungsweg zwar möglich, jedoch für den Fötus nicht absolut notwendig sei.[498] Er schloss aus seinen Ausführungen:

> So finden wir denn, dass das Ei keinen organischen Zusammenhang mit dem mütterlichen Organismus darbietet, und dass es zu demselben sich wie der erwachsene Mensch zur Aussenwelt verhält, indem es nur durch seine eigenen Organe die nöthigen Nahrungsstoffe aufnimmt.[499]

Auch eine gewisse Aufnahme von nährenden Stoffen über die Plazenta nahm Busch an.[500] Er sprach dieser jedoch in erster Linie die Funktion der intrauterinen Atmung zu. Dieser Annahme zugrunde liegend war Buschs Interpretation des fötalen Blutkreislaufs: So fließe das Blut von der Plazenta zum linken Herzventrikel und zum Gehirn, gehe also den selben Weg wie das aus der Lunge kommende Blut im erwachsenen Menschen, weshalb die Plazenta als deren Äquivalent verstanden werden könne. Busch führte zur Unterstützung seiner These zudem von anderen beschriebene Beobachtungen an, so zum Beispiel, dass die Föten von Vögeln und Amphibien im Ei versterben würden, werde die Schale luftundurchlässig gemacht, und dass eine Unterbindung der Nabelschnur im Geburtsverlauf für den menschlichen Fötus tödlich sei.[501] Seine Argumentation scheint an dieser Stelle nur wenig stringent: Busch hatte augenscheinlich erkannt, dass der Fötus ohne den Blutkreislauf über Nabelschnur und Plazenta nicht überlebensfähig

---

497 Vgl. Busch, „Handbuch", 2. Bd., Berlin 1841, S. 269. Zu Brugmann siehe oben, S. 64.
498 Vgl. ebd. Vgl. ders., „Das Geschlechtsleben", 1. Bd., Leipzig 1839, S. 309.
499 Busch, „Das Geschlechtsleben", 1. Bd., Leipzig 1839, S. 334 f.
500 Vgl. ebd. Vgl. Busch, „Handbuch", 2. Bd., Berlin 1841, S. 267 f.
501 Vgl. Busch, „Das Geschlechtsleben", 1. Bd., Leipzig 1839, S. 332. Vgl. ders., „Handbuch", 2. Bd., Berlin 1841, S. 270 f.

ist, erwähnte dies jedoch mit keinem Wort bezüglich der Abhängigkeit des Ungeborenen von seiner Mutter.

Auch Busch sah in dem Vorgang der fötalen Ernährung ein Äquivalent zur Nahrungsaufnahme einer Pflanze[502] und verglich an einer anderen Stelle, wie Darwin und Carus, die Plazenta mit den Kiemen eines Fisches, da sie Sauerstoff nicht wie die Lunge aus der Luft, sondern aus einer Flüssigkeit aufnehme. Auch beschrieb er wie Carus den intrauterinen Atemprozess im Vergleich zu dem nach der Geburt als weniger vollkommen; dem zugrunde liegend war unter anderem die Beobachtung Schüzes, dass das Blut der Nabelgefäße keinen ebenso starken Farbunterschied zwischen Arterie und Vene aufweise wie bei einem erwachsenen Menschen.[503] Trotz dieser Einschränkungen, die sich so auch bei anderen Geburtshelfern gefunden hatten, schien Busch die fötalen Organe und damit einhergehend das intrauterine Leben jedoch nicht abzuwerten: Die Tatsache, dass der Fötus sich durch seine eigenen Organe ernähre – auch wenn diese an eine Pflanze erinnern – diente Busch als Argument für eine postulierte Selbstständigkeit, nicht für ein vegetatives Leben.

Als weiteres Argument für die Selbstständigkeit des menschlichen Eies führte Busch an, dass Krankheiten der Mutter, selbst wenn sie deren Unterleib betreffen, auf das Wachstum des Fötus häufig keinerlei Auswirkungen haben; auch könne sich der Fötus gänzlich außerhalb der Gebärmutter und von ihr unabhängig und außerhalb zu seiner Vollkommenheit entwickeln.[504] Umgekehrt lasse sich beobachten, dass der Fötus von Krankheiten betroffen sein könne, unter welchen weder Vater noch Mutter leiden und die dementsprechend nicht durch einen elterlichen Einfluss erklärt werden können.[505] Busch sah diese von der Mutter weitestgehend unabhängig fortschreitende Entwicklung des befruchteten Eies als so ausgeprägt an, dass er analog den Worten des naturphilosophisch geprägten Physiologen Karl Friedrich Burdach die Eltern auch als „Pfleger der sich fortbildenden Menschheit" bezeichnete.[506] Zwar böten die Eltern die Bedingungen, die ein Fötus zu

---

502 Vgl. Busch, „Handbuch", 2. Bd., Berlin 1841, S. 266.
503 Vgl. ebd., S. 271.
504 Vgl. ebd., S. 277. Vgl. Busch, „Das Geschlechtsleben", Leipzig 1839, S. 336.
505 Vgl. Busch, „Handbuch", 2. Bd., Berlin 1841, S. 284. Busch bezieht sich dabei vor allem auf das 272 Seiten umfassende Werk Jonas Graetzers, „Die Krankheiten des Fötus", Breslau 1837.
506 Vgl. ebd., 1. Bd., Berlin 1840, S. 88.

seiner Entwicklung brauche, jedoch sei es vielmehr die Natur selbst, welche durch die Eltern als ihre ausführenden Organe walte.

Busch räumte jedoch ein, dass der Fötus unter rein materiellen Aspekten betrachtet einen gewissen Einfluss durch seine Eltern erfahren könne. So sei der Urstoff zunächst ein integrierender Teil des mütterlichen Körpers, könne während dieser Zeit eine gewisse Prägung durch die Mutter erfahren und dementsprechend dieser körperlich ähneln.[507] Auch die Nährstoffe, die dem Fötus dargeboten würden, erhält er lediglich durch den mütterlichen Organismus. Busch zog an dieser Stelle Parallelen zu der Ernährung eines erwachsenen Menschen, welche erfahrungsgemäß einen Einfluss auf dessen Körper haben könne, und schließt auf die Möglichkeit eines gleichen Einflusses auch während der Entwicklung im Mutterleib.[508] Der Einfluss des mütterlichen Organismus gestalte sich jedoch als materieller, indem die dargebotenen Nährstoffe die körperliche Gestaltung des Fötus beeinflussen könnten, nicht jedoch dessen Individualität und Persönlichkeit. Die manchmal zu beobachtende Ähnlichkeit mit dem Vater erkläre sich durch die von ihm stammende Lebenskraft.[509] Busch erinnerte jedoch daran, dass lediglich die Möglichkeit eines Einflusses der Eltern auf den Fötus bestehe und erläuterte den physiologischen Rahmen, in welchem sich dieser ergeben könnte. Er zog aus seinen Ausführungen das Fazit:

> Was hier über die Abhängigkeit der Frucht von den Eltern gesagt wurde, kann natürlich nur die Möglichkeit derselben erweisen, nicht aber die Nothwendigkeit; der Foetus gestaltet sich, wenn auch nicht in der Mehrzahl der Fälle, doch ebenso häufig abweichend als übereinstimmend mit den Eltern; denn es reicht hin, wenn der Vater in dem Eie das Leben im Allgemeinen anregt, und die Mutter Stoffe darbietet, welche die Frucht nach den allgemeinen Gesetzen verarbeitet; eine innigere Verknüpfung ist möglich, aber zur Hervorrufung und Erhaltung des Embryo nicht nothwendig.[510]

Auch ein Seelenleben als Ausdruck eines emotionalen und geistigen Vermögens in Abgrenzung zu der Lebenskraft als lebenserhaltendem Prinzip sprach Busch dem Fötus von dem Augenblick der Befruchtung an zu. Dies erklärt sich zunächst aufgrund seiner Annahme einer nicht zu trennenden

---

507 Vgl. Busch, „Das Geschlechtsleben", 1. Bd., Leipzig 1839, S. 339 f.
508 Vgl. ebd., S. 341 f. Vgl. Busch, „Handbuch", 2. Bd., Berlin 1841, S. 278 f.
509 Vgl. Busch, „Das Geschlechtsleben", 1. Bd., Leipzig 1839, S. 343.
510 Ebd.

Entität von Körper und Geist, die auch im Mutterleib einer kongruenten Entwicklung unterworfen sein müssen. Als weiteres Argument für eine Seelentätigkeit des Fötus benannte er unter anderem dessen Bewegungen im Mutterleib, welche er im Gegensatz zu Jörg und Carus nicht als reaktiv und passiv, sondern als bewusst und zielgerichtet deutete. Er führte das Beispiel an, dass der Fötus erfahrungsgemäß auf das Auflegen der kalten Hand auf den schwangeren Unterleib reagiere und versuche, die empfundene Kälte durch Lageänderungen zu vermeiden. Er zog den Schluss, dass dieser Bewegung eine Empfindung vorausgehe und schreibt:

> Der Embryo hat daher auch Empfindung seines Zustandes, mithin Selbstgefühl, und den blos von innen ausgehenden Trieb, also Selbstbestimmung, und da Selbstgefühl und Selbstbestimmung die wesentlichen Merkmale der Seele sind, so ist auch diese in ihm nicht zu verkennen.[511]

Wurde bisher dem Fötus entsprechend der Einschätzung seiner körperlichen und geistigen Vermögen gemeinhin auch die animale Ebene abgesprochen, so sah Busch diese als vorhanden an und postulierte ein zugrunde liegendes Seelenleben. Dass ein solches erst mit den fühlbaren Bewegungen des Fötus beginnen solle, sah Busch als fehlerhaft an und kritisierte an dieser Stelle – wie Kilian – die Unterscheidung zwischen *fetus animatus* und *fetus inanimatus*. Er wies darauf hin, dass die Organe zu einem Seelenleben, Gehirn und Rückenmark, bereits auf einer frühen Entwicklungsstufe vorhanden seien, und schloss daraus, dass sich die Seele zeitgleich entwickele. Er erwähnte zudem, dass eine seelische Tätigkeit unabhängig von einer körperlichen Bewegung möglich sei und führte Beispiele von Menschen, die im Scheintod empfunden und gedacht hätten, als beweisführend an. Busch sah eine Seele von dem Zeitpunkt der Befruchtung an gegeben, denn es

> muss derjenige, welcher den innigen, durch unzählige Thatsachen erwiesenen, aber nicht genügend zu erklärenden Zusammenhang des Geistigen und Körperlichen im Organismus kennen gelernt hat, sich wohl beides zugleich entwickelnd und in und mit einander wirkend, denken, aber unmöglich den rohen Vorstellungen

---

511 Busch, „Handbuch", 2. Bd., Berlin 1841, S. 280 f. Auch bei den Ansichten zur Seelentätigkeit scheint sich Busch sehr an Karl Friedrich Burdach zu orientieren; dieser führt die gleichen Argumente an, vgl. Burdach „Die Physiologie als Erfahrungswissenschaft", 2. Bd., Leipzig 1828, S. 692, § 472.

folgen, wo die Seele zu einer gewissen Zeit, welche man den Terminus animationis nannte, in ihr neugebildetes Haus einzöge.[512]

Die Tatsache, dass sich das Seelenleben nicht bereits zu einem frühen Zeitpunkt der Schwangerschaft durch willkürliche Bewegungen äußere, führte Busch auf eine noch zu geringe körperliche Ausbildung zurück: Der Fötus sei zu klein und die Extremitäten noch nicht entsprechend ausgebildet, als dass sie zu Bewegungen fähig wären.[513] Die Ausbildung eines Geistes im Sinne eines höheren kognitiven Vermögens erfolgte jedoch auch nach Ansicht Buschs erst nach der Geburt durch nun hinzukommende Sinneseindrücke, welche einen Prozess des Lernens und Begreifens ermöglichen.[514]

Der Fötus war in den Augen Buschs ein im Rahmen der Möglichkeiten weitestgehend selbstständiges Individuum und ein Mensch vom Augenblick der Konzeption an. Dass die erste Phase des menschlichen Lebens notwendigerweise in dem mütterlichen Körper stattfinden müsse, mache sie nicht weniger zu einem essentiellen Lebensabschnitt. Busch kritisierte daher vehement Jörgs Ansichten und schrieb:

> Wir können dem genannten Schriftsteller nicht in alle Schlüsse, welche er zum Beweise seiner Ansicht aufstellt, folgen, da sie in der That oft zu weit von der Sache entfernt liegen, um einer Widerlegung zu bedürfen. Es ist einleuchtend, dass bei einer Vergleichung des Intrauterinlebens mit dem reifen Lebensalter, ersteres fast gänzlich zurückweicht, namentlich wenn man die Thätigkeit bei den Lebensstufen absolut betrachtet. Aber wem leuchtet auch nicht ein, dass eine solche Betrachtung durchaus unstatthaft sei. Es ist hinreichend, wenn der Embryo von seinem ersten Entstehen an sich allmählig und stufenweise zu seiner vollkommenen Ausbildung als reifer Mensch entwickelt, da eine solche Entwickelung nicht anders möglich ist, als wenn das Grundprinzip ‚das menschliche Leben' von seinem ersten Entstehen in ihm wohnt und sich entfaltet.[515]

Trotz dessen definierte auch Busch die Geburt als ein wesentliches Ereignis, durch welches das Kind in einen neuen Lebensabschnitt eintrete und dadurch gegenüber der Mutter ein höheres Maß an Unabhängigkeit

---

512 Ebd., 1. Bd., Berlin 1840, S. 194.
513 Vgl. ebd., 2. Bd., Berlin 1841, S. 281.
514 Vgl. ebd., 1. Bd., Berlin 1840, S. 195. Vgl. Busch, „Das Geschlechtsleben", 1. Bd., Leipzig 1839, S. 103.
515 Busch, „Handbuch", 2. Bd., Berlin 1841, S. 279 f. Vgl. ebd., 1. Bd., Berlin 1840, S. 87 und S. 194 f.

erlange.[516] Auch er interpretierte jedoch das Stillen als fortgesetztes Abhängigkeitsverhältnis[517] und sprach dem Kind mit dem Hervorbrechen der Zähne erneut mehr Selbstständigkeit zu.[518]

Busch stellt bei den hier betrachteten Geburtshelfern den ersten dar, der sich von der Theorie einer Reizung der Gebärmutterwände durch den Fötus ausdrücklich distanzierte. Hatte Carus eine vorsichtige Abkehr von dieser Theorie gewagt und die Ursache für den Geburtseintritt in der postulierten Verwandtschaft des Gebärorgans zum Darm gesucht, so adaptierte auch er den Gedanken einer gewissen Reizung der Gebärmutterwände im Geburtsverlauf. Busch hingegen wendete sich gänzlich davon ab. Er stellte in seinem „Handbuch der Geburtskunde" ausführlich dar, welcher Geburtshelfer oder Physiologe diese Theorie aufgegriffen hatte, und widerlegte diese Annahmen ausführlich.[519] Er argumentierte, dass sich zum Ende der Schwangerschaft kein spezifischer, von dem Fötus ausgehender Reiz verzeichnen lasse, welcher den Eintritt der Wehen erklären könne. Die Entwicklung des Kindes schreite vielmehr stetig voran, zum Ende der Schwangerschaft hin wie auch darüber hinaus:

> Der Embryo zeigt in seiner ganzen Entwickelung keinen bestimmten Typus; er schreitet vielmehr stätig vor, ohne gewisse Haltpunkte wahrnehmen zu lassen.[520]

Er machte zudem darauf aufmerksam, dass einige neugeborene Kinder körperliche Missbildungen aufwiesen, die bereits frühzeitig die Gebärmutter zu Zusammenziehungen hätten reizen müssen. Außerdem hätten entsprechend diverser Beobachtungen weder Größe oder Schwere, noch eventuelle Bewegungen des Fötus oder sogar dessen Tod auf den Geburtsverlauf einen merklichen Einfluss.[521] Als letztes Argument führte Busch die Tatsache an,

---

516 Vgl. Busch, „Lehrbuch der Geburtskunde", 2. Auflage, Marburg 1833, S. 162, § 296.
517 Busch, „Das Geschlechtsleben", 1. Bd., Leipzig 1839, S. 429.
518 Vgl. ebd., S. 99, § 57.
519 Vgl. Busch, „Handbuch", 4. Bd., Berlin 1843, S. 15 ff.
520 Busch, „Das Geschlechtsleben", 1. Bd., Leipzig 1839, S. 371.
521 Vgl. Busch, „Handbuch", 4. Bd., Berlin 1843, S. 14. Busch hat im Gegenteil dazu sogar beobachtet, dass die Geburt eines toten Kindes schneller von statten geht, da der Körper des Kindes an Umfang verliere und sich die Schädelknochen unter der Geburt mit Leichtigkeit übereinander schöben. Dauere die Geburt eines toten Kindes länger als gewöhnlich, so sei der Fehler in der

dass die Gebärmutter bereits ab der sechsunddreißigsten Schwangerschaftswoche mit den ersten Kontraktionen die Geburt vorbereite, wenn der Fötus noch nicht seine volle Größe erreicht habe,[522] und sich diese nach dem Ablauf von vierzig Wochen auch dann äußern würden, wenn der Fötus im Rahmen einer Extrauteringravidität nicht in der Gebärmutter liege und dementsprechend keinen Reiz darbieten könne.[523] Stattdessen sei es allein der abgeschlossene Gebärmutterzyklus, der die Geburt bedinge. Die Reife des Fötus, welche Busch als das Vermögen, außerhalb des mütterlichen Körpers leben zu können, definierte, falle naturgemäß mit dem abgeschlossenen Gebärmutterzyklus zusammen, habe jedoch auf diesen, wie zuvor aufgezeigt, keinen unmittelbaren Einfluss.[524] Der Fötus habe weder an dem Geburtseintritt noch an dem weiteren Verlauf Anteil:

> Alle diese Vorgänge im mütterlichen Organismus zeigen deutlich, dass durch die Thätigkeit der Mutter das Herabtreten der Frucht, die Richtung, in welcher dieses geschieht, und die endliche Ausstossung des Foetus und der Nachgeburt bedingt werden; dass der Foetus nur durch seine organische Bildung mit diesem Vorgange übereinstimme, aber durchaus nicht das Vermögen besitze, aus dem mütterlichen Organismus durch eigene Thätigkeit herauszutreten, wie dieses Friedreich noch in neuester Zeit behauptet hat.[525]

Diese Worte scheinen in Anbetracht der Tatsache, dass Busch dem Fötus ein Empfinden zum Beispiel von Kälte zugesprochen und dessen darauf folgende Bewegungen als zielgerichtet gedeutet hatte, nur schwer nachvollziehbar.

Gebärmutter zu sehen. Vgl. ebd., S. 52. Vgl. auch Busch, „Das Geschlechtsleben", 1. Bd., Leipzig 1839, S. 369, § 164 und S. 393.

522 Vgl. Busch, „Handbuch", 4. Bd., Berlin 1843, S. 17 f. Vgl. ders., „Das Geschlechtsleben", 1. Bd., Leipzig 1820, S. 360, § 162 und S. 371 f. Vgl. ders., „Lehrbuch der Geburtskunde", 2. Auflage, Marburg 1833, S. 93, § 173.

523 Vgl. Busch, „Handbuch", 4. Bd., Berlin 1843, S. 17. Vgl. zur Extrauteringravidität auch ders., „Lehrbuch der Geburtskunde", 2. Auflage, Marburg 1833, S. 92, § 170. Vgl. ders., „Das Geschlechtsleben", 1. Bd., Leipzig 1839, S. 369 und S. 372.

524 Vgl. Busch, „Das Geschlechtsleben", 1. Bd., Leipzig 1839, S. 373. Vgl. ders., „Handbuch", 4. Bd., Berlin 1843, S. 18.

525 Busch, „Das Geschlechtsleben", 1. Bd., Leipzig 1839, S. 387. Busch bezieht sich dabei auf den bereits erwähnten Aufsatz Johann Baptist Friedreichs aus dem Jahr 1831. Vgl. ebd., S. 370. Vgl. ders., „Handbuch", 4. Bd., Berlin 1843, S. 16. Vgl. ders., „Die theoretische und practische Geburtskunde", Berlin 1838, S. 232.

Wenn es am Schwangerschaftsende, wie zuvor dargestellt, der mütterliche Körper ist, welcher durch Atrophie der Decidua die Versorgung des Fötus mit Nährstoffen langsam einschränkt, so wäre es eine logische Konsequenz, würde der Fötus auch darauf reagieren und sich gemäß der hippokratischen Anschauung seine Nahrung an anderer Stelle suchen. Stattdessen postulierte Busch, der sich vehement für eine Individualität des Fötus ausgesprochen hatte, dass dieser sich von diesem Vorgang gänzlich unbeeinflusst weiterentwickele und schließlich als passives Objekt geboren werde. Da das Ereignis der Geburt an sich zudem als ein wesentlicher Schritt in der kindlichen Entwicklung gedeutet werden kann, erscheint es nur wenig stringent, dass der Fötus seine körperliche Ausbildung von der Mutter weitestgehend unabhängig gestaltet, an dem darauf folgenden Ereignis der Geburt jedoch keinen Anteil haben soll.

6.4.3 Zusammenfassung

Buschs Anschauungen zur Geburtsphysiologie ähneln in vielen Punkten denen von Carus: Auch Busch sah durch die Befruchtung zwei parallel verlaufende Prozesse initiiert und definierte dabei die vollendete Entwicklung des Gebärorgans als ursächlich für den Geburtseintritt. Als einzigen Unterschied lässt sich aufzeigen, dass Carus seine Argumentationen vornehmlich auf die Entwicklung der Gebärmutter als darmartiges Organ gestützt hatte, wohingegen Busch sich etwas diffuser auf einen abgeschlossenen Zyklus bezog, wobei auch er sowohl eine strukturelle als auch eine funktionelle Ähnlichkeit von Gebärmutter und Darm anerkannte. Den Zyklus sah Busch in der Periodizität der Gebärmutter begründet, für welche er unter anderem die Regelmäßigkeit der Menstruation als beweisend anführte. Habe die Gebärmutter ihren Zyklus abgeschlossen, so beginne sie automatisch mit Kontraktionen, die darauf ausgerichtet seien, ihre Rückbildung in den ursprünglichen Zustand zu bewirken. Durch diese Kontraktionen werde sogleich der Fötus geboren, dessen vollendete Entwicklung naturgemäß auf den selben Zeitpunkt falle.

Busch sprach im Gegensatz zu den bisher dargestellten Geburtshelfern dem Fötus ein außerordentlich hohes Maß an Autonomie zu, wobei er jedoch in seinen diesbezüglichen Ausführungen nicht immer stringent blieb. Auch er sah die kindliche Ernährung im Mutterleib der Stoffaufnahme einer Pflanze ähnlich, bewertete das fötale Leben jedoch nicht aufgrund dieser Tatsache als vegetativ: Da der Fötus sich durch seine eigenen Organe ernähre und gestalte, stünde er im gleichen Verhältnis zu seiner Mutter wie der erwachsene Mensch zur Außenwelt. Busch erkannte die Notwendigkeit des Bezugs von Sauerstoff über das mütterliche Blut für den Fötus an, erwähnte diese Tatsache jedoch mit keinem Wort bei der Diskussion von dessen Abhängigkeit zu seiner Mutter. Busch war nach Kilian der zweite der hier dargestellten Geburtshelfer, der sich deutlich für das Vorhandensein einer menschlichen Seele ab der Befruchtung aussprach; dies erklärt sich zum einen aufgrund der Tatsache, dass die für ein Seelenleben notwendigen Organe – Gehirn und Rückenmark – im Fötus bereits zu einem frühen Zeitpunkt der Schwangerschaft vorzufinden seien und sich die Entwicklung von einer Seele als dazu kongruent annehmen lassen müsse. Er hatte zudem die Erfahrung gemacht, dass der Fötus auf äußere Reize, wie zum Beispiel das Auflegen der kalten Hand auf den schwangeren Bauch, aktiv reagiere und auf ein Empfindungsvermögen geschlossen, welches seiner Definition nach eine Seele voraussetze. Umso erstaunlicher scheint es, dass der Fötus an seiner Geburt keinerlei Anteil haben soll: Diese lag laut Busch allein in dem abgeschlossenen Zyklus der Gebärmutter begründet. So interpretierte er die ersten Kontraktionen ab der sechsunddreißigsten Schwangerschaftswoche als Vorbereitungen der Gebärmutter auf die Geburt und merkte an, dass der Fötus davon vollkommen unbeeinflusst weiterwachse, die Kontraktionen also weder einleite noch bedinge. Auch die Veränderungen, die der Geburt vorausgingen, würden allein von der Gebärmutter bewerkstelligt. So nahm auch Busch wie die anderen hier dargestellten Geburtshelfer ein aufgehobenes Wechselverhältnis von Mutter und Fötus an, legte diesem jedoch eine vom mütterlichen Körper ausgehende Atrophie der Decidua zugrunde, nicht ein durch die kindliche Reife bedingtes Welken der Plazenta. Busch war zudem der erste, der sich gänzlich von der Theorie eines Reizes auf die Gebärmutter distanzierte; er argumentierte, dass viele Kinder mit körperlichen Missbildungen geboren würden, welche die Gebärmutter lange vor der schließlich erfolgenden Geburt zu Kontraktionen hätten reizen müssen. Er führte zudem an, nie einen vom Fötus ausgehenden Reiz bemerkt zu haben, der die Kontraktionen hätte veranlassen können; vielmehr schreite das Ungeborene in seiner Entwicklung ständig voran, am Schwangerschaftsende wie auch über die Geburt hinaus. In Anbetracht der Tatsache, dass Busch den Fötus als weitestgehend unabhängig vom mütterlichen Körper verstanden hatte, scheint es nur schwer nachvollziehbar, dass er ihm an der Geburt keinerlei Anteil zugestand. Das Ereignis der Geburt lässt sich als ein wesentlicher Schritt in der kindlichen Entwicklung deuten, und es scheint wenig stringent, dass der Fötus, der intrauterin jegliche Entwicklung selbst bedingt hatte, sich dabei als passives Objekt verhält.

6.5 Friedrich Wilhelm Johann Ignaz Scanzoni von Lichtenfels (1821–1891)

Das Leben und Wirken des Geburtshelfers Friedrich Wilhelm Johann Ignaz Scanzoni fällt in eine Zeit, in welcher zahlreiche neue naturwissenschaftliche Forschungsergebnisse zu dem bereits erwähnten Materialismusstreit führen sollten. Da diese Phase zugleich das allmähliche Ende der Romantik markiert, soll die Arbeit an dieser Stelle mit der Darstellung von Scanzonis Ansichten zur Geburt und dem intrauterinen Leben des Kindes abgeschlossen werden. Scanzoni wurde im Jahr 1821 in Prag geboren. Sein Vater war ein Beamter, seine Mutter die Tochter „eines der gesuchtesten Prager Ärzte".[526] Er begann bereits als 16-Jähriger mit dem Studium der Medizin an der Prager Karlsuniversität. Nach seiner Promotion[527] im Jahr 1844 trat er zunächst eine wissenschaftliche Reise ins Ausland an und arbeitete nach seiner Rückkehr als Assistenzarzt für Frauenheilkunde unter dem Professor Antonín Jan Jungmann in der geburtshilflichen Klinik in Prag. Während dieser Zeit beschäftigte er sich wie sein Lehrer neben der Geburtshilfe besonders mit der makroskopischen pathologischen Anatomie. Scanzoni wurde zu einem späteren Zeitpunkt Direktor der Frauenabteilung des Krankenhauses und wirkte ab 1848 zugleich als Dozent für Gynäkologie und Geburtshilfe. Bereits ein Jahr später brachte er den ersten Band seines „Lehrbuchs der Geburtshilfe" heraus, welches in den folgenden Jahren in vielen Auflagen herausgegeben werden sollte:

---

526 Charlotte Hartmann, „Das Leben und Wirken des Würzburger Frauenarztes Friedrich Wilhelm Scanzoni von Lichtenfels", Diss. med., Düsseldorf 1938, S. 1.
527 Scanzoni promovierte mit dem Werk „Tractatus de scorbuto" zum Doktor der Medizin und Chirurgie.

Mit den neuen Erkenntnissen der pathologischen Anatomie traf Scanzoni genau den Zeitgeist: nämlich die Entwicklung zu einer immer stärker naturwissenschaftlich orientierten Medizin.[528]

1850 folgte Scanzoni dem Ruf zum ordentlichen Professor der Gynäkologie nach Würzburg und wurde während seiner dortigen Zeit zu einem der bekanntesten Geburtshelfer Europas.[529] Ihn erreichten Rufe nach Wien, nach Baden-Baden sowie nach Berlin als Nachfolger auf den Lehrstuhl Buschs, welche er jedoch alle ablehnte. 1857 sowie 1863 erreichte ihn die Bitte zur Betreuung der Entbindung der Kaiserin Maria Alexandrowna, Prinzessin von Hessen, der Gattin Alexanders II. von Russland. Im gleichen Jahr wurde er von König Maximilian II. in den erblichen Adel mit dem Namenszusatz von Lichtensfels erhoben. Scanzoni reformierte den Unterricht an der Würzburger Universität, indem er Geburtshilfe und Gynäkologie zu einem einheitlichen Fach zusammenfasste. Er schrieb:

> Die Gynäkologie und die Geburtshilfe müssen einander gegenseitig ergänzen, eine wissenschaftliche Bearbeitung der einen ist ohne die sorgfältigste Berücksichtigung der durch die andere gebotenen Hilfsmittel geradezu unmöglich.[530]

Er legte seine Professur im Jahr 1888 nieder, blieb Würzburg jedoch bis zu seinem Tode treu.

Scanzonis Schriften zeichnen sich vor allem durch die Einbindung neuester Forschungsergebnisse aus den Fächern der Physiologie, Chemie, Mikroskopie und Anatomie aus. Im Vorwort seines Werkes „Lehrbuch der Geburtshilfe" aus dem Jahr 1849 äußerte er sich persönlich dahingehend, dass in der Geburtshilfe noch immer der neueren physiologischen und pathologischanatomischen Richtung der Medizin zu wenig Aufmerksamkeit geschenkt werde.[531] Trotz seines stark wissenschaftlichen Vorgehens stellte jedoch auch

---

528 Hanna Brigitte Enders, „Scanzoni in Würzburg", Diss. med., Würzburg 2003, S. 139.
529 Vgl. Ralf Vollmuth und Thomas Sauer, „Friedrich Wilhelm Scanzoni von Lichtenfels (21.12.1821–12.06.1891): Zum 100. Todestag", in: „Würzburger medizinhistorische Mitteilungen", hg. von Michael Holler, Gundolf Keil, 10. Bd., Jg. 1992, S. 53–79, S. 55.
530 Friedrich Wilhelm Johann Ignaz Scanzoni, „Lehrbuch der Krankheiten der weiblichen Sexualorgane", 3. Auflage, Wien 1863, S. VIII.
531 Vgl. Friedrich Wilhelm Johann Ignaz Scanzoni, „Lehrbuch der Geburtshilfe", 1. Bd., Wien 1849, S. III.

er Beobachtungen zum Zusammenhang zwischen Psyche und Physis der Frau an. In seinem Wirken als Geburtshelfer zeichnete er sich durch den Versuch einer Eingrenzung der stark operativ orientierten Geburtshilfe aus; zwar bemühte er sich um eine stete Verbesserung geburtshiflicher Operationen,[532] forderte er doch jeweils eine strenge Indikationsstellung.[533]

Scanzoni blieb in all den Jahren auch seiner Leidenschaft zur pathologischen Anatomie treu und unternahm in Zusammenarbeit mit Kölliker pathologisch-anatomische, mikroskopische und physiologische Untersuchungen der weiblichen Geschlechtsorgane: So untersuchten sie unter anderem gemeinsam die glatten Muskelfasern der menschlichen Gebärmutter.[534]

6.5.1 Der materne Anteil der Schwangerschaft

Zum Zeitpunkt der ersten Auflage des „Lehrbuchs der Geburtshilfe"[535] war Köllikers Schrift über die glatte Muskulatur erschienen, in der sie eindeutig auch in der Gebärmutter nachgewiesen worden war. Damit war die viel diskutierte Frage nach der muskulösen Beschaffenheit der Gebärmutter endgültig entschieden. Scanzoni, der sich selbst an den Untersuchungen Köllikers beteiligt hatte, schrieb im Jahr 1849:

---

532 Vgl. Friedrich Wilhelm Johann Ignaz Scanzoni, „Die geburtshilflichen Operationen", Wien 1852.

533 Vgl. Charlotte Hartmann, „Das Leben und Wirken", Diss. med., Düsseldorf 1938, S. 21.

534 Vgl. Hanna Brigitte Enders, „Scanzoni in Würzburg", Diss. med., Würzburg 2003, S. 67 ff; Gundolf Keil: „Friedrich Wilhelm Johann Ignaz Scanzoni", in: „Neue Deutsche Biographie 22 (2005)", S. 483–484, [Online-Ressource]; Franz von Winckel: „Friedrich Wilhelm Johann Ignaz Scanzoni", in: „Allgemeine Deutsche Biographie", 53. Bd. (1907), S. 724–726, [Online-Ressource]; Wilhelm Nieberding, „Gedächtnisrede auf den Geheimrath und Univ.-Professor Herrn Dr. Friedrich Wilhelm Scanzoni v. Lichtenfels. Gehalten in feierlicher Sitzung der physikalisch-medicinischen Gesellschaft zu Würzburg am 11. März 1892", Würzburg 1892.

535 Scanzonis drei Bände umfassendes Hauptwerk „Lehrbuch der Geburtshilfe" wurde in der ersten Auflage von 1849–1852 und in der Zweitauflage bereits im Jahr 1853 herausgegeben. Die darauf folgenden Neuauflagen sowie andere, in späteren Jahren herausgegebene Schriften sollen an dieser Stelle keine Berücksichtigung finden, da diesen andere nicht mehr in die zu untersuchende Zeitspanne fallende wissenschaftliche Grundlagen vorauszusetzen sind. Diesem Kapitel liegt vor allem die Erstauflage zugrunde, welche mit der Zweitauflage zur Herausarbeitung einer eventuellen Meinungsänderung Scanzonis abgeglichen wurde.

Alle Fasern der Gebärmutter zeigen sich unter dem Mikroskope als glatte, nicht gestreifte, dem Willenseinflusse entzogene Muskelfibern, und das ganze Organ ist als ein unwillkürlicher Muskel zu betrachten.[536]

Dies gelte sowohl im schwangeren als auch im nicht schwangeren Zustand des Organs. Scanzoni räumte jedoch ein, dass die Muskelfasern sich außerhalb der Schwangerschaft als dünn und blass darstellten und ihr Verlauf makroskopisch nur schwer nachvollziehbar sei.

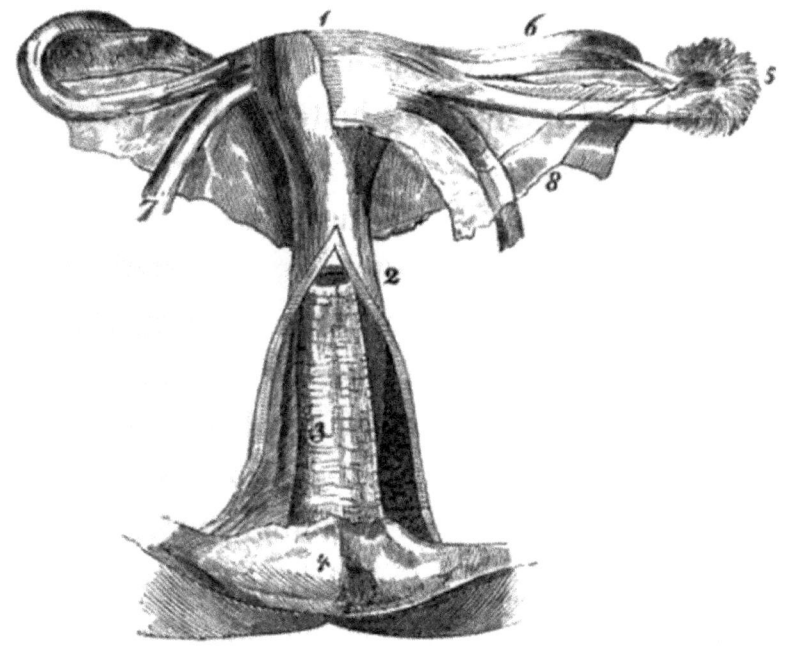

Abb. 24: *Die weiblichen Geschlechtsteile außerhalb der Schwangerschaft. Aus: Scanzoni, „Lehrbuch der Geburtshilfe", 1. Bd., Wien 1849, S. 35, Fig. 11.*

1. *Fundus uteri*
2. *Äußerer Muttermund*
3. *Vagina*
4. *Labia majora*
5. *Fimbrientrichter*
6. *Ligamentum latum*
7. *Ligamentum rotundum*

---

536 Scanzoni, „Lehrbuch der Geburtshilfe", 1. Bd., Wien 1849, S. 65.

Zur Erklärung der Größenzunahme der Gebärmutter während der Schwangerschaft nahm Scanzoni zunächst ebenfalls einen aktiven Entwicklungsprozess an. Die Masse des Gebärorgans nehme zu Beginn der Schwangerschaft „in Folge des vermehrten Säftezuflusses, der erhöhten vitalen Thätigkeit, stetig zu."[537] Die Entwicklung geschehe dabei parallel zu der des Fötus. Im Gegensatz zu den anderen hier dargestellten Geburtshelfern adaptierte Scanzoni jedoch auch den Gedanken eines passiven Dehnungsprozesses. Er hatte durch das Wiegen von Gebärmüttern von unter der Schwangerschaft verstorbenen Frauen gefunden, dass das Gebärorgan in den letzten acht Wochen der Schwangerschaft nur noch unerheblich an Gewicht zunahm, während es, wie aus der Praxis bekannt, bis zur vierzigsten Schwangerschaftswoche stetig wuchs.[538]

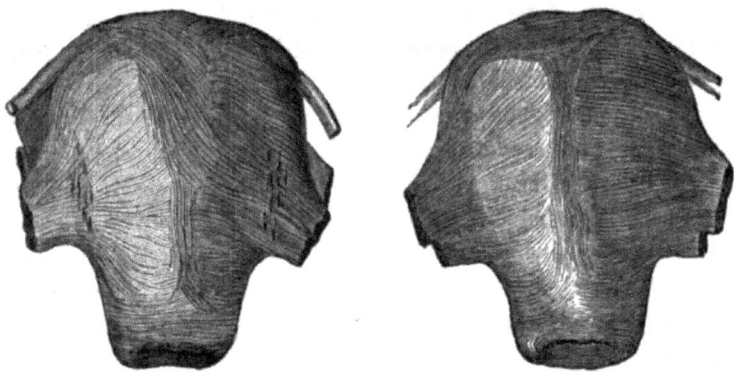

Abb. 25: *Darstellung des Verlaufs der Muskelfasern an einer Gebärmutter kurz nach der Entbindung. Aus: Scanzoni, „Lehrbuch der Geburtshilfe", 1. Bd., Wien 1849, S. 64, Fig. 19 und 20.*

Er kam zudem durch praktische Untersuchungen von Schwangeren zu dem gleichen Resultat wie Meckel, nämlich, dass die Gebärmutterwände am Ende der Schwangerschaft vermutlich deutlich dünner würden.[539] Er folgerte daraus für die Größenzunahme der Gebärmutter in den letzten acht Wochen der Schwangerschaft:

---

537 Ebd., S. 61.
538 Vgl. ebd., 2. Bd., Wien 1850, S. 15.
539 Vgl. ebd., 1. Bd., Wien 1849, S. 62.

dass die in dieser Periode noch stattfindende, gewiss nicht unbeträchtliche, mit dem Gesichts- und Tastsinne wahrnehmbare Volumsvermehrung des Uterus nur durch die passive, von einem noch immer ansehnlich sich vergrössernden Contentum hervorgerufene Ausdehnung bedingt werde.[540]

Er wies jedoch ausdrücklich darauf hin, dass eine Dehnung erst in der fortgeschrittenen Schwangerschaft angenommen werden könnte: Würde eine solche bereits zu einem frühen Zeitpunkt vorliegen, so würde es zeitnah zu einer Ruptur der Gebärmutter oder einer frühzeitigen Geburt kommen.[541]

Als maßgebliche Veränderung in der Struktur der schwangeren Gebärmutter aufgrund des Entwicklungsprozesses gab auch Scanzoni die stärkere Ausbildung von Muskelfasern an. Er war zudem der erste, der auch dem Vorhandensein von Nervenfasern im Gebärorgan Beachtung schenkte; diese wurden zwar zum Teil von anderen Vertretern peripher erwähnt,[542] jedoch widmete sich erst Scanzoni einer umfassenden Beschreibung dieser und deren Verlaufs.[543]

In dem strukturellen Aufbau der schwangeren Gebärmutter sah Scanzoni die Ursache der Wehen begründet. Auch dieses Thema betreffend äußerte er sich enttäuscht darüber, dass ihm bei Untersuchungen zur Geburtsphysiologie noch immer zu wenig Beachtung geschenkt werde:

> Die geringe Sorgfalt, welche man bis jetzt bei der Betrachtung der Thätigkeit des Uterus auf die Würdigung der, den organischen Muskelbewegungen zu Grunde liegenden Gesetze verwendete, trägt die vorzüglichste Schuld, dass über dieses eben so wichtige als interessante Phänomen die heterogensten und zuweilen widersinnigsten Hypothesen aufgestellt wurden.[544]

Einer jeden Muskeltätigkeit zugrunde liegend setzte Scanzoni eine Nerventätigkeit voraus und unterschied dabei eine Reiz- von einer Reflexantwort: Bei einer Reizantwort, wie sie sich zum Beispiel im galvanischen Experiment

---

540 Ebd., 2. Bd., Wien 1850, S. 15.
541 Vgl. ebd., S. 7.
542 Osiander nahm Nerven als wahrscheinlich an, hatte sie selbst jedoch nicht nachweisen können. Vgl. Osiander, „Handbuch der Entbindungskunst", 1. Bd., 1. Abth., Tübingen 1818, S. 172, § 294. Busch hatte diese sicher dargestellt, ihr Vorhandensein jedoch nicht weiter diskutiert. Vgl. Busch, „Die theoretische und practische Geburtskunde", Berlin 1838, S. 143.
543 Vgl. Scanzoni, „Lehrbuch der Geburtshilfe", 1. Bd., Wien 1849, S. 47 f.
544 Ebd., 2. Bd., Wien 1850, S. 6.

darstelle, treffe der Reiz auf einen motorischen Nerven, welcher den Muskel direkt zu einer Kontraktion anrege. Bei einer Reflexantwort hingegen würden zunächst sensible Nerven im Organ gereizt, welche den Reiz über ein Zentralorgan, wie zum Beispiel ein Ganglion, auf einen motorischen Nerven und damit auf den Muskel übertrugen.[545] Reize man die sensiblen Nervenfasern in der Gebärmutter, so veranlassen sie Kontraktionen – sowohl im schwangeren als auch im nicht schwangeren Zustand:

> Führt man einen fremden Körper in die Höhle des nicht schwangeren Uterus, oder spritzt man eine Flüssigkeit in dieselbe, oder hat sich daselbst durch einen pathologischen Process ein Aftergebilde entwickelt, so sucht sich das Organ dieses, seine sensiblen Nervenfasern reizenden Körpers durch mehr oder weniger intensive Contractionen zu entledigen. Niemand wird bezweifeln, dass dieser Fremdkörper als Reiz auf die sensiblen Nervenfasern des Uterus wirkt und daher als nächste Ursache der Zusammenziehungen desselben zu betrachten ist.[546]

Scanzoni war damit der erste, der die Irritabilität nicht als Ausdruck einer Lebenskraft vor dem Hintergrund einer erhöhten Vitalität der Gebärmutter in der Schwangerschaft beschrieb, sondern diese den entsprechenden anatomischen Strukturen und einem geordneten Zusammenspiel von Nerv und Muskel zuordnete. Da diese Strukturen auch außerhalb der Schwangerschaft in der Substanz der Gebärmutter nachgewiesen werden konnten, sprach er eine entsprechende Irritabilität auch der nicht schwangeren Gebärmutter zu. Es zeigt sich an dieser Stelle eine Adaptation aktueller Forschungsergebnisse zur Nerv-Muskel-Korrespondenz auf die Geburtsphysiologie. Scanzonis Ansicht nach müsse auch die Wehentätigkeit der

---

545 Vgl. ebd., S. 11. Als Grundlage dieser Unterscheidung dienten Scanzoni unter anderem dementsprechende Experimente des deutschen Physiologen Alfred Wilhelm Volkmann (1801–1877). Da Scanzoni selbst keine genaueren Angaben zu diesbezüglichen Quellen macht, soll an dieser Stelle auf Volkmanns Werk „Die Selbstständigkeit des sympathischen Nervensystems durch anatomische Untersuchungen nachgewiesen", Leipzig 1842, hingewiesen werden, in welchem Volkmann entsprechende Versuche beschreibt. Zudem ist anzunehmen, dass Scanzoni auch auf eigene Experimente zur Nerven- und Muskeltätigkeit an schwangeren Kaninchen zurückgreift, auf die er wiederholt hinweist.
546 Ebd., S. 13.

Gebärmutter auf einer Reflexantwort beruhen, da sie nach geordneten Regelmäßigkeiten vor sich gehe.[547]

Die Muskelfaser der Gebärmutter verfüge wie eine jede andere Muskelfaser des menschlichen Körpers über eine elastische Kraft, die umso stärker werde, je mehr der Muskel an Spannung aufbaue.[548] In den letzten Wochen der Schwangerschaft und der damit einhergehenden Dehnung des Gebärorgans üben dessen Muskelfasern dementsprechend immer stärker werdende, der Dehnung entgegenwirkende elastische Kräfte aus, „durch welche sie in ihre kürzere, natürliche Form zurückzukehren suchen."[549] Vor diesem Hintergrund erklärte Scanzoni die einzelnen Kontraktionen, die man bereits ab der sechsunddreißigsten Schwangerschaftswoche beobachten könne, und interpretierte sie – wie Busch – als zum Geburtsprozess gehörig.[550]

In diesem Zusammenspiel von Expansion und Retraktion sei die Ursache des Geburtseintrittes zu suchen: Die Ausbildung der Gebärmutter gestatte dem Fötus zu seiner Entwicklung zunächst ausreichend Raum, wobei gleichzeitig die Elastizität der Muskelfaser ein ständiges Anliegen der Gebärmutterwände an die Frucht erlaube. Habe der Fötus jedoch eine entsprechende Größe erreicht, so trete ein reiner Dehnungsprozess ein. Diesem werde von der elastischen Kraft der Muskelfasern ein zunehmender Widerstand geboten, weshalb sich die Gebärmutterwände maximal eng an den Fötus anlegen. Ab einem gewissen Punkt biete dieser schließlich den notwendigen Reiz, welcher auf die sensiblen Nerven wirke und damit die Muskelkontraktionen veranlasse. Scanzoni fasste diesen Vorgang wie folgt zusammen:

> Dieses stets zunehmende Bestreben der Muskelfaser, sich zu verkürzen, bedingt nothwendig auch ein um so festeres Anschmiegen des Uterus an sein Contentum, eine um so innigere Berührung einer Innenfläche mit dem auf die Wandungen ausdehnend wirkenden Eie, und diess nur bis zu einem gewissen Grade mögliche Wechselverhältniss, die dadurch bedingte Erregung der sich im Gebärmutterparenchyme verzweigenden Nerven ist nach unserem Ermessen das zunächst disponirende Moment für den Eintritt des Geburtsactes.[551]

---

547 Vgl. ebd., S. 11.
548 Vgl. ebd., S. 6.
549 Ebd.
550 Vgl. ebd., 1. Bd., Wien 1849, S. 68.
551 Ebd., 1. Bd., 2. Auflage, Wien 1853, S. 166. Vgl. ebd., S. 178. Vgl. ebd., 2. Bd., Wien 1850, S. 15.

Scanzoni hat dabei ebenfalls die Beobachtung gemacht, dass sich die Wehen oft zu dem Zeitpunkt zeigen, an welchem im ungeschwängerten Zustand die Menstruation eingetreten wäre. Er erklärte dies sowohl mit der periodisch erhöhten Erregbarkeit des weiblichen Nervensystems als auch mit einem gesteigerten Blutzufluss zur Gebärmutter.[552] Scanzoni war damit nach Osiander der zweite, welcher eine postulierte Hyperämie in der vierzigsten Schwangerschaftswoche mit dem Geburtseintritt in Verbindung brachte.[553] Dementsprechend nahm er einen pathologisch zu früh erfolgten Reiz auf die Gebärmutter, so zum Beispiel durch generelle „Hyperämie"[554], oder auch einen verfrühten Blasensprung mit einhergehender Reizung der Gebärmutterwände[555] als ursächlich für Frühgeburten an.

Es scheint, als werde mit Scanzoni der romantische Gedanke einer weiblichen Vervollkommnung in der Schwangerschaft – wie er sich bei Jörg, Carus und auch Busch gefunden hatte – verlassen. Zwar erwähnte auch Scanzoni zunächst ein höheres Maß an Vitalität des Gebärorgans, hervorgerufen durch einen vermehrten „Säftezufluss", alle weiteren Veränderungen beschrieb er jedoch auf einer rein naturwissenschaftlichen Basis ohne etwaige vitalistische Interpretationen. Auch das Ereignis der Geburt betreffend wurde die Anschauung von einem vollendeten Entwicklungsprozess der Gebärmutter als ursächlich für deren Kontraktionen abgelöst von der Vorstellung einer rein mechanischen Dehnung und der damit einhergehenden Stimulation von Nervenfasern.

Scanzoni nahm dementsprechend auch keine Entfremdung von Mutter und Fötus als der Geburt vorausgehend an. Er hatte unter anderem gefunden, dass die Decidua, deren Veränderungen zum Schwangerschaftsende sowohl von Naegele als auch von Busch als Ausdruck der Entfremdung gedeutet wurde, bereits in einer frühen Schwangerschaftswoche atrophiere, nämlich sobald „sich die Lebensthätigkeit an der Placentastelle concentrirt."[556] Scanzoni richtete sich gegen die Anschauungen Jörgs, Carus und Buschs und schrieb:

---

552 Vgl. ebd., 2. Bd., Wien 1850, S. 16.
553 Vgl. Heinrich Fasbender, „Geschichte der Geburtshülfe", Jena 1906, S. 513.
554 Vgl. Scanzoni, „Lehrbuch der Geburtshilfe", 1. Bd., Wien 1849, S. 263.
555 Vgl. ebd., S. 231.
556 Ebd., S. 108. Vgl. ebd., S. 92.

> Eben so unstatthaft erscheint uns die Ansicht derjenigen, welche in dem allmäligen Welken des Mutterkuchens, in dem Obliteriren einzelner Gefässe desselben, in der die innere Uteruswand reizenden Schärfe der Fruchtwässer, in einem der Gebärmutter eigenthümlichen, periodisch auftretenden Bestreben, sich durch peristaltische Bewegungen ihres Contentums zu entledigen u.s.w – das nächste Causalmoment des Eintrittes der Uteruscontractionen erkennen. Alle diese, jedes physiologischen oder anatomischen Beweises entbehrenden Hypothesen erscheinen uns eben so naiv und vage.[557]

Scanzoni schrieb der Hilfsmuskulatur einen deutlich größeren Einfluss auf den Geburtsverlauf zu, als die vorherigen Geburtshelfer es taten. Er führte die praktische Erfahrung an, dass Kinder bei ausgeprägter Wehenschwäche fast ausschließlich durch die Hilfsmuskulatur haben geboren werden können.[558] Diese Tatsache, die sicherlich auch von den anderen Geburtshelfern beobachtet worden war, ist bisher nur peripher berücksichtigt worden; es ist anzunehmen, dass diese praktische Beobachtung vor dem Hintergrund einer gewissen romantischen Idealisierung des Gebärorgans in der Schwangerschaft übergangen wurde.

6.5.2 Der fötale Anteil der Schwangerschaft

Auch Scanzoni ging davon aus, dass der Frau jener erste Keim inne sei, welcher durch den männlichen Samen befruchtet werde. Er hatte die weibliche Eizelle selbst auf einer mikroskopischen Ebene beschrieben.[559]

Die Erstbeschreibung des Eisprunges in einem jeden weiblichen Zyklus unabhängig von einer stattgefundenen Befruchtung geht auf den polnischen Arzt Adam Raciborsky im Jahr 1842 zurück; Scanzoni verifizierte dies durch eigenständige Untersuchungen bereits zu seiner Zeit in Prag.[560] Damit wich er von den Ansichten der vorherigen Autoren ab: Diese hatten die Entwicklung eines Eies – zunächst aus einem Urstoff, später aus der Eizelle – erst durch den Einfluss der männlichen Zeugungskraft angenommen. Scanzoni postulierte aufgrund entsprechender Untersuchungen des Anatomen Bischoff zudem, dass die Eizelle zur Befruchtung unmittelbar mit dem

---

557 Ebd., 2. Bd., Wien 1850, S. 18.
558 Vgl. ebd., S. 35.
559 Vgl. ebd., 1. Bd., Wien 1849, S. 35 f. Vgl. auch ebd., S. 57.
560 Vgl. ebd., S. 38 f. Vgl. Enders, „Scanzoni in Würzburg", Diss. med, Würzburg 2003, S. 148.

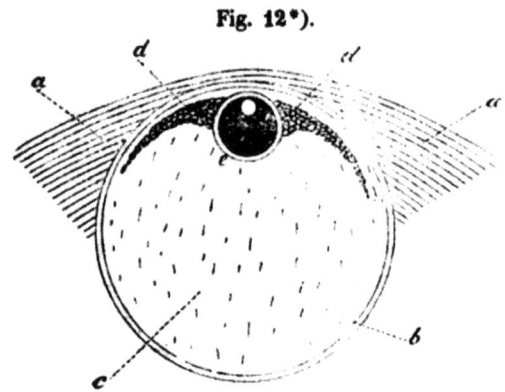

Abb. 26: *Darstellung des Graaf'schen Follikels b mit darinliegender Eizelle e. Aus: Scanzoni, „Lehrbuch der Geburtshilfe", 1. Bd., Wien 1849, S. 37, Fig. 12.*

männlichen Samen in Berührung kommen müsse.[561] Bischoff hatte diesen bei diversen Säugetieren, so zum Beispiel Hunden, Katzen und Ratten, sowohl im Eileiter als auch an den Eierstöcken nachweisen können. Zudem hatte er für Hunde und Kaninchen aufgezeigt, dass nach einer Durchtrennung der Eileiter der Zyklus zwar weiterhin ungestört von statten gehe, die ausgebildeten Eier jedoch nicht befruchtet werden konnten.[562] Dass der Samen direkt mit dem Ei in Kontakt kommen müsse, hatte bisher nur Osiander postuliert; von Jörg, Carus und auch Busch wurde hingegen eine generelle Einwirkung der männlichen Lebenskraft auf den weiblichen Körper als für die Befruchtung ausreichend angenommen.

Durch die Befruchtung erhalte die Eizelle laut Scanzoni einen Entwicklungstrieb, durch welchen sich der Fötus gestalte.[563] Dieser Trieb wurde von ihm nicht weiter ausgeführt; stattdessen beschrieb er ausführlich die organische Ausbildung des Fötus auf einer naturwissenschaftlichen Ebene.

---

561 Vgl. ebd., S. 59.
562 Vgl. Theodor Ludwig Wilhelm von Bischoff, „Entwicklungsgeschichte des Kaninchen-Eies", Braunschweig 1842, S. 24 ff. Vgl. zu Bischoff auch Christian Giese, „Theodor Ludwig Wilhelm von Bischoff (1807–1882). Anatom und Physiologe", Habilitationsschrift, Gießen 1990. Vgl. auch S. 61 f der vorliegenden Arbeit.
563 Vgl. Scanzoni, „Lehrbuch der Geburtshilfe", 1. Bd., Wien 1849, S. 60.

Er rezipierte dabei unter anderem die Studien Bischoffs und Wagners, beschäftigte sich jedoch auch selbst intensiv mit entsprechenden mikroskopischen Untersuchungen.[564]

Was die Ernährung des Fötus anbelangt, so sah auch Scanzoni diese in den ersten Wochen der Schwangerschaft durch Assimilation über die Eihäute gegeben. Als dieser Ansicht zugrunde liegend lassen sich seine mikroskopischen Beobachtungen der bereits beschriebenen Ausstülpungen auf der Oberfläche der Eihäute anführen. Auch Scanzoni beschrieb diese wie Busch als „Zotten"; richtige Gefäße habe er nur in den Zotten gefunden, aus welchen sich ab der achten Schwangerschaftswoche die Plazenta entwickele. Sobald die Plazenta voll ausgebildet sei, stelle diese den Ernährungsweg des Fötus dar.[565] Von der Streitfrage bezüglich der intrauterinen Respiration distanzierte er sich. Die Untersuchungen Müllers, in welchen dieser eine unterschiedliche Färbung des Blutes von Nabelvene und -arterie gefunden hatte, sah er als wenig beweiskräftig an. Auch sonst habe man seiner Meinung nach noch keinen sicheren Beweis für das Vorhandensein von Sauerstoff im fötalen Blut angeführt. Scanzoni widmete diesem Gegenstand keine weitere Diskussion und schrieb ausweichend, dass alle dem Fötus lebenswichtigen Funktionen durch die Plazenta vermittelt würden, dies also auch auf die Respiration zutreffen müsse.[566] Er beschrieb die Kompression der Nabelschnur als tödlich, ohne dies näher zu begründen.[567]

Scanzoni schrieb auch dem Fruchtwasser eine ernährende Funktion zu. Dies sei zum einen dadurch erwiesen, dass eine chemische Analyse das Vorhandensein von Proteinen und Salzen habe nachweisen können, zum anderen, weil man Kälber 14 Tage lang problemlos nur mit Fruchtwasser habe ernähren können.[568] Für die althergebrachte Meinung der Absorption von Nährstoffen aus dem Fruchtwasser über die Haut spreche die kräftige Ausbildung von subkutanen Lymphgefäßen, die man in Föten gefunden habe. Scanzoni nahm zudem an, dass auch die Nabelschnur Nährstoffe absorbiere: Er habe durch eigene Experimente, die er nicht näher erläuterte,

---

564 Vgl. ebd., S. 75 ff.
565 Vgl. ebd., S. 111 und S. 123.
566 Vgl. ebd., S. 123 f.
567 Vgl. ebd., S. 114.
568 Vgl. ebd., S. 124.

deren Vermögen nachgewiesen, Substanzen via Endosmose aufnehmen zu können.[569] Scanzoni beschrieb auch eine Aufnahme des Fruchtwassers durch Verschlucken und hielt es für eine logische Konsequenz, dass dieses im Anschluss über den Darm resorbiert werde, schien dieser Tatsache jedoch keinen wesentlichen Anteil an der kindlichen Ernährung zuzusprechen. Scanzonis Anschauungen stimmen mit denen der zuvor dargestellten Geburtshelfer weitestgehend überein. Es lässt sich jedoch feststellen, dass der Vergleich zwischen den fötalen Organen und den Wurzeln einer Pflanze und die damit einhergehende Klassifikation des intrauterinen Lebens als vegetativ nicht mehr erfolgte. Das Stufenmodell der Romantik scheint in den 1840er Jahren von keiner Relevanz mehr zu sein.

Scanzoni ging wie Busch von aktiven kindlichen Bewegungen bereits zu einem frühen Zeitpunkt der Schwangerschaft aus, zog aus diesen erstaunlicherweise jedoch keinerlei Rückschlüsse auf eine gewisse Autonomie.[570]

Obwohl Scanzonis Ausführungen bezüglich der intrauterinen Ernährung und Gestaltung nicht sehr von denen der bisher dargestellten Geburtshelfer abwichen, sondern vielmehr deren Anschauungen um zahlreiche embryologische Untersuchungen bereicherten, so war doch die individuelle Interpretation dieses Gegenstandes eine gänzlich andere. Scanzoni verstand den Fötus aufgrund seiner Abhängigkeit von der Mutter als deren Körperteil:

> Unzweifelhaft ist es, dass dem Fötus alle zu seiner Ernährung erforderlichen Materialien vom Organismus der Mutter geboten werden. Sobald die innige Verbindung beider Individuen durch was immer für einen Umstand gelöst oder auf längere Zeit unterbrochen wird, geht der Fötus eben so gut zu Grunde, wie ein anderer Theil des menschlichen Körpers, welchem die Zufuhr ernährender Elemente abgeschnitten wird; er ist somit in dieser Beziehung, so lange er sich im Leibe der Mutter befindet, eben so gut ein Theil derselben, als es irgend ein anderes Organ des mütterlichen Organismus ist.[571]

Dementsprechend schien auch die körperliche Ausbildung des Fötus vom mütterlichen Körper auszugehen:

> Das Weib übernimmt es allein, den befruchteten Keim zu schützen, ihn so weit zu bilden, dass er als selbstständiges Wesen von der Mutter getrennt leben kann.[572]

---

569 Vgl. ebd.
570 Vgl. ebd., S. 125 und S. 132 ff.
571 Ebd., S. 122.
572 Ebd., S. 57.

Es fanden sich in Scanzonis Schriften weder eine genauere Beschreibung des peripher erwähnten Entwicklungstriebes, noch eine Diskussion bezüglich einer eventuellen Seelentätigkeit des Fötus. Es scheint, dass mit dem Ausklang der Romantik diese Fragestellungen vor dem Hintergrund naturwissenschaftlicher Fortschritte in den Hintergrund gerückt wurden.

Scanzonis Anschauungen nach ist das Ereignis der Geburt ein Wesentliches, da durch dieses das absolute Abhängigkeitsverhältnis des Kindes von der Mutter unterbrochen und dessen selbstständigeres Leben eingeleitet werde.[573] Eine gewisse Abhängigkeit bleibt jedoch über die Geburt hinaus bestehen: So lange, bis der kindliche Organismus sich soweit an die Außenwelt angepasst hat, um unabhängig von den „Säften" seiner Mutter ernährt werden zu können – bis zum Ende der Stillperiode. Dennoch stellt die Geburt das erste einschneidende Moment auf dem Weg zur Selbstständigkeit des Menschen dar.

Der Fötus nahm bei Scanzonis mechanischer Auffassung des Geburtsverlaufes eine passive Rolle ein. Er ging jedoch erstaunlicherweise davon aus, dass der Fötus in der Schwangerschaft sich der Gebärmutterhöhle aktiv anpasse und eine entsprechende Haltung mit flektiertem Kopf annehme.[574] Dies scheint in Anbetracht der Tatsache, dass Scanzoni den Fötus als Körperteil der Mutter deklariert hatte, nur schwer nachvollziehbar. Da der Gebärmutterfundus in den ersten sechs Monaten der Schwangerschaft bekanntlich weiter sei als der untere Abschnitt des Organs, liege der Fötus während dieser Zeit häufig mit dem größten Körperteil, dem Kopf, nach oben gerichtet, also in Steißlage. Hierzu führte Scanzoni praktische Beobachtungen aus der Prager Gebäranstalt an: So habe er innerhalb von sechs Jahren 21 Geburten vor dem siebten Monat beobachten können, wovon 15 Steißgeburten gewesen seien.[575] Die spätere Konvertierung in die deutlich häufigere Kopflage zum regelgerechten Geburtstermin erklärte Scanzoni ohne aktives kindliches Mitwirken: Sobald der untere Abschnitt des Gebärorgans in den letzten 12 Schwangerschaftswochen an Größe zunehme, gleite der Fötus bedingt durch seinen Schwerpunkt am oberen Rumpfende in eine Kopflage. Auch dies unterstützt Scanzoni durch praktische Beobachtungen

---

573 Vgl. ebd., 2. Bd., Wien 1850, S. 3.
574 Vgl. ebd., 1. Band, Wien 1849, S. 101.
575 Vgl. ebd., S. 104.

und beschreibt, dass er bei der äußeren Palpation Föten häufig in Steiß- oder Querlage gefunden habe, diese jedoch kurz darauf in der Kopflage geboren wurden.[576] Abgesehen von diesem geringen Beitrag schrieb er dem Fötus an seiner Geburt zunächst keinerlei Anteil zu. Er diene zwar durch seine Größe den sensiblen Nervenfasern in der Gebärmutter als mechanischer Reiz, jedoch schien es nach Scanzonis Auffassung der mütterliche Körper zu sein, welcher den Fötus wie einen Körperteil gestalte und demnach zu der für die Geburt ausschlaggebenden Größe bringe. Auch im weiteren Geburtsverlauf verhalte sich der Fötus rein passiv: Den Durchtritt zum Beispiel durch das mütterliche Becken beschrieb Scanzoni allein mittels der Gebärmutterkontraktionen und aufgrund mechanischer Gegebenheiten.[577]

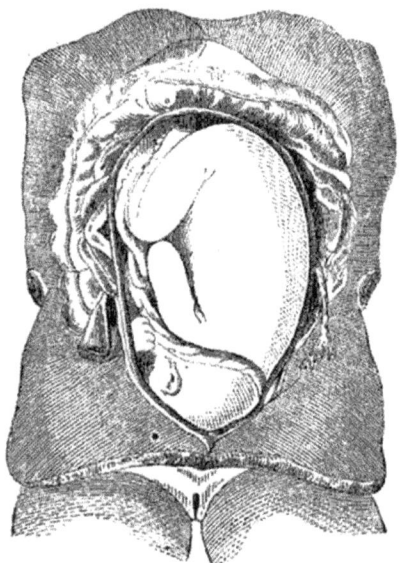

Abb. 27: *Haltung des Fötus in der Gebärmutter zum Geburtstermin. Aus: Scanzoni, „Lehrbuch der Geburtshilfe", 1. Bd., Wien 1849, S. 101, Fig. 50.*

Dass nach dem erfolgten Blasensprung die Geburt meist zügiger von statten geht, erklärte Scanzoni durch den stärkeren Reiz auf die sensiblen Nerven,

---

576 Vgl. ebd., S. 105.
577 Vgl. ebd., 2. Bd., Wien 1850, S. 78 ff.

den die nun unebene Oberfläche des kindlichen Körpers auslösen müsse.[578] Interessanterweise gab er in der zweiten Auflage seines „Lehrbuchs der Geburtshilfe" an dieser Stelle auch an, dass nach dem Blasensprung

> die fortdauernden, activen Bewegungen [des Kindes] einen viel stärkeren Reiz auf die sensiblen Nerven der innern Gebärmutterwand ausüben.[579]

Entsprechende Rückschlüsse auf ein kindliches Mitwirken unter der Geburt zog er dadurch nicht. Das einzige, jedoch ebenfalls passive Mitwirken des Fötus an seiner Geburt sei die Tatsache, dass dessen Körper den Wehen einen Widerstand biete und dadurch die sensiblen Nerven stärker reize, als der weiche und nachgiebige Körper eines verstorbenen Kindes es könne. Gleichzeitig lasse sich jedoch auch beobachten, dass ein toter Fötus gerade bei engem Becken aufgrund der Nachgiebigkeit des Körpers leichter geboren werden könne als ein lebender.[580]

6.5.3 Zusammenfassung

Scanzonis Leben und Wirken als Geburtshelfer fiel in eine Zeit, in welcher die romantische Ära in ihrem Ausklang begriffen war und neue naturwissenschaftliche Erkenntnisse, wie zum Beispiel Schwanns Zelltheorie, den Weg für den aufkommenden Materialismusstreit ebneten. Diese Veränderung des wissenschaftlichen Zeitgeistes stellte sich auch in Scanzonis Schriften dar: Sie zeigen eine Fülle an aktuellen Forschungsergebnissen aus Bereichen der Embryologie, der pathologischen Anatomie, der Chemie und der Physik. Obwohl Scanzoni zu diesen sowohl auf der Basis eigener Untersuchungen als auch durch Rezeptionen fremder Arbeiten Stellung bezog, so tat er dies auf einer empirischen Ebene, ohne eine naturphilosophische Interpretation anzuschließen. Es fand sich in seinem „Lehrbuch der Geburtshilfe" zwar peripher der Hinweis auf eine erhöhte Vitalität des Gebärorgans in der Schwangerschaft, die bisher geläufigen Begriffe der Lebenskraft und der Irritabilität hingegen wurden nicht ein einziges Mal verwendet. Es scheint, als würden in den 1840er Jahren vitalistische Gedankenkonstrukte zugunsten empirischer Faktizität verlassen. Auch die romantische Vorstellung der

---

578 Vgl. ebd., S. 22. Vgl. ebd., 1. Bd., Wien 1849, S. 69.
579 Ebd., 1. Bd., 2. Auflage, Wien 1853, S. 170.
580 Vgl. ebd., 2. Bd., Wien 1850, S. 449 f.

weiblichen Vervollkommnung in der Schwangerschaft fand sich bei Scanzoni nicht mehr; zwar nahm auch er vor dem Hintergrund seiner anatomischen Untersuchungen zunächst einen aktiven Entwicklungsprozess des Gebärorgans an, jedoch beschrieb er das auslösende Moment der Geburt allein durch mechanische Gegebenheiten: Der wachsende Fötus dehne in den letzten Schwangerschaftswochen die Muskulatur der Gebärmutter und reize durch diesen Druck die sensiblen Nervenfasern des Organs. Diese veranlassen wiederum über ein Ganglion und einen motorischen Nerven die Gebärmutterkontraktionen. An dieser Stelle zeigte sich Scanzonis Adaptation aktueller Forschungsarbeiten zur Nerv-Muskel-Korrespondenz auf die Geburtsphysiologie. Der alte Gedanke einer Reizung der Gebärmutter durch den Fötus als Impuls der Geburtstätigkeit fand sich auch noch bei Scanzoni, jedoch ordnete dieser den zugrunde liegenden Mechanismus den entsprechenden anatomischen Strukturen zu. Obwohl der Fötus seine Haltung in der Gebärmutter aktiv einnehme, beschrieb er dessen Verhalten im Geburtsverlauf als gänzlich passiv.

Scanzoni wusste im Gegensatz zu den anderen dargestellten Geburtshelfern von dem Vorkommen eines Eisprungs in einem jeden weiblichen Zyklus unabhängig von der Befruchtung und es war ihm zudem bekannt, dass eine solche ohne den direkten Kontakt von Samen und Eizelle nicht stattfinden könne. Ansonsten zeigten sich die naturwissenschaftlichen Grundlagen der intrauterinen Gestaltung und Ernährung des Fötus im Wesentlichen ähnlich: Auch Scanzoni sah die Stoffaufnahme in den ersten Wochen der Schwangerschaft durch Assimilation über die Eihäute, später über die Plazenta gegeben. Der Vergleich zu einer Pflanze wurde daraus jedoch nicht mehr gezogen und es lässt sich annehmen, dass das naturphilosophische Stufenmodell zu Zeiten Scanzonis nicht mehr von Aktualität war. Hatte man zuvor dem Fötus aufgrund seiner Lebenskraft und der damit einhergehenden eigenständigen organischen Gestaltung eine gewisse Autonomie zugesprochen, so fand sich bei Scanzoni eine gänzlich andere Interpretation der Mutter-Kind-Beziehung: Die Vorstellung eines dynamischen Wechselverhältnisses wurde verlassen und an dessen Stelle rückte die Definition des Fötus als mütterlichen Körperteils. Als ursächlich dafür ist die Tatsache zu nennen, dass der Fötus entsprechend jedes anderen Körperteils der Mutter versterbe, werde die Blutzufuhr zu ihm unterbrochen. Es mag zudem sein, dass die Beobachtung, dass eine Eizelle sich regelmäßig wie ein Uhrwerk, in monatlichen Abständen und gänzlich unabhängig von einer männlichen Lebenskraft ausbilde, den romantischen Vorstellungen von der Entstehung des Menschen eine gewisse Magie genommen hat. Auch Diskussionen bezüglich einer Seelentätigkeit des Fötus schienen für Scanzoni im Übergang zu einer vermehrt naturwissenschaftlichen Ära nicht mehr von Interesse zu sein. Es ist das Ereignis der Geburt, welches das absolute Abhängigkeitsverhältnis des Fötus zu seiner Mutter unterbricht: Durch dieses gelange das Kind zu einem gewissen Grad an Selbstständigkeit, jedoch bleibt die Abhängigkeit von der Mutter auch über die Geburt hinaus erhalten.

7. Diskussion und Ausblick

Das intrauterine Leben war zum ausgehenden 18. und beginnenden 19. Jahrhundert weitestgehend verborgen; nur die kindlichen Bewegungen in der fortgeschrittenen Schwangerschaft und die fötalen Herztöne, welche man erstmals im Jahr 1821 hat hören können, legten von der Existenz des Fötus sicheres Zeugnis ab. Erst ab der Mitte des 20. Jahrhunderts erschloss man sich den Nutzen des Ultraschalls auch für die gynäkologische und geburtshilfliche Diagnostik und konnte dadurch weitere Informationen über das Leben des Menschen vor der Geburt gewinnen.

Während der Epoche der Aufklärung zeigte sich in den Naturwissenschaften der Versuch, die Natur mittels experimenteller Verfahren rational und empirisch zu durchdringen. In der praktischen Medizin gewann dabei ein vermehrt klinisches Arbeiten am Krankenbett an Bedeutung. Auch die traditionelle, von Hebammen bestrittene Geburtshilfe erfuhr während dieser Zeit eine Institutionalisierung und Medikalisierung: Sie erhielt Einzug in die Universitäten und es wurde eine Vielzahl an Gebärhäusern eingerichtet, welche erstmals auch Ärzten und Medizinstudenten eine intensive Beschäftigung mit Schwangerschaft und Geburt ermöglichten. Vor diesem Hintergrund traten auch in Deutschland die ersten Fachvertreter der Geburtshilfe hervor und hielten ihre Erfahrungen und Beobachtungen in Büchern und Zeitschriften fest, wobei vor allem letztere einen Interessenaustausch unter den Medizinern ermöglichten. Zum ausgehenden 18. Jahrhundert brach auf deutschem Boden langsam die Epoche der Romantik an, die einen Einfluss nicht nur auf Kunst und Literatur, sondern auch auf die Naturwissenschaften und die Medizin ausübte. Es entwickelten sich beeinflusst durch den Deutschen Idealismus und die Naturphilosophie Friedrich Wilhelm Joseph von Schellings Konzepte der Romantischen Medizin, mit denen man sich vor allem an größeren Universitätsstandorten wie zum Beispiel Berlin, Leipzig, Würzburg und Jena beschäftigte. Ihre Vertreter widmeten sich auf der Basis der naturwissenschaftlichen Empirie einer ergänzenden philosophischen Betrachtung des Menschen. Zentral war dabei der Gedanke einer Einheit von Natur und Geist und die damit verbundene Zuordnung eines jeden Individuums – *natura naturata* – in einen höheren Gesamtkontext – *natura naturans* – im Sinne Schellings. Damit einhergehend war eine deutlich intensivere Beschäftigung mit vitalistischen Gedankenkonzepten verbunden, welche eine *vis vitalis* als transzendente Lebenskraft postulierten. Der Begriff der Lebenskraft wurde erstmals von Casimir Medicus im Jahr 1774 verwendet; dieser nahm aufgrund der physikalischen Trägheit der Masse an, dass auch der menschliche Körper zur Aufnahme und zum Vollzug seiner Funktionen eines äußeren, von einem Schöpfer gegebenen Anstoßes bedürfe. Als solchen beschrieb er die Lebenskraft, welche er von einer Seele abgrenzte. Diverse naturwissenschaftliche Beobachtungen und Theorien haben dem Konzept des Vitalismus den Weg bereitet: Bereits Georg Ernst Stahl nahm im frühen 18. Jahrhundert in Anlehnung an Aristoteles' Prinzip der Entelechie eine *anima* als zentrales Agens der organischen Gestaltung und Erhaltung des Menschen an und stellte sich damit gegen seinen Kollegen Friedrich Hoffmann, der den menschlichen Körper als Maschine interpretierte. Albrecht von Haller ordnete 1752 im Anschluss an seine experimentalphysiologischen Untersuchungen die Irritabilität dem Muskel, die Sensibilität den Nerven zu und nahm eine Seele als Voraussetzung für letztere an. Er hielt von Lokalisierungsversuchen der Seele im Körper Abstand und postulierte die gesamte weiße Hirnsubstanz als Seelenorgan. Zum ausgehenden 18. Jahrhundert beschrieb Samuel Thomas von Soemmerring nach aufwändigen anatomischen Untersuchungen, dass der *liquor cerebrospinalis* als Mediator zwischen Seele und Körper, als *medium uniens*, anzusehen sei.

In die 1780er Jahre fallen embryologische Untersuchungen zu Präformation und Epigenese, wobei Caspar Friedrich Wolff letzterer nach umfassenden Untersuchungen am Hühnerei zur Anerkennung verhalf. Während die Theorie der Präformation besagte, dass der menschliche Körper im männlichen Samen (animalkulistische Theorie) beziehungsweise in der weiblichen Eizelle (ovulistische Theorie) um ein Vielfaches verkleinert, jedoch in seiner Gänze enthalten sei, postulierte die epigenetische Theorie die erste organische Gestaltung aus einem Urstoff. Als gestaltende Kraft wurde auch an dieser Stelle der Gedanke einer Lebenskraft adaptiert, welche Wolff mit dem Namen *vis essentialis*, Blumenbach zu einem späteren Zeitpunkt mit dem Begriff des *nisus formativus*, Bildungstrieb, belegte.

Die Theorien und Deutungen zu Entstehung, Entwicklung und Autonomie des menschlichen Lebens im Mutterleib im Wandel zwischen

Aufklärung und Romantik wurden in der vorliegenden Arbeit exemplarisch anhand der Anschauungen fünf herausragender Geburtshelfer aufgezeigt. Trotz eines jeweils unterschiedlichen Gesamtkontextes kristallisierte sich ein gewisses Denkkollektiv heraus. Bereits Osiander d.Ä. führte trotz seiner vehementen Ablehnung von Spekulationen in der Wissenschaft die Entwicklung des Fötus auf ein epigenetisches Modell mit einer Lebenskraft als bildendes und gestaltendes Prinzip zurück. Dieser Ansatz ließ sich bis in die Mitte des 19. Jahrhunderts zu den Schriften Buschs verfolgen. Dabei fanden sich geringfügige Abänderungen: Jörg ergänzte die Lebenskraft im Sinne des Deutschen Idealismus um einen Vervollkommnungstrieb, welcher den Menschen sein gesamtes Leben hindurch zu einem permanenten Entwickeln und Vorwärtsstreben anhalte. Dies lässt sich als philosophische Interpretation naturwissenschaftlicher Beobachtungen deuten: Jörg hatte sich intensiv nicht nur mit makroskopischen und mikroskopischen Untersuchungen zur Embryologie, sondern ebenso mit pädiatrischen Fragestellungen zur Entwicklung des Kindes zum Erwachsenen beschäftigt. Carus und Ritgen sprachen in Anlehnung an Schellings Weltseele dem ersten organischen menschlichen Keim eine immaterielle, göttliche Idee als Teilmoment des Absoluten zu, welche nach dem Erhalt der Lebenskraft in dem Keim zu wirken beginne. Vor dem Hintergrund der zahlreichen embryologischen Untersuchungen dieser Zeitspanne, an denen sich neben Jörg vor allem Carus beteiligt hatte, ist es wenig verwunderlich, dass die Theorie der Präformation unter den Geburtshelfern keinerlei Erwähnung mehr fand und man einheitlich eine der organischen Gestaltung zugrunde liegende Kraft annahm. In Scanzonis Schriften, welche zeitlich den Ausklang der Romantischen Epoche markierten, ließ sich der Begriff der Lebenskraft nicht mehr finden. Zwar beschrieb auch Scanzoni umfassend die körperliche Entwicklung des menschlichen Fötus auf dem Boden eigenständiger Untersuchungen, jedoch sah er davon ab, die gefundenen naturwissenschaftlichen Fakten auf einer philosophischen Ebene zu interpretieren.

Bereits vor der Entdeckung der Eizelle durch von Baer im Jahr 1827 lokalisierte man den ersten menschlichen Keim in den Graaf'schen Follikeln des weiblichen Ovars. Dieser Keim, nach Schwanns Beschreibung der Zelle im Jahr 1838 auch Eizelle genannt, wurde dabei einstimmig als ein integrierender Körperteil der Mutter verstanden, weshalb die Möglichkeit einer Beeinflussung des Kindes durch die Mutter angenommen wurde. Dem männlichen Samen wurde das geistige Prinzip zugesprochen, welches den Keim mittels einer Lebenskraft belebe; darin wurde die Möglichkeit eines väterlichen Einflusses auf das Kind gesehen. Bei Jörg fand sich einzigartig die Theorie, dass der Samen dem befruchteten Ei in den ersten Tagen als Nahrung diene. Ab dem Augenblick der Befruchtung und dem damit verbundenen Erhalt der Lebenskraft wurde der menschliche Keim von der Mehrzahl der hier betrachteten Geburtshelfer als autonom verstanden. Die Ansicht, dass der Fötus aufgrund seiner Abhängigkeit von der Plazenta und den Eihäuten und damit dem mütterlichen Körper als eine *pars viscerum* auch in der fortgeschrittenen Schwangerschaft zu deuten sei, fand sich lediglich bei Naegele und Scanzoni.

Es ließ sich verzeichnen, dass das intrauterine Leben im Sinne des naturphilosophischen Stufenprinzips Schellings auch mit einem vegetativen Leben verglichen wurde. Als naturwissenschaftliche Grundlage dieser Interpretation lässt sich der Weg der fötalen Ernährung benennen: Bereits Osiander beschrieb, dass das befruchtete Ei in den ersten Wochen der Schwangerschaft bis zur vollständigen Ausbildung der Plazenta über die Eihäute seine Nährstoffe beziehe. Dies führte zu der Metapher des Samenkorns im mütterlichen Boden, deren Vorkommen sich über Jörg und Carus bis hin zu Busch verfolgen ließ. Ab den Schriften Jörgs kam diese Annahme unterstützend die mikroskopische Beobachtung kleiner Gefäße auf den Eihäuten hinzu, welche er in Analogie zu den Wurzeln einer Pflanze sah. Auch die Plazenta wurde in Anlehnung daran mit einer Wurzel verglichen. Erst Scanzoni sah von diesem Vergleich ab und es lässt sich annehmen, dass das Stufenmodell nach dem Ausklang der Romantik in den 1840er Jahren nicht mehr von Aktualität war. Die animale Ebene wurde dem Fötus von Osiander, Jörg und Carus aufgrund des Mangels an Selbstbestimmung abgesprochen. Jörg führte an, dass es sich bei den kindlichen Bewegungen im Mutterleib häufig nur um passive Bewegungen durch Lageänderungen der Mutter handele. Lediglich Busch interpretierte diese als zielgerichtet und bestimmt; dem vorausgegangen war die praktische Erfahrung, dass der Fötus auf das Auflegen der kalten Hand auf den Bauch der Mutter mit Lageänderung reagiere. Busch schloss aus dieser Beobachtung auf eine Empfindsamkeit und aus dieser auf eine Seele, womit er dem Fötus nicht nur die animale sondern auch die menschliche Ebene zusprach. Mit der Betrachtung des Fötus als Menschen stand er im Wesentlichen allein da; lediglich Kilian schrieb ebenso bestimmt, dass der Mensch auch auf seiner niedrigsten Stufe der Entwicklung ein Mensch sei. Sowohl Jörg als auch dessen Schüler Carus legten der Ausbildung eines geistigen Lebens eine Reiz-Theorie zugrunde: Sie nahmen an, dass das menschliche Gehirn erst nach der Geburt durch visuelle und akustische Reize zur Aufnahme seiner Funktion angehalten werde. Erst durch Umweltinteraktionen könne sich damit eine Seele und ein Geist ausbilden, weshalb sie die Geburt als Beginn des menschlichen Lebens definierten. Während sich Carus diesbezüglich recht zaghaft ausdrückte, trat Jörg deutlich bestimmter auf: Er verglich das Leben im Mutterleib mit dem eines Wasserwurmes und stellte sich explizit gegen die Definition des Fötus als Menschen. Auch Osiander, Siebold, Ritgen und Busch erkannten vor dem gleichen Hintergrund gewisse Einschränkungen des geistigen Lebens in utero, definierten jedoch trotzdem das vorgeburtliche Leben als notwendigen Teil des menschlichen Lebens. Die Stillperiode wurde gemeinhin als Fortsetzung der engen Mutter-Kind-Beziehung post partum verstanden. Obwohl in die hier betrachtete Zeitspanne zahlreiche Untersuchungen zur fötalen Physiologie fallen und die kindlichen Herztöne im Mutterleib im Jahr 1821 erstmals gehört werden konnten, wurden daraus erstaunlicherweise keinerlei Rückschlüsse auf eine kindliche Autonomie gezogen: Es zeigte sich stattdessen eine naturphilosophische Interpretation der fötalen Vermögen auf dem Boden der Anatomie.

Auch bezüglich der Geburtsphysiologie lässt sich ein gewisser Konsens aufzeigen. Es wurde einstimmig davon ausgegangen, dass das Ei und die Gebärmutter durch die Befruchtung gleichermaßen in einen parallel verlaufenden Entwicklungsprozess eintreten, an dessen Ende die Geburt stünde. Dabei fand sich bei Osiander, Jörg, Siebold und Naegele die Annahme, dass das befruchtete Ei in der Gebärmutter jenen Reiz darstelle, welcher einen Zustrom von mütterlichem Blut – und damit einhergehend Lebenskraft oder Vitalität – hervorrufe und dadurch die aktive Entwicklung und Ausbildung der Gebärmutter bedinge. Bei Vertretern, die sich deutlich mehr durch die Romantische Medizin beeinflusst zeigten, Jörg, Carus und Busch, fanden sich hingegen Ansichten dahin gehend, dass sowohl die Gebärmutter als auch das Ei durch die Befruchtung zu höchstem Leben angeregt seien und dadurch das Bestreben entwickeln, sich zu vervollkommnen. Der Prozess verlaufe dabei für beide Parteien parallel, ohne jedoch einander zu bedingen. Auch wenn der muskulöse Aufbau der Gebärmutter erst 1847 durch

Forschungen Köllikers und Scanzonis sicher bekannt war, so wurde dieser doch von allen hier betrachteten Geburtshelfern angenommen. Osiander führte diese Annahme zum einen auf praktische Erfahrungen am Geburtsbett zurück, indem er die außerordentliche Kraft des Gebärorgans unter der Geburt nur durch Muskulatur erklären konnte, zum anderen auf die physiologische Eigenschaft der Irritabilität. Jörg, Carus und Busch hatten die Muskulatur an der schwangeren Gebärmutter durch anatomische Untersuchungen deutlich darstellen können und daher auch in der nicht schwangeren Gebärmutter angenommen. Da die Muskelfasern des Gebärorgans außerhalb der Schwangerschaft kaum zu beobachten waren, wurde deren Ausbildung in der Schwangerschaft als das Zentralmoment des Entwicklungsprozesses gedeutet: Diese auffällige strukturelle Veränderung muss den Gedanken einer Vervollkommnung zusätzlich unterstützt haben und es lässt sich auch an dieser Stelle eine naturphilosophische Interpretation von empirischer Faktizität ersehen. Auch Scanzoni nahm einen zunächst aktiven Entwicklungs-, in den letzten Schwangerschaftswochen einen passiven Dehnungsprozess des Gebärorgans an, argumentierte diesbezüglich jedoch auf der Basis der Empirie, ohne entsprechende vitalistische oder naturphilosophische Interpretationen anzuschließen.

Als wesentlich für Betrachtungen zur Geburtsphysiologie zu Beginn des 19. Jahrhunderts lassen sich Reils galvanische Experimente benennen: Dieser hatte die Irritabilität als Eigenschaft der Muskulatur auch für die schwangere Gebärmutter nachgewiesen. Vor diesem Hintergrund lässt sich die wiederholt auftretende Ansicht deuten, dass die Gebärmutter am Schwangerschaftsende durch einen neu auftretenden Reiz zu den Kontraktionen angehalten werde. Als Reiz wurde häufig der Fötus benannt, der durch unterschiedliche Anlässe aus dem engen wechselseitigen Verhältnis zu seiner Mutter austrete und dadurch zu einem Fremdkörper werde. Es fanden sich geringfügige Unterschiede bezüglich der Ursache, warum der Fötus einen Reiz darbiete, wobei dessen Reife ein Zentralmoment verblieb. Reife wurde dabei als Vermögen definiert, außerhalb des mütterlichen Körpers leben zu können. Jörg beschrieb, dass Plazenta, Eihäute und Nabelschnur gealtert seien und die innige Verbindung zwischen Mutter und Fötus nicht länger aufrecht erhalten können. Von Siebold griff diesen Gedanken auf und führte unterstützend die Theorie an, dass die Eihäute und die Plazenta durch die erlangte Größe des Fötus zwischen diesem und der Bauchdecke der Mutter abgedrückt und ischämisch würden. Naegele hingegen beschrieb, dass es am Ende der Schwangerschaft zu einer Degeneration der Gebärmutterschleimhaut käme, welche das zuvor innige Verhältnis von Mutter und Kind unterbinde.

Dass eine Entfremdung von Mutter und Fötus der Geburt vorausgehe, wurde von allen Geburtshelfern mit Ausnahme von Osiander und Scanzoni angenommen, wenn auch die physiologische Grundlage nicht von allen eindeutig ausgeführt wurde. Hinsichtlich des Impulses der Wehentätigkeit fanden sich hingegen leichte Abweichungen: Osiander führte diesen auf ein Einströmen des mütterlichen Blutes in die Gebärmutter zurück, welches den notwendigen Reiz biete. Als dieser Ansicht zugrunde liegend könnte zum einen Osianders Annahme von den Flüssigkeiten als Hauptsitz der Lebenskraft zu deuten sein, zum anderen dessen Beschäftigung mit Galvanismus. Kilian beschrieb aufgrund des zeitlichen Zusammenhanges die Eröffnung des Muttermundes als die Kontraktionen auslösend, ohne dabei jedoch genauer auf die physiologischen Ursachen einzugehen. Ritgen sah den Reiz durch einen Impuls der Gebärmutternerven gegeben. Scanzoni beschrieb als erster der hier dargestellten Vertreter ausführlich die Nerven in der Gebärmutter und benannte diese als ursächlich für die Wehen. Er nahm an, dass die am Schwangerschaftsende gedehnte Gebärmutter sich maximal eng an den Fötus anlege und die Nerven schließlich durch diesen gereizt würden. Es zeigte sich dabei eine Adaptation aktueller Forschungsergebnisse zur Nerv-Muskel-Korrespondenz.

Von der Theorie eines Reizes grenzten sich zwei Vertreter gänzlich ab: Carus und Busch. Carus, der sich ausgiebig mit der Vergleichenden Anatomie beschäftigt und in diesem Zusammenhang die entwicklungsgeschichtliche Genese der Gebärmutter aus einem Darmäquivalent herausgearbeitet hatte, begründete die Kontraktionen am Ende der Schwangerschaft mit der vollendeten Ausbildung der Gebärmutter. Diese sei nun ein darmartiges Organ und hebe dementsprechend zu peristaltischen Bewegungen an. Die Reife des Fötus falle naturgemäß mit diesem Zeitpunkt zusammen, jedoch lägen die Kontraktionen allein in der Gebärmutter begründet. Auch Busch beschrieb die vollendete Ausbildung der Gebärmutter als ursächlich für die Kontraktionen und nahm an, dass diese entsprechend ihrer Periodik durch die Geburt einen Rückbildungsprozess einleite.

Obwohl die Reife des Fötus wiederholt ein Schlüsselmoment zur Geburtstätigkeit darstellte, hatte dieser am eigentlichen Geburtsprozess keinerlei Anteil. Es fanden sich bei der Durchsicht der Beschreibungen des Geburtsvorganges lediglich bei Scanzoni Hinweise auf ein aktives kindliches Mitwirken. Und auch dieser beschrieb nur peripher, dass der Fötus sich durch aktive Bewegungen im Becken einstelle. Die hippokratischen Ansichten der kindlichen Selbstgeburt wurden gänzlich verlassen, wobei sich der Fokus der Geburtsphysiologie auf die Gebärmutter verschob; lediglich Friedreich beschrieb in einem kurzen Aufsatz aus dem Jahr 1831 ausführlich ein aktives kindliches Mitwirken.

Die Vertreter der romantischen Medizin sahen sich bereits zu Lebzeiten mit dem Vorwurf konfrontiert, theoretische Spekulation statt empirische Naturwissenschaft zu betreiben, und auch in der Neuzeit findet sich häufig eine diskriminierende Interpretation romantischer Ansätze. So schreibt der Medizinhistoriker Erwin Heinz Ackerknecht (1906–1988) im Jahr 1957:

> Die Gefahr, Nichtwissen mit leeren und seltsamen Worten zu verhüllen, statt es offen und bescheiden zuzugeben, besteht immer. Selten ist man wohl aber dieser Gefahr so gründlich erlegen, wie in dieser Epoche.[581]

Obwohl eine umfassende Aufarbeitung und Neubewertung dessen, was die Medizin der Romantik in vielerlei Hinsicht geleistet hat, weiterhin als ein Desiderat erscheint,[582] so lassen sich doch zumindest für die Geburtshilfe interessante Impulse dieser Epoche verzeichnen. Hallers Irritabilitätstheorie und der Galvanismus führten zu Reils Experimenten an der schwangeren Gebärmutter zu Beginn des 19. Jahrhunderts, welche mit einem Kenntnisgewinn bezüglich der Irritabilität einhergingen und die Vermutung eines muskulösen Aufbaus des Organes stärkten. Reils Untersuchungen legten die Annahme nahe, dass ein am Schwangerschaftsende neu auftretender Reiz zu den Kontraktionen führe. Es zeigt sich an dieser Stelle eine schlüssige Interpretation naturwissenschaftlicher Beobachtungen vor dem zeitgenössischen physiologischen Hintergrund und keineswegs ein primär philosophischer Zugang. Auch wenn dem aktiven Entwicklungsprozess des Gebärorgans in

---

581 Erwin Heinz Ackerknecht, „Kurze Geschichte der Psychiatrie", Stuttgart 1957, S. 56.
582 Vgl. Stefan Grosche, „Lebenskunst und Heilkunde", Diss. med., Göttingen 1993, S. 49 ff.

der Schwangerschaft von Jörg, Carus und Busch im Sinne des Deutschen Idealismus der Gedanke einer Vervollkommnung zugrunde gelegt wurde, so geschah dies doch auf dem Boden vorhergehender anatomischer Untersuchungen. Ebenso schien sich Schellings theoretisches Stufenmodell, welches den Menschen als die Spitze der schaffenden Natur definierte, in dem körperlichen Aufbau des Menschen und vor allem dessen Gehirn zu bestätigen. Romantische Medizin in Bezug auf die Geburtshilfe scheint also vor allem das Erkennen eines Wahrheitsgehaltes naturphilosophischer Grundannahmen in der Empirie zu bedeuten: Für viele philosophische Interpretationen findet sich ein naturwissenschaftliches Korrelat.

Die Faszination einer sich stufenweise vervollkommnenden Natur lässt sich als treibende Kraft der intensiven Beschäftigungen mit der Vergleichenden Anatomie identifizieren, welche wiederum zu einer Vielzahl an makroskopischen und mikroskopischen anatomischen Studien führte. Auch wenn viele dieser Untersuchungen vermutlich primär darauf angelegt waren, eine *natura naturans* zu bekräftigen, so muss es doch als falsch erscheinen, deshalb die wissenschaftlichen Resultate zu schmälern: Prostaglandin E2 wird nicht weniger zu einem heutzutage häufig verwendeten und effektiven Mittel zur künstlichen Einleitung der Geburt, weil es ursprünglich zur Behandlung von Magengeschwüren gedacht war. Ebenso muss der romantischen Geburtshilfe ein wichtiger Beitrag zur Embryologie und Anthropologie zugesprochen werden, auch wenn der Hintergedanke vieler Untersuchungen sicherlich über die pure Empirie hinausging. Scanzoni markiert in dieser Arbeit den zeitlichen Abschluss der romantischen Epoche, und dies zeigt sich auch an dessen geburtshilflichen Werken. Seine Forschungsresultate zur Anatomie der Gebärmutter und zur embryologischen Entwicklung des Fötus stimmen jedoch im Wesentlichen mit denen der anderen Geburtshelfer überein; es ist vor allem das Auslassen von Interpretationen und die fehlende Einordnung von Fakten in einen Gesamtkontext, welche seine Ausführungen maßgeblich von denen der anderen Vertreter unterscheiden. Es bleibt an dieser Stelle die Frage offen, inwieweit in geburtshilflichen Werken, welche dem Anspruch auf Wissenschaftlichkeit gerecht werden wollen, philosophische Interpretationen angebracht sind. Jedoch – so scheint es zumindest für die Geburtshilfe – schmälern die teilweise sehr ausschweifenden Ausführungen der romantischen Vertreter den naturwissenschaftlichen Ansatz nicht.

Zusammenfassend lässt sich feststellen, dass für die Geburtshilfe der Romantik ein enges Wechselverhältnis mit der Naturphilosophie besteht: Empirie wird im Sinne der Naturphilosophie interpretiert, primär naturphilosophische Ansätze scheinen sich wiederum in der Naturwissenschaft zu bestätigen, wodurch sich eine schlüssige Gesamtschau ergibt. Den Menschen in einem Gesamtkontext zu betrachten, kann im übrigen nie wirklich falsch sein: Gerade auch in der praktischen Geburtshilfe zeigt sich wiederholt, wie sich menschliches Miteinander und mentale Unterstützung unter der Geburt positiv auf deren Verlauf auswirken. In dem Leitfaden für Hebammen an unserer Klinik in Karlstad, Schweden, steht daher bei Wehenschwäche die stetige Anwesenheit der Hebamme im Kreißsaal und die tatkräftige Unterstützung der Gebärenden noch lange vor medikamentösen Behandlungsmethoden.

In der heutigen Medizin wird unter dem Begriff Hormon ein Botenstoff verstanden, der in gewissen Zellen produziert und in die Blutlaufbahn abgegeben wird, um dadurch im Zielorgan eine bestimmte Reaktion zu veranlassen. Der Begriff wurde 1905 von dem englischen Physiologen Ernest Starling (1866–1927) nach seiner Entdeckung des duodenalen Sekretins geprägt. Starlings Untersuchungen gaben in den frühen Jahrzehnten des 20. Jahrhunderts Anreiz zu weiteren Forschungen bezüglich hormoneller Regulationskreise.[583] Es wurden mittlerweile einige Hormone und andere Botenstoffe beschrieben, welche in der Schwangerschaft und unter der Geburt eine wesentliche Rolle einnehmen, das auslösende Ereignis der Geburt ist jedoch noch immer nicht eindeutig identifiziert worden.

Bereits 1906 beschrieb der britische Biochemiker Henry Dale (1875–1968) den Zusammenhang eines Hormones der Hirnanhangsdrüse mit den Gebärmutterkontraktionen und gab ihm den Namen Oxytocin.[584]

---

583 Vgl. Clark T. Sawin, „William Bayliss and Ernest Starling (1860–1924) (1866–1927) – Molecular Messengers", in: „A biographical history of endocrinology", hg. von D. Lynn Loriaux, New York 2016, S. 195–201.

584 Herny Dale, „On some physiological actions of ergot", in: The journal of physiology, 34. Jg., 3. Heft, Mai 1906, S. 163–206. Vgl. Tobias Res Baumgartner, „Wirkung von Oxytocin auf emotionale und kognitive Empathie", Diss. med., Bonn 2012, S. 9; Navneet Magon, Sanjay Kalra, „The orgasmic history of oxytocin: Love, lust and labor", in: Indian Journal of Endocrinology and Metabolism, 15. Jg., 3. Heft, September 2011, S. 156–161.

Mittlerweile ist bekannt, dass dessen pulsatile Ausschüttung die aktiven Wehen unterhält und dies von einem mechanischen Reiz auf Gebärmutter und Scheide verstärkt wird.[585] Es scheint vor diesem Hintergrund, als hätte die in der Romantik geläufige Theorie eines Reizes auf die Gebärmutterwände als auslösendes Ereignis der Geburt durchaus ihre Richtigkeit. Ebenso findet die häufig erwähnte Beobachtung einer Zunahme der Wehenstärke nach dem Blasensprung darin ihre Erklärung, bedenkt man, dass der Kopf des Fötus dem Gebärmutterhals danach näher anliegt und auf diesen stärker einwirkt.

Im Jahr 1933 wurde unter anderem von dem Chemiker und Gynäkologen Williard Myron Allen (1904–1993) das Hormon Progesteron entdeckt,[586] welches in der zweiten Hälfte des weiblichen Zyklus vom Corpus luteum im Eierstock und in deutlich größeren Mengen unter der Schwangerschaft von der Plazenta gebildet wird. Progesteron erhält die Gebärmutterschleimhaut in der frühen Schwangerschaft und mindert den Tonus in der glatten Muskulatur des Gebärorgans.[587] Eine Fehlfunktion der Progesteron-Rezeptoren konnte dementsprechend im Jahr 2003 in einen Zusammenhang mit vorzeitigen Wehen gebracht werden.[588] Es fanden sich zudem Hinweise dahin gehend, dass sowohl der rechtzeitigen als auch der frühen Geburt eine inflammatorische Reaktion vorausgeht, welche von Progesteron in der Schwangerschaft gewöhnlich unterbunden wird.[589] Progesteron findet daher

---

585 Vgl. Manfred Stauber, Thomas Weyerstahl, „Duale Reihe. Gynäkologie und Geburtshilfe", 3. Auflage, Stuttgart 2007, S. 81.
586 Williard M. Allen, „Progesterone: how did the name originate?", in: Southern Medical Journal, 63. Jg., 10. Heft, Oktober 1970, S. 1151–1155.
587 Vgl. Manfred Stauber, Thomas Weyerstahl, „Duale Reihe", Suttgart 2007, S. 90 f.
588 Vgl. Jennifer C. Condon, Pancharatnam Jeyasuria, Julie M. Faust, James W. Wilson, Carole R. Mendelson, „A decline in the levels of progesterone receptor coactivators in the pregnant uterus at term may antagonize progesterone receptor function and contribute to the initiation of parturition", in: Proceedings of the National Academy of Sciences of the United States of America, 100. Jg., 16. Heft, April 2003, S. 9518–9523.
589 Vgl. Carole. R. Mendelson, „Minireview: Fetal-Maternal Hormonal Signaling in Pregnancy and Labor", in: Molecular Endocrinology, 23. Jg., 7. Heft, Juli 2009, S. 947–954.

als Behandlung bei habituellen Aborten in der frühen Schwangerschaft Verwendung, jedoch ist der Nutzen dieser Maßnahme zweifelhaft.[590]

Im Jahr 1935 wurde zeitgleich von dem schwedischen Physiologen Ulf Svante von Euler (1905–1983) und von Maurice Walter Goldblatt Prostaglandin im menschlichen Sperma isoliert. Der Name entlehnte sich dabei der fälschlichen Annahme, dass dieses ein spezifischer Bestandteil des Prostatasekretes sei.[591] Es sind unterschiedliche Gruppen an Prostaglandinen bekannt, wobei vor allem das Prostaglandin E2 wichtige Funktionen beim Geburtseintritt hat: Es macht den Gebärmutterhals weicher und dehnbarer und leitet die Wehen ein.[592] Es zeigt sich gerade in Bezug auf die Prostaglandine, dass die Diskussion eines fötalen Reizes als Impuls der Wehentätigkeit bis heute eine aktuelle ist, wobei diverse Studien der letzten 28 Jahre wiederholt die fötale Reife als das Zentralmoment der Geburt suggerieren. Bereits im Jahr 1988 hat man konstatieren können, dass der sogenannte Surfactant-Factor, welcher für den Atemprozess des Neonatus obligatorisch ist und damit einen Indikator der Lungenreife darstellt, im Fruchtwasser die Aussonderung von Prostaglandinen und damit die Geburt stimuliere.[593] Im Jahr 1990 fand man einen sogenannten Platelet-activation factor (PAF) im Fruchtwasser unter der Geburt acht mal höher als während der Schwangerschaft; da PAF zugleich auch in der fötalen Lunge erhöht nachgewiesen werden konnte, nahm man dessen Signal als auslösendes Moment der

---

590 Vgl. Arri Coomarasamy, Helen Williams, Rajendra Rai et alt., „A Randomized Trial of Progesterone in Women with Recurrent Miscarriages", in: The New England Journal of Medicine, 373. Jg., 22. Heft, November 2015, S. 2141–2148.
591 Vgl. Ulf Svante von Euler, „Über die Spezifische Blutdrucksenkende Substanz des Menschlichen Prostata- und Samenblasensekretes", in: Klinische Wochenschrift, 14. Jg., 33. Heft, August 1935, S. 1182–1183; Maurice Walter Goldblatt, „Properties of human seminal plasma", in: The Journal of Physiology, 84. Jg., 2. Heft, Mai 1935, S. 208–218.
592 Vgl. Manfred Stauber, Thomas Weyerstahl, „Duale Reihe", Stuttgart 2007, S. 675.
593 Vgl. A. López Bernal, G. E. Newman, P. J. Phizackerley, A. C. Turnbull, „Surfactant stimulates prostaglandin E production in human amnion", in: BJOG: An International Journal of Obstetrics & Gynaecology, 95. Jg., 10. Heft, Oktober 1988, S. 1013–1017.

Geburtstätigkeit an.[594] Auch Studien aus dem Jahr 2004 weisen auf eine Beteiligung der fötalen Lungen an der Auslösung der Geburt hin: Im Tierexperiment hatte man gefunden, dass die Sekretion eines Surfactant-Proteins A (SP-A) Gebärmutterkontraktionen auslösen,[595] ein Mangel dieses Proteins den Geburtsbeginn verzögern konnte.[596] In einer Studie vom September 2016 spricht man sich dahin gehend aus, dass sowohl von den fötalen Lungen produziertes SP-A als auch PAF in der Kombination eine Signalkaskade auslösen, welche über viele noch unbekannte Zwischenschritte die Geburt bedingen.[597] Obwohl die letzten 200 Jahre Forschung einen beträchtlichen Wissensprogress zu Schwangerschaft und Geburt gebracht haben, so scheint doch der Schlusssatz bezüglich des auslösenden Momentes der Wehentätigkeit im Jahr 2017 ähnlich dem der romantischen Geburtshelfer: Die Reife des Fötus, definiert durch dessen Vermögen, außerhalb des mütterlichen Körpers leben zu können – atmen zu können – veranlasst über einen nur bedingt verstandenen Vorgang, an dem Oxytocin, Progesteron und Prostaglandin Anteil haben, die Geburt.

Dass im Jahr 2017 noch viele Aspekte bezüglich des Geburtsereignisses fehlen offenbart sich auch in der Praxis. Die medikamentöse Methoden zur künstlichen Einleitung einer Geburt bedienen sich je nach Zustand des Gebärmutterhalses des Prostaglandins E2 in diversen Darreichungsformen – Vagitorium, Vaginalgel, Tabletten – und des Oxytocins in Form eines

---

594 Dennis R. Hoffman, Roberto Romero, John M. Johnston, „Detection of platelet-activating factor in amniotic fluid of complicated pregnancies", in: American Journal of Obstetrics and Gynecology, 162. Jg., 2. Heft, Februar 1990, S. 525–528.
595 Vgl. Jennifer C. Condon, Pancharatnam Jeyasuria, Julie M. Faust, Carole R. Mendelson, „Surfactant protein secreted by the maturing mouse fetal lung acts as a hormone that signals the initiation of parturition", in: Proceedings of the National Academy of Sciences of the United States of America", 101. Jg., 14. Heft, April 2004, S. 4978–4983.
596 Vgl. Alina P. Montalbano, Samuel Hawgood, Carole R. Mendelson, „Mice deficient in surfactant protein A (SP-A) and SP-D or in TLR2 manifest delayed parturition and decreased expression of inflammatory and contractile genes", in: Endocrinology, 154. Jg., 1. Heft, Januar 2013, S. 483–498.
597 Vgl. Carole R. Mendelson, Alina P. Montalbano, Lu Gao, „Fetal-to-maternal signaling in the timing of birth", in: The Journal of Steroid Biochemistry and Molecular Biology, 170. Jg., Juni 2017, S. 19–27.

intravenösen Tropfs. Oxytocin wird jedoch auch von Geburtseinleitungen unabhängig häufig zur Unterstützung der natürlichen Wehen bei primärer oder sekundärer Wehenschwäche verwendet. Obwohl diese Präparate die Wirkstoffe enthalten, die für den Eintritt und den Vollzug der Geburt als wesentlich beschrieben wurden, dürfte jedoch allen, die sich mit der praktischen Geburtshilfe beschäftigen, bekannt sein, dass die gewünschte Wirkung bei weitem nicht immer erzielt wird. Einige Schwangere reagieren auf die Administration der Wirkstoffe gar nicht oder mit lediglich ineffektiven Kontraktionen, weshalb die künstliche Einleitung der Geburt eine Risikogeburt bleibt. Auch die deutlich erhöhte Notwendigkeit einer instrumentellen Entbindung mit Kaiserschnitt[598] oder Vakuumextraktion[599] im Anschluss an eine künstlich eingeleitete Geburt scheint einen weiteren Beweis dafür zu bieten, dass die medikamentös herbeigeführten Wehen den natürlichen Wehen deutlich nachstehen und es dementsprechend im Bezug auf die Geburt noch zahlreiche unbekannte Variablen geben muss. Auch stellen Frühgeburten die Hauptursache für perinatale Todesfälle dar und zeigen damit auf, dass man auch im Jahr 2017 dem Ereignis der Geburt in mancherlei Hinsicht machtlos gegenübersteht. Zwar sind einige Medikamente bekannt, welche die Gebärmutterkontraktionen temporär aufhalten können – so zum Beispiel ein Oxytocinantagonist –, jedoch konnte nicht festgestellt werden, dass diese die Geburt, wenn überhaupt, um mehr als ein paar Tage verzögern.[600] Diese kurze Zeitspanne reicht jedoch in der Praxis häufig aus, um die Lungenreife des Fötus medikamentös so gut als möglich vorbereiten oder diesen in utero

---

598 Vgl. Fabinshy Thangarajah, Pia Scheufen, Verena Kirn, Peter Mallmann, „Induction of Labour in Late and Postterm Pregnancies and its Impact on Maternal and Neonatal Outcome", in: Geburtshilfe und Frauenheilkunde, 76 Jg., 7. Heft, Juli 2016, S. 793–798.
599 Vgl. Cecilia Ekéus, Helena Lindgren, „Induced Labor in Sweden, 1999– 2012: A Population-Based Cohort Study", in: Birth, 43 Jg., 2. Heft, Juni 2016, S. 125–133.
600 Vgl. Kjell Haram, Jan Helge Mortensen, John C. Morrison, „Tocolysis for acute preterm labor: does anything work", in: The Journal of Maternal-Fetal & Neonatal Medicine, 28. Jg., 4. Heft, Juli 2014, S. 371–378; Jan Stener Jørgensen, Louise Katrine Weile, Ronald Francis Lamont, „Preterm labor: current tocolytic options for the treatment of preterm labor", in: Expert Opinion on Pharmacotherapy, 15. Jg., 5. Heft, April 2014, S. 585–588.

in ein Neonatalzentrum mit entsprechender intensivmedizinischer Ausrüstung für Frühgeborene transportieren zu können.

In der praktischen Geburtshilfe finden sich heutzutage im Vergleich zum Beginn des 19. Jahrhunderts deutlich weniger Situationen, in denen ein Interessenkonflikt zwischen der maternalen und fötalen Gesundheit entsteht. Ein Beispiel für eine solche unglückliche Lage sind hypertensive Schwangerschaftserkrankungen zu einem frühen Zeitpunkt der Schwangerschaft. Vor allem die Präeklampsie bedeutet für die Mutter die gesundheitliche Gefahr von unter anderem Lungenödemen, akutem Nierenversagen, Hirnblutungen und Krampfanfällen mit entsprechendem Mortalitätsrisiko.[601] Für den Fötus bedeutet die Präeklampsie die Gefahr einer intrauterinen Wachstumsretardierung mit einhergehendem Risiko für asphyktische Schäden und Fruchttod.[602] Es stellt sich in der Praxis zunächst täglich die Frage, ob es dem Fötus innerhalb des mütterlichen Körpers besser geht als außerhalb. Wenn dies mit Ja beantwortet werden muss, sieht man sich zwangsläufig mit dem Problem konfrontiert, innerhalb welches Rahmens man die Mutter der Gefahr der fortgesetzten Schwangerschaft aussetzen darf, um für den Fötus die Chancen auf ein Überleben nach der Geburt zu verbessern: Vor allem zwischen der 22. und der 26. Schwangerschaftswoche steigen dessen Überlebenschancen post partum mit jedem Tag im Mutterleib um 3 %.[603] Abgesehen davon jedoch findet man sich heutzutage glücklicherweise nur sehr selten in der Position, dem Leben der Mutter oder des Fötus eine Wertigkeit zusprechen und danach handeln zu müssen. Der Kaiserschnitt ist im Laufe der Jahre zu einem relativ risikofreien Eingriff geworden und bietet die Möglichkeit, im Rahmen einer schweren Geburt das Leben sowohl der Mutter als auch des Kindes retten zu können. Die lebhafte Diskussion des beginnenden 19. Jahrhunderts, ob man die Mutter der gefährlichen

---

601 Vgl. Manfred Stauber, Thomas Weyerstahl, „Duale Reihe", Stuttgart 2007, S. 546 f.
602 Vgl. Christine L. Roberts, Jane B. Ford, David J. Henderson-Smart, Charles S. Algert and Jonathan M. Morris, „Hypertensive disorders in pregnancy: a population-based study", in: The Medical Journal of Australia, 182. Jg., 7. Heft, April 2005, S. 332–335.
603 Vgl. Callum D. Lamont, Jan Stener Jørgensen, Ronald F. Lamont, „The safety of tocolytics used for the inhibition of preterm labour", in: Expert Opinion on Drug Safety, 15. Jg., 9. Heft, September 2016, S. 1163–1173.

Operation aussetzen dürfe, um den Fötus zu retten, erübrigt sich damit weitestgehend. Die mütterliche Sterblichkeit im Zusammenhang mit einem Kaiserschnitt liegt heutzutage in Deutschland mit ungefähr 0,04 ‰ deutlich unter den von Dietrich Wilhelm Heinrich Busch im Jahr 1842 angegebenen 66–75 %, und Todesfälle verbleiben damit traurige Ausnahmen in der Statistik.[604] Ich wurde in meinen gut vier Jahren als Assistenzärztin für Gynäkologie und Geburtshilfe nur ein einziges Mal mit der Situation konfrontiert, lediglich ein Leben retten zu können, und handelte gemäß den Richtlinien unserer Klinik, die einheitlich für ganz Schweden gelten: Das Leben der Mutter ist von höherer Priorität. Woher dieser Grundsatz kommt und worauf er sich gründet, konnte mir jedoch keiner unserer erfahrenen Geburtshelfer sagen.

---

604 Vgl. Busch, „Handbuch", 3. Bd., Berlin 1842, S. 89 f.

8. Anhang

8.1 Schriften der berücksichtigten Geburtshelfer

BOER, Lukas Johann
- Abhandlungen und Versuche geburtshilflichen Inhalts, 1. Teil, Wien 1791
- Dr. Lukas Johann Boër's natürliche Geburtshülfe, und Behandlung der Schwangern, Wöchnerinnen, und neugebornen Kinder. Nach Versuchen und Beobachtungen an der öffentlichen Entbindungsschule in Wien. In sieben Büchern, 1. Bd., 3. Auflage, Wien 1817
- Sieben Bücher über natürliche Geburtshülfe, Wien 1834

BUSCH, Dietrich Wilhelm Heinrich
- Ein Ausdehnungswerkzeug des Muttermundes, besonders für die künstliche Frühgeburt, in: Gemeinsame deutsche Zeitschrift für Geburtskunde, hg. von Dietrich Wilhelm Heinrich Busch, Ludwig Julius Caspar Mende, Ferdinand August Maria Franz von Riten, 6. Bd., 3. Heft, Weimar 1831, S. 369–372
- Lehrbuch der Geburtskunde. Ein Leitfaden bei akademischen Vorlesungen und bei dem Studium des Faches, 2. Auflage, Marburg 1833, sowie 3. Auflage, Berlin 1836 und 4. Auflage, Berlin 1842
- Eine neue Methode, die künstliche Frühgeburt zu bewirken, in: Neue Zeitschrift für Geburtskunde, hg. von Dietrich Wilhelm Heinrich Busch, Joseph von d'Outrepont, Ferdinand August Maria Franz von Ritgen, 1. Bd., 2. Heft, Berlin 1834, S. 132–140
- Die geburtshülfliche Klinik an der Königlichen Friedrich-Wilhelms-Universität zu Berlin, in: Neue Zeitschrift für Geburtskunde, hg. von Dietrich Wilhelm Heinrich Busch, Joseph von d'Outrepont, Ferdinand August Maria Franz von Ritgen, 5. Bd., Berlin 1837, S. 70–150
- Die geburtshülfliche Klinik an der Königl. Friedrich-Wilhelms-Universität zu Berlin, 1. Bericht, Berlin 1837, sowie 2. Bericht, Berlin 1850
- Die theoretische und praktische Geburtskunde durch Abbildungen erläutert, Berlin 1838
- Das Geschlechtsleben des Weibes in physiologischer, pathologischer und therapeutischer Hinsicht, 4 Bde., Leipzig 1839–1843

- Handbuch der Geburtskunde, hg. in Zusammenarbeit mit Adolph Moser, 4 Bde., Berlin 1840–1843
- Atlas geburtshülflicher Abbildungen mit Bezugnahme auf das Lehrbuch der Geburtskunde, 2. Auflage, Berlin 1851

CARUS, Carl Gustav
- Versuch einer Darstellung des Nervensystems und insbesondre des Gehirns nach ihrer Bedeutung, Entwickelung und Vollendung im thierischen Organismus, Leipzig 1814
- Lehrbuch der Zootomie. Mit stäter Hinsicht auf Physiologie ausgearbeitet, und durch zwanzig Kupfertafeln erläutert, Leipzig 1818
- Zwanzig Kupfertafeln nebst deren Erklärung zur Zootomie, Leipzig 1818
- Lehrbuch der Gynäkologie, oder systematische Darstellung der Lehren von Erkenntniß und Behandlung eigenthümlicher gesunder und krankhafter Zustände, sowohl der nicht schwangern, schwangern und gebärenden Frauen, als der Wöchnerinnen und neugebornen Kinder. Zur Grundlage akademischer Vorlesungen, und zum Gebrauche für praktische Aerzte, Wundärzte und Geburtshelfer, 1. und 2. Teil, Leipzig 1820, sowie 1. Teil, 3. Auflage, Leipzig 1838
- Zur Lehre von Schwangerschaft und Geburt physiologische, pathologische und therapeutische Abhandlungen, mit besonderer Hinsicht auf vergleichende Beobachtungen an Thieren, 2. Abth., Leipzig 1824
- Grundzüge der vergleichenden Anatomie und Physiologie, 1. Bd., Dresden 1828
- Neun Briefe über die Landschaftsmalerei, geschrieben in den Jahren 1815–1824. Zuvor ein Brief von Goethe als Einleitung, Leipzig 1831
- Ueber den Begriff des latenten Lebens, in: Archiv für Anatomie, Physiologie und wissenschaftliche Medicin, hg. von Johannes Müller, Berlin 1834, S. 551–561
- Ueber ein merkwürdiges, jegliche organische Entwickelung begleitendes Phänomen der Zerstörung (Berstung – Dehiscenz), in: Archiv für Anatomie, Physiologie und wissenschaftliche Medicin, hg. von Johannes Müller, Berlin 1835, S. 321–334
- System der Physiologie umfassend das Allgemeine der Physiologie, die physiologische Geschichte der Menschheit, die des Menschen und die

der einzelnen organischen Systeme im Menschen, für Naturforscher und Aerzte, 1. Teil, Dresden, Leipzig 1838
- Zwölf Briefe über das Erdleben, Stuttgart 1841
- Göthe. Zu dessen näherem Verständniß, Leipzig 1843
- Psyche. Zur Entwicklungsgeschichte der Seele, Pforzheim 1846
- Physis. Zur Geschichte des leiblichen Lebens, Stuttgart 1851
- Ueber den Lebensmagnetismus und über die magischen Wirkungen überhaupt, Leipzig 1857
- Symbolik der menschlichen Gestalt. Ein Handbuch zur Menschenkenntniß, Leipzig 1853, sowie 2. Auflage, Leipzig 1858
- Lebenserinnerungen und Denkwürdigkeiten, 4 Bde., Leipzig 1865–1866
- Ueber Lebensmagnetismus und über die magischen Wirkungen überhaupt, Leipzig 1857

JÖRG, Johann Christian Gottfried
- Versuche und Beyträge geburtshülflichen Inhalts. Zur Verbreitung einer naturgemässen Entbindungsmethode und Behandlung der Schwangern und Wöchnerinnen, Leipzig 1806
- Systematisches Handbuch der Geburtshülfe für Geburtshelfer, Aerzte und Wundärzte, Leipzig 1807
- Ueber das Gebärorgan des Menschen und der Säugethiere im schwangern und nicht-schwangern Zustande, Leipzig 1808
- Handbuch der Krankheiten des menschlichen Weibes nebst einer Einleitung in die Physiologie und Psychologie des weiblichen Organismus, Leipzig 1809
- Eileithyja oder diätetische Belehrungen für Schwangere, Gebärende und Wöchnerinnen, welche sich als solche wohl befinden wollen, Leipzig 1809
- Ueber Schwangerschaft, Geburt und Wochenbette in physiologischer Hinsicht, mit besonderer Beziehung auf den Aufsatz: „Über das polarische Auseinanderweichen der ursprünglichen Naturkräfte in der Gebärmutter zur Zeit der Schwangerschaft und deren Umtauschung zur Zeit der Geburt" in dem Archive für die Physiologie von den Professoren Reil und Authenrieth 7. Bds. 3tes St. S. 402, in: Journal der Erfindungen, Theorien und Widersprüche in der Natur- und Arzneiwissenschaft, Nr. 43, Gotha 1809, S. 5–55

- Ueber die Verkrümmungen des menschlichen Körpers und eine rationelle und sichere Heilart derselben, Leipzig 1810
- Schriften zur Beförderung der Kenntniß des menschlichen Weibes im Allgemeinen und zur Bereicherung der Geburtshülfe ins Besondere, 1. Teil, Nürnberg 1812, sowie 2. Teil, Leipzig 1818
- Taschenbuch für gerichtliche Aerzte und Geburtshelfer bey gesetzmäßigen Untersuchungen des Weibes, Leipzig 1814
- Die Zeugung des Menschen und der Thiere, Leipzig 1815
- Ueber das physiologische und pathologische Leben des Weibes, 1. Teil, Leipzig 1820
- Lehrbuch der Hebammenkunst, 2. Auflage, Leipzig 1820
- Materialien zu einer künftigen Heilmittellehre durch Versuche der Arzneyen an gesunden Menschen gewonnen und gesammelt, Leipzig 1825
- Ueber das physiologische und pathologische Leben des Kindes, Leipzig 1826
- Der Mensch auf seinen körperlichen, gemüthlichen und geistigen Entwickelungsstufen geschildert, Leipzig 1829
- Was hat eine Entbindungsschule zu leisten und wie muss sie organisiert sein?, Leipzig 1829
- Handbuch der speciellen Therapie für Aerzte am Geburtsbette, Leipzig 1835
- Die Zurechnungsfähigkeit der Schwangern und Gebärenden, Leipzig 1837
- Belehrungen über die von Schwangern Gebärenden und Wöchnerinnen zu befolgenden Lebensregeln, 4. Auflage, Leipzig 1842
- Ueber den Stand der Geburtshülfe in Leipzig von der Mitte des vorigen Jahrhunderts bis jetzt. Geschichtliche Andeutungen bei der feierlichen Grundsteinlegung zu dem neuen Gebäude in der königlichen Entbindungsschule zu Leipzig am 18. Mai 1852 gesprochen, Leipzig 1852
- Die Geburt als gesundheitsgemässer Entwicklungsact für Mütter und Kinder: in einer am 1. August 1853 zur Einweihung des neuen Hörsaales der Königl. Entbindungsschule im Trierschen Institute zu Leipzig gehaltene Rede dargestellt, Leipzig 1854
- Zwei Jubelreden für die Vervollkommnung und gründliche Verbreitung der Geburtshilfe unter den Studirenden der Medicin, Leipzig 1855

KILIAN, Hermann Friedrich
- Ueber den Kreislauf des Blutes im Kinde, welches noch nicht geathmet hat, Karlsruhe 1826
- Die Geburt des Kindeskopfes in derjenigen Scheitelstellung, welche man Hinterhauptslage zu nennen pflegt, Bonn 1830
- Operationslehre für Geburtshelfer, 2 Bd., Bonn 1834–1835
- Die Geburtslehre von Seiten der Wissenschaft und Kunst dargestellt, 3 Bde., Frankfurt am Main 1839–1842
- Schilderung neuer Beckenformen und ihres Verhaltens im Leben, Mannheim 1854
- Das halisterische Becken in seiner Weichheit und Dehnbarkeit während der Geburt durch neue Beobachtungen erläutert. Nebst allgemeinen Bemerkungen über Halisterese, Bonn 1857

NAEGELE, Hermann Franz Carl Joseph
- Erfahrungen und Abhandlungen aus dem Gebiethe der Krankheiten des weiblichen Geschlechts. Nebst Grundzügen einer Methodenlehre der Geburtshülfe, Mannheim 1812
- Ueber den Mechanismus der Geburt, in: Deutsches Archiv für Physiologie, hg. von Johann Friedrich Meckel, 5. Bd., Halle, Berlin 1819, S. 483–531
- Ueber den Mechanismus der Geburt, Heidelberg 1822
- Lehrbuch der Geburtshülfe für Hebammen, 3. Auflage, Heidelberg 1836, sowie 13. Auflage, Heidelberg 1868
- Die geburtshilfliche Auscultation, Mainz 1838
- Das schräg verengte Becken nebst einem Anhange über die wichtigsten Fehler des weiblichen Beckens überhaupt, Mainz 1839

OSIANDER, Friedrich Benjamin
- Beobachtungen, Abhandlungen und Nachrichten, welche vorzüglich Krankheiten der Frauenzimmer und Kinder und die Entbindungswissenschaft betreffen, Tübingen 1787
- Denkwürdigkeiten für die Heilkunde und Geburtshülfe, 4 Bde., Göttingen 1794–1795
- Neue Denkwürdigkeiten für Aerzte und Geburtshelfer, 2 Bde., Göttingen 1797–1799

- Lehrbuch der Hebammenkunst. Sowohl zum Unterricht angehender Hebammen als zum Lesebuch für jede Mutter, Göttingen 1796
- Lehrbuch der Entbindungskunst, 1. Teil, Göttingen 1799
- Annalen der Entbindungs-Lehranstalt auf der Universität zu Göttingen vom Jahr 1800 nebst einer Anzeige und Beurtheilung neuer Schriften für Geburtshelfer, 2. Bd., Göttingen 1801
- Über den Selbstmord, seine Ursachen, Arten, medicinisch-gerichtliche Untersuchung und die Mittel gegen denselben. Eine Schrift sowohl für Policei- und Justiz-Beamte, als für gerichtliche Aerzte und Wundärzte, für Psychologen und Volkslehrer, Hannover 1813
- Uebersicht der Ereignisse in der Entbindungslehranstalt im Jahr 1815. Dargestellt in einer Rede an seine Herren Zuhörer am 4ten Januar 1816, Göttingen 1816
- Über die Entwickelungskrankheiten in den Blüthenjahren des weiblichen Geschlechts, 2 Bde., Göttingen 1817–1818
- Handbuch der Entbindungskunst, 5 Bde., Tübingen 1818–1825

RITGEN, Ferdinand August Maria Franz von
- Die Anzeigen der mechanischen Hülfen bei Entbindungen, nebst Beschreibung einiger, in neuerer Zeit empfohlenen geburtshülflichen Operationen und einer verbesserten Geburtszange, Gießen 1820
- Handbuch der niedern Geburtshülfe, Gießen 1824
- Natürliche Eintheilung der Säugethiere, Gießen 1824
- Bruchstücke aus einem grössern Aufsatze über den gewöhnlichen Hergang der Geburt, in: Neue deutsche Zeitschrift für Geburtskunde, hg. von Dietrich Wilhelm Heinrich Busch, Joseph von d'Outrepont, Ferdinand August Maria Franz von Ritgen, 1. Bd., 1. Heft, Weimar 1827, S. 11–62
- Ueber die Aufgabe der Geburtskunde überhaupt und die Erforschung der geschlechtlichen Nervenwirksamkeit insbesondere, in: Gemeinsame deutsche Zeitschrift für Geburtskunde, hg. von Dietrich Wilhelm Heinrich Busch, Ludwig Julius Caspar Mende, Ferdinand August Maria Franz von Riten, 1. Bd., 2. Heft, Weimar 1827, S. 257–280
- Ueber die Aufeinanderfolge des ersten Auftretens der verschiedenen Organischen Gestalten, Marburg 1828
- Über die Triebfedern der Geburt, in: Gemeinsame deutsche Zeitschrift für Geburtskunde, hg. von Dietrich Wilhelm Heinrich Busch, Ludwig

Julius Caspar Mende, Ferdinand August Maria Franz von Riten, 4. Bd., 1. Heft, Weimar 1829. S. 7–39
- Probefragment einer Physiologie des Menschen, enthaltend die Entwicklungsgeschichte der menschlichen Frucht, Kassel 1832
- Das alterswidrig gebaute Frauenbecken nebst Vorschlag einer ständigen Buchstabenbezeichnung der Beckenmaasse, Gießen 1853

SCANZONI, Friedrich Wilhelm Johann Ignaz von
- Lehrbuch der Geburtshilfe, 3 Bde., Wien 1849–1852, sowie 1. Bd., 2. Auflage, Wien 1853
- Beiträge zur Geburtskunde und Gynaekologie, 1. Bd., Würzburg 1854
- Lehrbuch der Krankheiten der weiblichen Sexualorgane, 3. Auflage, Wien 1863

SIEBOLD, Adam Elias von
- Abhandlung über den neuen von ihm erfundenen Geburtsstuhl, Weimar 1804
- Ueber Zweck und Organisation der Klinik in einer Entbindungsanstalt, Bamberg, Würzburg 1806
- Lehrbuch der Hebammenkunst, Würzburg 1808
- Lehrbuch der theoretischen Entbindungskunde zu seinen Vorlesungen für Ärzte, Wundärzte und Geburtshelfer entworfen, 3. Auflage, Nürnberg 1812
- Handbuch zur Erkenntniß und Heilung der Frauenzimmerkrankheiten, 1. Bd., 2. Auflage, Frankfurt am Main 1821, sowie 2. Bd., 2. Auflage, Frankfurt am Main 1823
- Lehrbuch der theoretisch-praktischen Entbindungskunde, 2. Bd., 4. Auflage, Nürnberg 1824
- Versuch einer pathologisch-therapeutischen Darstellung des Kindbettfiebers, nebst Schilderung desjenigen, welches im Februar, März und April 1825 in der Gebäranstalt der Königlichen Universität zu Berlin geherrscht hat, Frankfurt am Main 1826

8.2 Weitere Primärliteratur

BAER, Karl Ernst: De ovi mammalium et hominis genesi epistola, Leipzig 1827

BAUDELOCQUE, Jean-Louis: L'art des accouchements, Paris 1781; aus dem Französischen übersetzt von Philipp Friedrich Theodor Meckel, 1. Bd., 2. Auflage, Leipzig 1791

BERNSTEIN, Johann Gottlob: Adam Elias von Siebolds Biographie, Leipzig 1822

BISCHOFF, Theodor Ludwig Wilhelm:
- Entwicklungsgeschichte des Kaninchen-Eies, Braunschweig 1842
- Entwicklungsgeschichte der Säugethiere und des Menschen, Leipzig 1842

BLUMENBACH, Johann Friedrich: Über den Bildungstrieb und das Zeugungsgeschäfte, Göttingen 1781

BOCK, Carl Ernst: Handbuch der Anatomie des Menschen: Specielle Anatomie, 1. Bd., 4. Auflage, Leipzig 1849

BUHLE, Johann Gottlieb: Lehrbuch der Geschichte der Philosophie und einer kritischen Literatur derselben, 2. Teil, Göttingen 1797

BURDACH, Karl Friedrich:
- Die Physiologie als Erfahrungswissenschaft, 3 Bde., Leipzig 1828–1830

CALZA, Ludwig: Über den Mechanismus der Schwangerschaft, mitgeteilt von Herrn D. Weigel, in: Archiv für die Physiologie, hg. von Johann Christian Reil, Johann Heinrich Ferdinand von Autenrieth, 7. Bd., 3. Heft, Halle 1807, S. 341–393

CASTRO, Rodericus a: De universa muliebrium morborum medicina, novo et antehac a nemine tentato ordine opus absolutissimum, Hamburg 1604

CREDÉ, Carl Siegmund Franz: Dietrich Wilhelm Heinrich Busch. Nekrolog, in: Monatsschrift für Geburtskunde und Frauenkrankheiten, 11. Bd., Berlin 1858, S. 321–328

DARWIN, Erasmus: Zoonomia or the laws of organic life, aus dem Englischen übersetzt von J. D. Brandis, 1. Bd., 2. Abt., Hannover 1795

EICHSTEDT, Carl Ferdinand: Zeugung, Geburts-Mechanismus und einige andere geburtshülfliche Gegenstände nach eigenen Ansichten, Greifswald 1859

EULENBERG, Hermann: De tela elastica, Augsburg 1836

FEHLING, Hermann: Das Dasein vor der Geburt, Stuttgart 1887

FRIEDREICH, Johann Baptist: Ein Wort über das Ueberraschtwerden von der Geburt und Gebären ohne Wissen, in: Analekten zur Natur-und

Heilkunde, hg. von Johannes B. Friedreich, 1. Heft, 2. Auflage, Ansbach 1846, S. 98–100

GALVANI, Luigi: Nachricht von den Versuchen des Hrn. Galvani, über die Wirkung der Electrizität auf die Muskular-Bewegungen, in: Journal der Physik, hg. von Friedrich Albrecht Carl Gren, 6. Bd., Leipzig 1792, S. 371–382

GAUB, Hiernonymus David: Institutiones pathologiae medicinalis, Leiden 1758

GEHLER, Johann Samuel Traugott: Physikalisches Wörterbuch oder Versuch einer Erklärung der vornehmsten Begriffe und Kunstwörter der Naturlehre mit kurzen Nachrichten von der Geschichte der Erfindungen und Beschreibungen der Werkzeuge begleitet, 5. Teil, Leipzig 1795

GIRTANNER, Christoph:
- Abhandlungen über die Irritabilität, als Lebensprincip in der organisirten Natur, in: Journal der Physik, hg. von Friedrich Albrecht Carl Gren, 3. Bd., Leipzig 1791, S. 317–351
- Abhandlung über die Krankheiten der Kinder und über die physische Erziehung derselben, Berlin 1794
- Anfangsgründe der antiphlogistischen Chemie, 3. Auflage, Berlin 1801
- Mémoires sur l'Irritabilité, confidérée, comme principe de vie dans la nature organisée. Second Mémoire, in: Observations et mémoires sur la physique, sur l'histoire naturelle, et sur les arts et métiers, hg. von François Rozier, 37. Bd., Part II, August 1790, S. 139–154

GRAETZER, Jonas: Die Krankheiten des Fötus, Breslau 1837

GREN, Friedrich Albrecht Carl: Bemerkungen über die sogenannte thierische Electrizität, in: Journal der Physik, hg. von Friedrich Albrecht Carl Gren, 6. Bd., Leipzig 1792, S. 402–410

GUSSEROW, Adolf Ludwig Sigismund: Zur Lehre vom Stoffaustausch zwischen Mutter und Frucht, in: Archiv für Gynäkologie, 13. Bd., 1. Heft, 1878, S. 56–72

GUTHERZ, Simson: Die Respiration und Ernährung im Fötalleben, Diss. med., Jena 1849

HALLER, Albrecht: De partibus corporis humani sensibilibus et irritabilibus. Von den empfindlichen und reizbaren Teilen des menschlichen Körpers, hg. u. eingel. von Karl Sudhoff, Leipzig 1922

HARTMANN, Johann Friedrich: Die natürliche Luft-Elektricität der Atmosphäre tabellarisch entworfen, Hannover 1779

HARTSOEKER, Nicolas: Essay de dioptrique, Paris 1694

HARVEY, William: Exercitationes de generatione animalium, Amsterdam 1662

HAUCH, Adam Wilhelm: Von der Luftelektricität besonders mit Anwendung auf Gewitterableiter, übersetzt von Johann Clemens Tode, Koppenhagen 1800

HECKER, C: Beiträge zur Lehre von der Todesart der Kinder während der Geburt, mit Bezug auf die Theorie von der Placentarrespiration, in: Verhandlungen der Gesellschaft für Geburtshülfe in Berlin, 7. Heft 1853, S. 145–195

HENLE, Friedrich Gustav: Allgemeine Anatomie. Lehre von den Mischungs- und Formbestandtheilen des menschlichen Körpers, Leipzig 1841

HILDEBRANDT, Georg Friedrich: Lehrbuch der Anatomie des Menschen, 4. Bd., Braunschweig 1793

HOFBAUER, Isfried: Grundzüge einer Biologie der menschlichen Plazenta mit besonderer Berücksichtigung der Fragen der fötalen Ernährung, Wien, Leipzig 1905

HOFFMANN, Karl Richard:
- Die Bedeutung der Exkretion im thierischen Organismus, Erlangen 1823
- Die Triebfeder der Geburt, Landshut 1825
- Vergleichende Idealpathologie. Ein Versuch die Krankheiten als Rückfälle der Idee des Lebens auf tiefere normale Lebensstufen darzustellen, Stuttgart 1834

HÜTER, Carl Christoph:
- Abschnitt zur Geburt, in: Encyclopädisches Wörterbuch der medicinischen Wissenschaften, hg. von Dietrich Wilhelm Heinrich Busch, Carl Ferdinand von Gräfe, Christoph Wilhelm Hufeland, Heinrich Friedrich Link, Johannes Peter Müller, 14. Bd., Berlin 1836, S. 44–121
- Die dynamischen Geburtsstörungen. Ein Versuch zur rationellen Begründung der dynamischen Geburtshülfe, Berlin 1830

HUFELAND, Christoph Wilhelm: Die Kunst das menschliche Leben zu verlängern, 1. Teil, 2. Auflage, Jena 1798

HUMBOLDT, Friedrich Alexander: Versuche über die gereizte Muskel- und Nervenfaser nebst Vermuthungen über den chemischen Process des Lebens in der Thier- und Pflanzenwelt, 2 Bde., Posen, Berlin 1797

HUNTER, William: Anatomia uteri humani gravidi tabulis illustrata, London 1774

HYRTL, Joseph: Lehrbuch der Anatomie des Menschen, mit Rücksicht auf physiologische Begründung und praktische Anwendung, 2. Auflage, Wien 1850

KANT, Immanuel: Beantwortung der Frage: was ist Aufklärung?, in: Berlinische Monatsschrift, hg. von Johann Erich Biester, Friedrich Gedike, Dezember-Heft 1784, S. 481–494

KÖLLIKER, Albert: Beiträge zur Kenntniss der glatten Muskeln, in: Zeitschrift für wissenschaftliche Zoologie, hg. von Carl Theodor von Siebold, Albert Kölliker, 1. Bd., Leipzig 1849, S. 48–87

KÜHN, Otto Bernhard: Herrn Johann Christian Gottfried Jörg begrüsst am Tage seines fünfziegjährigen Doctor-Jubiläums die medicinische Fakultät zu Leipzig durch ihren derzeitigen Decan D.O.B. Kühn, Leipzig 1855

LANGENBUCHER, Jakob: Richtige Begriffe vom Blitz und von Blitzableitern, Augsburg 1783

LAUTH, Ernst Alexander: Neues Handbuch der praktischen Anatomie, 1. Bd., Stuttgart, Leipzig, Wien 1835

LIEBIG, Justus:
- Der Lebensprocess im Thiere, und die Atmosphäre, in: Annalen für Chemie und Pharmacie, hg. von Justus Liebig, Philipp Lorenz Geiger, Rudolph Brandes, 16. Bd., 2. Heft, Heidelberg 1842, S. 189–219
- Die Ernährung, Blut- und Fettbildung im Thierkörper, in: Annalen für Chemie und Pharmacie, hg., von Justus Liebig, Philipp Lorenz Geiger, Rudolph Brandes, 16. Bd., 3. Heft, Heidelberg 1842, S. 241–285

LIEDKE, Otto Gottlieb: Kritische Betrachtungen der herrschenden Ansichten über die Ursachen des Eintritts der Geburt, Berlin 1883

LOBSTEIN, Johann Friedrich: Ueber die Ernährung des Fötus, aus dem Französischen übersetzt von Theodor Friedrich Arnold Kestner, Halle 1804

MAURICEAU, François: Traité des maladies des femmes grosses et accouchées, avec la bonne et veritable methode de les bien aider, Paris 1668

MAYER, Franz Joseph Carl: Ueber das Einsaugungsvermögen der Venen des grossen und kleinen Kreislaufsystems, in: Deutsches Archiv für Physiologie, hg. von Johann Friedrich Meckel, 3. Bd., 4. Heft, Halle, Berlin 1817, S. 485–503

MAYOW, John: Tractatus quinque medico-physici. Quorum primus agit de sal-nitro, et spiritu nitro-aereo. Secundus de respiratione. Tertius de respiratione foetus in utero, et ovo. Quartus de motu musculari, et spiritibus animalibus. Ultimus de rhachitide, Oxford 1674

MECKEL, Johann Friedrich:
– Allgemeine Anatomie, Halle 1815
– Handbuch der menschlichen Anatomie, 4 Bde., Halle, Berlin 1815–1820

MEDICUS, Friedrich Casimir: Von der Lebenskraft. Eine Vorlesung bei der Gelegenheit des höchsten Namensfestes Sr. Kuhrfürstlichen Durchleucht von der Pfalz in der Kuhrpfälzisch-Theodorischen Akademie der Wissenschaften den 5. Nov. 1774, Mannheim 1774

MEISSNER, Emil Apollo: Bericht über die Thätigkeit und die Verhandlungen der Gesellschaft für Geburtshülfe zu Leipzig im dritten Jahre ihres Bestehens, in: Monatsschrift für Geburtskunde und Frauenkrankheiten, 11. Bd., Berlin 1858, S. 438–450

MENDLER, Johann: Die Kunst alles Feder-Vieh in ieder Jahrs-Zeit häufig zu ziehen und zum Nutzen und Vergnügen zu halten. Aus des berühmten Herrn de Reaumur Neuen Erfahrungen und Vorschriften umständlich ausgezogen; und mit einigen Anmerckungen erläutert, Leipzig 1750

METZGER, Johann Daniel: Ueber Irritabilität und Sensibilität als Lebensprincipien in der organisirten Natur, Königsberg 1794

MEYER, Immanuel: Repertorium der gesamten medizinischen Literatur, 2. Bd., Berlin 1809

MOROWITZ, Eduard: Geschichte der Medizin, 1. Bd., Leipzig 1848

MÜLLER, Johannes: Zur Physiologie des Fötus. In: Zeitschrift für Anthropologie, hg. von Friedrich Nasse, 2. Bd., 2. Heft, Leipzig 1824, S. 423–483

NIEBERDING, Wilhelm: Gedächtnisrede auf den Geheimrath und Univ.-Professor Herrn Dr. Friedrich Wilhelm Scanzoni v. Lichtenfels. Gehalten in feierlicher Sitzung der physikalisch-medicinischen Gesellschaft zu Würzburg am 11. März 1892, Würzburg 1892

OSANN, Gottfried Wilhelm: Erfahrungen in dem Gebiete des Galvanismus: für Physiker, Chemiker und Techniker, Erlangen 1852

PFAFF, Christoph Heinrich: Über thierische Elektricität und Reizbarkeit. Ein Beytrag zu den neuesten Entdeckungen über diese Gegenstände, Leipzig 1795

PFLÜGER, Eduard Friedrich Wilhelm: Die Lebensfähigkeit des menschlichen Foetus, in: Pflügers Archiv für die gesamte Physiologie des Menschen und der Tiere, hg. von Eduard Friedrich Wilhelm Pflüger, 14. Bd., Bonn 1877, S. 628–629

PREYER, William: Die specielle Physiologie des Embryo: Untersuchungen ueber die Lebenserscheinungen vor der Geburt, Leipzig 1885

PROCHASKA, Georg: Lehrsätze aus der Physiologie des Menschen, 1. Bd., Wien 1802

REIL, Johann Christian:

- Schreiben des Herrn Prof. Reil an den Herausgeber, über die so genannte thierische Electrizität, in: Journal der Physik, hg. von Friedrich Albrecht Carl Gren, 6. Bd., Leipzig 1792, S. 411–414
- Von der Lebenskraft, in: Archiv für die Physiologie, hg. von Johann Christian Reil, Johann Heinrich Ferdinand von Autenrieth, 1. Bd., Halle 1795, S. 8–162
- Ueber das polarische Auseinanderweichen der ursprünglichen Naturkräfte in der Gebärmutter zur Zeit der Schwangerschaft, und deren Umtauschung zur Zeit der Geburt, als Beytrag zur Physiologie der Schwangerschaft und Geburt, in: Archiv für Physiologie, hg. von Johann Christian Reil, Johann Heinrich Ferdinand von Autenrieth, 7. Bd., Halle 1807, S. 402–501

REUSS, August Christian: Novae quaedam observationes circa structuram vasorum in placenta humana et peculiarem hujus cum utero nexum, Tübingen 1784

RIBKE, Christian Heinrich: Über die Structur der Gebärmutter und über die Trennung der Nachgeburt, Berlin 1793

SANTORINI, Giovanni Domenico: Observationes anatomicae, Venedig 1724

SCHÄFFER, Johann Ulrich Gottlieb: Ueber Sensibilität als Lebensprincip in der organischen Natur, Frankfurt am Main 1793

SCHEEL, Paul: Über Beschaffenheit und Nutzen des Fruchtwassers in der Luftröhre der menschlichen Früchte, Erlangen 1800

SCHLEIDEN, Matthias Jacob: Beiträge zur Phytogenesis, in: Archiv für Anatomie, Physiologie und wissenschaftliche Medicin, hg. von Johannes Müller, Berlin 1838, S. 137–176

SCHMIDT Carl Christian (Hrsg.): Jahrbücher der in- und ausländischen gesammten Medicin, 21. Bd., Leipzig 1839

SCHULTZE, Bernhard Sigmund: Der Scheintod Neugeborener, Jena 1871

SCHWANN, Theodor: Mikroskopische Untersuchungen über die Uebereinstimmung in der Struktur und dem Wachsthum der Thiere und Pflanzen, Berlin 1839

SCHWARTZ, Hermann: Die vorzeitigen Athembewegungen. Ein Beitrag zur Lehre von den Einwirkungen des Geburtsactes auf die Frucht, Leipzig 1858

SCHWEIGHÄUSER, Jacob Friedrich:
– Aufsätze über einige physiologische und praktische Gegenstände der Geburtshülfe, Nürnberg 1817
– Das Gebären nach der beobachteten Natur und die Geburtshülfe nach dem Ergebnisse der Erfahrung, Straßburg, Leipzig 1825

SCHÜZ, Gottlieb Friedrich: Dissertatio inauguralis medica sistens experimenta circa calorem foetus et sanguinem ipsius instituta, Tübingen 1799

SCHULTZE, Bernhard Sigmund:
– John Mayow über Apnoe und die Placentarrespiration, in: Jenaische Zeitschrift für Medicin und Naturwissenschaft, hg. von der medicinisch-naturwissenschaftlichen Gesellschaft zu Jena, 4. Bd., Leipzig 1868, S. 141–144
– Zur Kenntniss der Todesart des Kindes bei vorzeitiger Lösung der Placenta, in: Jenaische Zeitschrift für Medicin und Naturwissenschaft, hg. von der medicinisch-naturwissenschaftlichen Gesellschaft zu Jena, 1. Bd., Leipzig 1864, S. 240–241

SEYFFER, Otto Ernst Julius: Geschichtliche Darstellung des Galvanismus, Stuttgart, Tübingen 1848

SIEBOLD, Eduard Casper Jakob: Versuch einer Geschichte der Geburtshilfe, 2 Bde., Berlin 1839–1845

SMELLIE, William: Theoretische und praktische Abhandlung von der Hebammenkunst, aus dem Englischen übersetzt von Johann Ernst Zeiher, 1. Bd., Altenburg 1755

SOEMMERRING, Detmar Wilhelm: Catalogus musei anatomici quod collegit Samuel Thomas de Soemmerring, Frankfurt am Main 1830

SOEMMERRING, Samuel Thomas:
- Icones embryonum humanorum, Frankfurt am Main 1799
- Ueber das Organ der Seele, hg. von Manfred Wenzel, Soemmerring-Edition IX, Stuttgart, Jena, Lübeck, Ulm 1999
- Schriften zur Embryologie und Teratologie, bearb. und hg. von Ulrike Enke, Jost Benedum, Samuel Thomas Soemmerring Werke 11, Basel 2000

STEIN, Georg Wilhelm: Practische Anleitung zur Geburtshülfe. Zum Gebrauche der Vorlesungen, 3. Auflage, Kassel 1783

VALLI, Eusebius:
- Briefe des Hrn. Euseb. Valli, der Arzneiwissenschaft Doctors zu Pisa, über die thierische Electrizität, in: Journal der Physik, hg. von Friedrich Albrecht Carl Gren, 6. Bd., Leipzig 1792, S. 382–391
- Zweyter Brief des Herrn Valli über die thierische Electrizität, in: Journal der Physik, hg. von Friedrich Albrecht Carl Gren, 6. Bd., Leipzig 1792, S. 392–402

VAN DEN BOSCH, Hubertus: Dissertatio chemico physiologica de natura et utilitate liquoris amnii, Utrecht 1792

VESALIUS, Andreas: De humani corporis fabrica, 5. Buch, Basel 1543

VOGT, Carl: Physiologische Briefe für Gebildete aller Stände, 2. Abt., Stuttgart, Tübingen 1846

VOLKMANN, Alfred Wilhelm: Die Selbstständigkeit des sympathischen Nervensystems durch anatomische Untersuchungen nachgewiesen, Leipzig 1842

VOLTA, Alessandro: Schriften über Elektrizität und Galvanismus, aus dem Italienischen und Französischen übersetzt von C. F. Nasse, 1. Bd., Halle 1803

VON BUNGES, Gustav; Oswald Schmiedeberg: Ueber die Bildung der Hippursäure, in: Archiv für experimentelle Pathologie und Pharmakologie, hg. von Edwin Klebs, B. Naunyn, O. Schmiederberg, 6. Bd., Leipzig 1876, S. 233–255

VON OTT, D.: Ueber den Stoffwechsel zwischen Frucht und Mutter, in: Archiv für Gynäkologie, 27. Bd., 1. Heft, 1886, S. 129–153

WAGNER, Rudolph: Erläuterungstafeln zur Physiologie und Entwickelungsgeschichte mit vorzüglicher Rücksicht auf seine Lehrbücher über Physiologie und vergleichende Anatomie, Leipzig 1839

WALTER, Johann Gottlieb:

- Betrachtungen über die Geburts-Theile des weiblichen Geschlechts, Berlin 1776
- Anatomische Beobachtungen, aus dem Lateinischen übersetzt von Johann Gottlob Daniel Michaelis, Berlin, Stralsund 1782
- Von den Krankheiten des Bauchfells und dem Schlagfluß, Berlin 1785
- Was ist Geburtshülfe?, Berlin 1808

WHYTT, Robert: An essay on the vital and other involuntary motions of animals, Edinburgh 1751

WILBRAND, Johann Bernhard: Physiologie des Menschen, Gießen 1815

ZACCHIA, Paolo: Die Beseelung des menschlichen Fötus, 9. Buch, 1. Kapitel der „Quaestiones medico-legales", editiert, übersetzt und kommentiert von Beatrix Spitzer, Köln 2002

ZWEIFEL, Paul: Lehrbuch der Geburtshülfe für Ärzte und Studirende, 2. Auflage, Stuttgart 1889

8.3 Sekundärliteratur

ACKERKNECHT, Erwin Heinz:

- Kurze Geschichte der Psychiatrie, Stuttgart 1957
- Geschichte der Medizin, 5. Auflage, Stuttgart 1986

ALLEN, Williard M.: Progesterone: how did the name originate?, in: Southern Medical Journal, 63. Jg., 10. Heft, Oktober 1970, S. 1151–1155

BAUMGARTNER, Tobias Res: Wirkung von Oxytocin auf emotionale und kognitive Empathie, Diss. med., Bonn 2012

BÄUMER-SCHLEINKOFER, Änne:

- Die Haller-Wolff-Debatte: Präformation oder Epigenese?, in: Änne Bäumer, Geschichte der Biologie, Bd. 3: 17. und 18. Jahrhundert, Frankfurt am Main 1996, S. 285–318

- Die Geschichte der beobachtenden Embryologie. Die Hühnchenentwicklung als Studienobjekt über zwei Jahrtausende, Frankfurt am Main 1993

BAYERTZ, Kurt; Gerhard, Myriam; Jaeschke, Walter (Hrsg.): Weltanschauung, Philosophie und Naturwissenschaft im 19. Jahrhundert, Bd. 1: Der Materialismus-Streit, Hamburg 2007

BENEDUM, Jost; Künzel, Wolfgang (Hrsg.):
- Vom Accouchierhaus zur Frauenklinik. 175 Jahre Klinik für Geburtshilfe und Frauenheilkunde in Gießen, Gießen 1989

BENEDUM, Jost: Eintrag zu Ferdinand August Maria Franz von Ritgen, in: Neue Deutsche Biographie, 21. Bd., Berlin 2003, S. 647–648 [Online-Ressource]

BENZ, Ernst: Franz Anton Mesmer und die philosophischen Grundlagen des „animalischen Magnetismus", Wiesbaden 1977

BERGER, Gertraud: Die Philosophie des Carl Gustav Carus, Diss. phil., Klagenfurt 2012

BROCKHAUS, F.A. (Hrsg.): Der Brockhaus Philosophie. Ideen, Denker und Begriffe, Mannheim, Leipzig, 2004

BUBNER, Rüdiger: Geschichte der Philosophie in Text und Darstellung: Deutscher Idealismus, Stuttgart 1978

BÜHNE, Michael: Ferdinand August Maria Franz von Ritgen (1787–1867). Lehrer der Geburtshilfe und Naturforscher in Gießen, Diss. med., Gießen 1992

BÜTTNER, Stefan: Eintrag zu Hermann Franz Carl Joseph Naegele, in: Neue Deutsche Biographie, 18. Bd. (1997), S. 699 f [Online-Ressource]

BUSCHE, Hubertus: Die Seele als System. Aristoteles' Wissenschaft von der Psyche, Hamburg 2001

COOMARASAMY, Arri; Williams, Helen; Rai, Rajendra *et alt.*: A Randomized Trial of Progesterone in Women with Recurrent Miscarriages, in: The New England Journal of Medicine, 373. Jg., November 2015, S. 2141–2148

CONDON, Jennifer C.; Jeyasuria, Pancharatnam; Faust, Julie M.; Wilson, James W.; Mendelson, Carole R.: A decline in the levels of progesterone receptor coactivators in the pregnant uterus at term may antagonize progesterone receptor function and contribute to the initiation of parturition, in: Proceedings of the National Academy of Sciences of the United States of America, 100. Jg., 16. Heft, April 2003, S. 9518–9523

CONDON, Jennifer C.; Jeyasuria, Pancharatnam; Faust, Julie M.; Mendelson, Carole R.: Surfactant protein secreted by the maturing mouse fetal lung acts as a hormone that signals the initiation of parturition, in: Proceedings of the National Academy of Sciences of the United States of America, 101. Jg., 14. Heft, April 2004, S. 4978–4983

DALE, Henry: On some physiological actions of ergot, in: The journal of physiology, 34. Jg., 3. Heft, Mai 1906, S. 163–206

EBERT, Andreas; David, Matthias: Die Gründungsväter der Universitäts-Frauenklinik: Adam Elias von Siebold, Eduard Casper Jakob von Siebold und Dietrich Wilhelm Heinrich Busch, in: Geschichte der Berliner Universitäts-Frauenkliniken. Strukturen, Personen und Ereignisse in und außerhalb der Charité, hg. von Matthias David und Andreas D. Ebert, Berlin, New York 2010, S. 165–186

ECKART, Wolfgang Uwe: Geschichte der Medizin, 3. Auflage, Berlin, Heidelberg 1998

EKÉUS, Cecilia; Lindgren, Helena: Induced Labor in Sweden, 1999–2012: A Population-Based Cohort Study, in: Birth, 43. Jg., 2. Heft, Juni 2016, S. 125–133

ENDERS, Hanna Brigitte: Scanzoni in Würzburg, Diss. med., Würzburg 2003

ENKE, Ulrike: Von der Schönheit der Embryonen: Samuel Thomas Soemmerrings Werk *Icones embryonum humanorum* (1799), in: Geschichte des Ungeborenen: Zur Erfahrungs- und Wissenschaftsgeschichte der Schwangerschaft, hg. von Barbara Duden, Jürgen Schlumbohm, Patrice Veit, 2. Auflage, Göttingen 2002, S. 205–236

EULER, Ulf Svante: Über die Spezifische Blutdrucksenkende Substanz des Menschlichen Prostata- und Samenblasensekretes, in: Klinische Wochenschrift, 14. Jg., 33. Heft, August 1935, S. 1182–1183

FAHRENBACH, Sabine: Johann Christian Gottfried Jörg und das „Triersche Institut". Zum 150. Todestag am 20. September und zum 200. Jubiläum der Trierschen Stiftung, in: Universität Leipzig. Jubiläen 2006. Personen – Ereignisse, Leipzig 2006, S. 125–130

FASBENDER, Heinrich:

– Entwickelungslehre, Geburtshülfe und Gynäkologie in den hippokratischen Schriften, Stuttgart 1897

– Geschichte der Geburtshülfe, Jena 1906

FRANCK, Burchard: 250 Jahre Chemie in Göttingen und ihre Auswirkungen: Organische Chemie zwischen Biologie und Medizin, in: Naturwissenschaften in Göttingen. Eine Vortragsreihe, hg. von Hans-Heinrich Voigt, Göttinger Universitätsschriften, 13. Bd., Serie A, Göttingen 1988, S. 68–84

GERABEK, Werner E; Haage, Bernhard D.; Keil, Gundolf; Wegner, Wolfgang (Hrsg.): Enzyklopädie der Medizingeschichte, Berlin 2005

GERABEK, Werner E:
- Eintrag zu Carl Caspar Siebold, in: Neue Deutsche Biographie, 24. Bd. (2010), S. 326–327 [Online-Ressource]
- Friedrich Wilhelm Joseph Schelling und die Medizin der Romantik. Studien zu Schellings Würzburger Periode, Frankfurt am Main 1995

GIESE, Christian: Theodor Ludwig Wilhelm von Bischoff (1807–1882). Anatom und Physiologe, Habilitationsschrift, Gießen 1990

GOLDBLATT, Maurice Walter: Properties of human seminal plasma. In: The Journal of Physiology, 84. Jg., 2. Heft, Mai 1935, S. 208–218

GRACZYK, Annette: Das literarische Tableau zwischen Kunst und Wissenschaft, München 2004

GRATZL, Manfred (Hrsg.): Histologie, 5. Auflage, Berlin 2002

GRIGSON, Caroline: „An universal language": William Hunter and the production of The Anatomy of the Human Gravid Uterus, in: William Hunter's World. The Art and Science of Eighteenth-Century Collecting, edited by E. Geoffrey Hancock, Nick Pearce and Mungo Campbell, Farnham, Surrey 2015, S. 59–80

GROSCHE, Stefan
- Lebenskunst und Heilkunde bei C.G. Carus (1789–1869). Anthropologische Medizin in Goethescher Weltanschauung, Diss. med., Göttingen 1993
- Zarten Seelen ist gar viel gegönnt, Göttingen 2001
- Carl Gustav Carus. Malerisches Reisetagebuch, Frankfurt am Main 2013

GURLT, Ernst: Eintrag zu Christoph Wilhelm Hufeland, in: Allgemeine Deutsche Biographie, hg. von der Historischen Kommission bei der Bayerischen Akademie der Wissenschaften, 13. Bd. (1881), S. 286–296 [Online-Ressource]

HARAM, Kjell; Mortensen, Jan Helge; Morrison, John C.: Tocolysis for acute preterm labor: does anything work, in: The Journal of Maternal-Fetal & Neonatal Medicine, 28. Jg., 4. Heft, Juli 2014, S. 371–378

HARTMANN, Charlotte: Das Leben und Wirken des Würzburger Frauenarztes Friedrich Wilhelm Scanzoni von Lichtenfels, Diss. med., Düsseldorf 1938

HAUSMANN, Iris Isabella: Philosophiam criticam arti medicae non esse inimicam: Dass die kritische Philosophie der ärztlichen Kunst nicht feindlich gegenübersteht. Die Umsetzung der Kritischen Philosophie Kants in der Medizin der Aufklärung diskutiert in der medizinischen Dissertation von Benedikt Gebel aus dem Jahr 1794, Diss. phil., Tübingen 2012

HECKER, Karl von:
- Eintrag zu Johann Christian Gottfried Jörg, in: Allgemeine Deutsche Biographie, hg. von der Historischen Kommission bei der Bayerischen Akademie der Wissenschaften, 14. Bd., (1881), S. 527–528 [Online-Ressource]
- Eintrag zu Charlotte Heidenreich genannt von Siebold, in: Allgemeine Deutsche Biographie, hg. von der Historischen Kommission bei der Bayerischen Akademie der Wissenschaften, 11. Bd. (1880), S. 301–302 [Online-Ressource]
- Eintrag zu Dietrich Wilhelm Heinrich Busch, in: Allgemeine Deutsche Biographie, hg. von der Historischen Kommission bei der Bayerischen Akademie der Wissenschaften, 3. Bd. (1876), S. 635–636 [Online-Ressource]

HIRSCH, August: Geschichte der Wissenschaften in Deutschland. Neuere Zeit. 22. Bd.: Geschichte der medicinischen Wissenschaften in Deutschland, München, Leipzig 1893

HOFFMANN, Dennis R. et al.: Detection of platelet-activating factor in amniotic fluid of complicated pregnancies, in: American Journal of Obstetrics and Gynecology, 162. Jg., 2. Heft, February 1990, S. 525–528

HOSSFELD, Uwe: Geschichte der biologischen Anthropologie in Deutschland. Von den Anfängen bis in die Nachrkriegszeit, Stuttgart 2005

JAHN, Ilse: Die Bedeutung der Mikroskopie für die Theorienbildung, in: Geschichte der Biologie. Theorien, Methoden, Institutionen, Kurzbiographien, hg. von Ilse Jahn, Rolf Löther, Konrad Senglaub, 2. Auflage, Jena 1985, S. 219–223

JOCHMANN, Emil: Grundriss der Experimentalphysik, 1. Auflage, Paderborn 2012. Nachdruck des Originals von 1883

JØRGENSEN, Jan Stener *et al.*: Preterm labor: current tocolytic options for the treatment of preterm labor, in: Expert Opinion on Pharmacotherapy, 15. Jg., 5. Heft, April 2014, S. 585–588

KAHLE, Erhart: Eintrag zu Hermann Friedrich Kilian, in: Neue Deutsche Biographie, 11. Bd. (1977), S. 605 f [Online-Ressource]

KEIL, Gundolf: Eintrag zu Friedrich Wilhelm Johann Ignaz Scanzoni, in: Neue Deutsche Biographie, 22. Bd. (2005), S. 483–484 [Online-Ressource]

KNAUSS, Bernhard: Eintrag zu Carl Gustav Carus, in: Neue Deutsche Biographie, 3. Bd. (1957), S. 161–163 [Online-Ressource]

LABOUVIE, Eva: Beistand in Kindsnöten. Hebammen und weibliche Kultur auf dem Land (1550–1910), Frankfurt am Main, New York 1999

LAMONT, Callum D. *et al.*: The safety of tocolytics used for the inhibition of preterm labour, in: Expert Opinion on Drug Safety, 15. Jg., 9. Heft, September 2016, S. 1163–1173

LAUPHEIMER, Peter: Phlogiston oder Sauerstoff. Die Pharmazeutische Chemie in Deutschland zur Zeit des Übergangs von der Phlogistion- zur Oxidationstheorie, Stuttgart 1992

LEIBBRAND, Werner:
- Romantische Medizin, Hamburg 1937
- Die spekulative Medizin der Romantik, Hamburg 1956

LEICH, Pierre: Leitfossilien naturwissenschaftlichen Denkens, Würzburg 2001

LONGO, Lawrence D.; P. Reynolds: Some historical aspects of understandning placental development structure and function, in: The International Journal of Developmental Biology, 54. Jg., 2. Heft, 2010, S. 237–255

LÓPEZ BERNAL, A *et al.*: Surfactant stimulates prostaglandin E production in human amnion, in: BJOG: An International Journal of Obstetrics & Gynaecology, 95. Jg., 10. Heft, Oktober 1988, S. 1013–1017

LUCKNER, Max Josef: J.U.G. Schäffer's Theorie von der Sensibilität als Lebensprinzip in der organischen Natur und deren Verhältnis zu Will. Cullen's Neuropathologie, Diss. med., München 1933

LUDWIG, Hans: Die Entwicklung der deutschsprachigen Zeitschriften im Fach Gynäkologie und Geburtshilfe, in: Zur Geschichte der Gynäkologie und Geburtshilfe. Aus Anlaß des 100-jährigen Bestehens der Deutschen Gesellschaft für Gynäkologie und Geburtshilfe, hg. von Lutwin Beck, Berlin, Heidelberg 1986, S. 357–364

MAGON, Navneet; Kalra, Sanjay: The orgasmic history of oxytocin: Love, lust and labor, in: Indian Journal of Endoccrinology and Metabolism, 15. Jg., 3. Heft, S. 156–161

MCDONALD, Stuart; Faithfull, John W.: William Hunter's sources of pathological and anatomical specimens, with particular reference to obstetric subjects, in: William Hunter's World. The Art and Science of Eighteenth-Century Collecting, edited by E. Geoffrey Hancock, Nick Pearce and Mungo Campbell, Farnham, Surrey 2015, S. 45–58

MENDELSON, Carole R. *et al.*:
- Fetal-to-maternal signaling in the timing of birth, in: The Journal of Steroid Biochemistry and Molecular Biology, 170. Jg., Juni 2017, S. 19–27
- Minireview: Fetal-Maternal Hormonal Signaling in Pregnancy and Labor, in: Molecular Endocrinology, 23. Jg., 7. Heft, Juli 2009, S. 947–954

METZ-BECKER, Marita: Der verwaltete Körper. Die Medikalisierung schwangerer Frauen in den Gebärhäusern des frühen 19. Jahrhunderts, Frankfurt am Main, New York, 1997

MONTALBANO, Alina P. *et al.*: Mice deficient in surfactant protein A (SP-A) and SP-D or in TLR2 manifest delayed parturition and decreased expression of inflammatory and contractile genes, in: Endocrinology, 154. Jg., 1. Heft, Januar 2013, S. 483–498

MÖLLENDORFF, Wilhelm v. (Hrsg.): Handbuch der mikroskopischen Anatomie des Menschen, 2. Bd.: Die Gewebe, 3. Teil: Gewebe und Systeme der Muskulatur, Berlin 1931

NEEDHAM, Joseph: A history of embryology, New York 1959

POWER, Michael L.; Schulkin, Jay: The Evolution of the Human Placenta, Baltimore, Maryland 2012

ROBERTS, Christine L. *et al.*: Hypertensive disorders in pregnancy: a population-based study, in: The Medical Journal of Australia, 182. Jg., 7. Heft, April 2005, S. 332–335

Roguin, Ariel: Rene Theophile Hyacinthe Laënnec (1781 –1826): The man behind the stethoscope, in: Clinical Medicine & Research, 4. Jg., 3. Heft, September 2006, S. 230–235

Rothschuh, Karl Eduard: Konzepte der Medizin in Vergangenheit und Gegenwart, Stuttgart 1978

Sahmland, Irmtraut:

- Das „Universitäts-Entbindungshaus" in Gießen, in: Die Medizinische Fakultät der Universität Gießen: Institutionen, Akteure und Ereignisse von der Gründung 1607 bis in 20. Jahrhundert, hg. von Ulrike Enke, Stuttgart 2007, S. 99–140
- Die Etablierung einer neuen Disziplin. Ferdinand August Maria Franz von Ritgen und seine Leistungen im Fach Geburtshilfe, in: Professoren – Studenten – Patienten. Die Medizinische Fakultät Gießen, hg. von Ulrike Enke und Sigrid Oehler-Klein, Neustadt/Aisch 2007, S. 41–52

Sauer, Thomas; Vollmuth, Ralf: Friedrich Wilhelm Scanzoni von Lichtenfels (21.12.1821–12.6.1891): Zum 100. Todestag, in: Würzburger medizin-historische Mitteilungen, hg. von Michael Holler, Gundolf Keil, 10. Bd., Jg. 1992, S. 53–79

Sawin, Clark T.: William Bayliss and Ernest Starling (1860–1924) (1866–1927) – Molecular Messengers, in: A biographical history of endocrinology, hg. von D. Lynn Loriaux, New York 2016, S. 195–201

Schiffter, Roland: „… ich habe immer klüger gehandelt … als die philisterhafen Ärzte …". Romantische Medizin im Alltag der Bettina von Arnim – und anderswo, Würzburg 2006

Schlumbohm, Jürgen: Lebendige Phantome. Ein Entbindungshospital und seine Patientinnen 1751–1830, Göttingen 2012

Schnalke, Thomas: Von erdigen Konkrementen und kranken Knochen. Systematisierende Bestrebungen für die Pathologie im Walterschen Anatomischen Museum zu Berlin, in: Anatomie und Anatomische Sammlungen im 18. Jahrhundert. Anlässlich der 250. Wiederkehr des Geburtstages von Philipp Friedrich Theodor Meckel (1755–1803), hg. von Rüdiger Schultka, Josef N. Neumann, unter Mitarbeit von Susanne Weidemann, Berlin 2007, S. 295–316

Schönbauer, Leopold: Eintrag zu Johann Lukas Boër, in: Neue Deutsche Biographie, 2. Bd. (1955), S. 403–404 [Online-Ressource]

SCHOTT, Heinz: Geschichte der Medizin. Rückschau (3): Schädel, Hirn und Seele. Ursprung der modernen Neurowissenschaft, in: Deutsches Ärzteblatt 99, 21. Heft vom 24.05.2002, Seite A-1420

SCHULZ, Stefan: Die schwere Geburt als moralisches Problem. Das Denkkollektiv der Wiener Geburtshelfer 1754–1838, Habilitationsschrift, Bochum 2000

SCHWEDT, Georg: Plastisch, elastisch, fantastisch. Ohne Kunststoffe geht es nicht, Weinheim 2013

SCHWENK, Ernst F.: Sternstunden der frühen Chemie: von Johann Rudolph Glauber bis Justus von Liebig, 2. Auflage, München 2000

SCHWITTAY, Yvonne; David, Matthias: Die Geschichte der Frauenkliniken der Charité und der Berliner Universität von der Gründung bis in die 80er Jahre des 20. Jahrhunderts, dargestellt anhand der baulichen Entwicklung, in: Geschichte der Berliner Universitäts-Frauenkliniken. Strukturen, Personen und Ereignisse in und außerhalb der Charité, hg. von Andreas D. Ebert, Matthias David, Berlin, New York 2010, S. 27–51

SEIDEL, Hans-Christoph: Eine neue „Kultur des Gebärens". Die Medikalisierung von Geburt im 18. Und 19. Jahrhundert in Deutschland, Stuttgart 1998

SIBUM, Heinz Otto: Physik aus ihrer Geschichte verstehen: Entstehung und Entwicklung naturwissenschaftlicher Denk- und Arbeitsstile in der Elektrizitätsforschung des 18. Jahrhunders, Wiesbaden 1990

SOHNI, Hans Hans G.: Eintrag zu Johann Christian Gottfried Jörg, in: Neue Deutsche Biographie, 10. Bd. (1974), S. 462 f [Online-Ressource]

STAUBER, Manfred; Weyerstahl, Thomas (Hrsg.): Duale Reihe. Gynäkologie und Geburtshilfe, 3. Auflage, Thieme, Stuttgart 2007

STÖRIG, Hans Joachim: Kleine Weltgeschichte der Philosophie, Frankfurt am Main 2002

SUDHOFF, Karl; Meyer-Steineg, Theodor: Geschichte der Medizin im Überblick mit Abbildungen, Jena 1921

THANGARAJAH, Fabinshy *et al.*: Induction of Labour in Late and Postterm Pregnancies and its Impact on Maternal and Neonatal Outcome, in: Geburtshilfe und Frauenheilkunde, 76. Jg., 7. Heft, Juli 2016, S. 793–798

URAY, Johannes: Die Wöhlersche Harnstoffsynthese und das wissenschaftliche Weltbild. Analyse eines Mythos, Graz 2009

VAN HOORN, Tanja: Hydra. Die Süßwasserpolypen und ihre Sprößlinge in der Anthropologie der Aufklärung, in: Physis und Norm. Neue Perspektiven der Anthropologie im 18. Jahrhundert, hg. von Manfred Beetz, Jörn Garber, Heinz Thoma, Göttingen 2007, S. 29–48

VOIT, Carl von: Eintrag über Karl Friedrich Burdach, in: Allgemeine Deutsche Biographie, hg. von der Historischen Kommission bei der Bayerischen Akademie der Wissenschaften, 3. Bd. (1876), S. 578–580 [Online-Ressource]

VON MEYER, Ernst: Geschichte der Chemie. Von den ältesten Zeiten bis zur Gegenwart. Zugleich Einführung in das Studium der Chemie, 3. Auflage, Leipzig 1905

WEISCHEDEL, Wilhelm: Die philosophische Hintertreppe. 34 grosse Philosophen im Alltag und Denken, 25. Auflage, München 2003

WELLMANN, Janina: Keine Ikone der Entwicklung. Die ‚Icones embryonum humanorum' von Samuel Thomas Soemmerring, in: Kulturen des Wissens im 18. Jahrhundert, hg. von Ulrich Johannes Schneider, Berlin 2008, S. 585–594

WINCKEL, Franz von:
- Eintrag zu Hermann Franz Carl Joseph Naegele, in: Allgemeine Deutsche Biographie, hg. von der Historischen Kommission bei der Bayerischen Akademie der Wissenschaften, 23. Bd. (1886), S. 218–219 [Online-Ressource]
- Eintrag zu Friedrich Benjamin Osiander, in: Allgemeine Deutsche Biographie, hg. von der Historischen Kommission bei der Bayerischen Akademie der Wissenschaften, 24. Bd. (1887), S. 486–487 [Online-Ressource]
- Eintrag zu Adam Elias von Siebold, in: Allgemeine Deutsche Biographie, hg. von der Historischen Kommission bei der Bayerischen Akademie der Wissenschaften, 34. Bd. (1892), S. 183–184 [Online-Ressource]
- Eintrag zu Friedrich Wilhelm Johann Ignaz Scanzoni, in: Allgemeine Deutsche Biographie, hg. von der Historischen Kommission bei der Bayerischen Akademie der Wissenschaften, 53. Bd. (1907), S. 724–726 [Online-Ressource]

WITTKAU-HORGBY, Annette: Materialismus. Entstehung und Wirkung in den Wissenschaften des 19. Jahrhunderts, Göttingen 1998

WOLF, Eduard: Ferdinand August Maria Franz von Ritgen. Ein Beitrag zur Geschichte der Medizin und Naturphilosophie, Halle 1913

WORTMANN, Teresa: Dr. Johann Ulrich Gottlieb von Schäffer (1753–1829). Regensburger Arzt zwischen Aufklärung und Romantischer Medizin, Diss. med., Regensburg 2011

WYDER, Margrit: Goethes Naturmodell. Die Scala Naturae und ihre Transformationen, Köln, Weimar, Wien 1998

ZIMMERMANN, Volker: „Eine Medicinische Facultät in Flor bringen". Zur Geschichte der Medizinischen Fakultät der Georg-August-Universität Göttingen, Göttingen 2009

ZUNKE, Christine: Kritik der Hirnforschung. Neurophysiologie und Willensfreiheit, Berlin 2008

8.4 Bildnachweise

Abb. 1: Der Homunculus. Aus: Nicolas Hartsoeker, „Essay de dioptrique", Paris 1694, S. 230.

Abb. 2: Icones embryonum humanorum. Aus: Samuel Thomas von Soemmerring, „Icones embryonum humanorum", Frankfurt am Main 1799, Tafel I.

Abb. 3: Animalischer Magnetismus: Animal magnetism – the operator putting his patient into a crisis. Aus: Ebenezer Sibly, „A key to physic and the occult sciences", London 1794, S. 220.

Abb. 4: Darstellung diverser Zellstrukturen organischer Lebewesen. Aus: Theodor Schwann, „Mikroskopische Untersuchungen über die Uebereinstimmung in der Struktur und dem Wachsthum der Thiere und Pflanzen", Berlin 1839, Tafel I.

Abb. 5: Organologie: Front and side view of bust with phrenological sections identified (1851). Bild der *Images from the History of Medicine* (IHM), Gemeinfrei [Online - Ressource].

Abb. 6: Abbildung eines Fötus der 7. Schwangerschaftswoche in der Gebärmutter. Aus: Rudolf Wagner, „Erläuterungstafeln zur Physiologie und Entwickelungsgeschichte mit vorzüglicher

Rücksicht auf seine Lehrbücher über Physiologie und vergleichende Anatomie", Leipzig 1839, Tafel IX, Figur 1.

Abb. 7: Versuchsaufbau nach John Mayow. Aus: John Mayow, „Tractatus quinque medico-physici. Quorum primus agit de sal-nitro, et spiritu nitro-aereo. Secundus de respiratione. Tertius de respiratione foetus in utero, et ovo. Quartus de motu musculari, et spiritibus animalibus. Ultimus de rhachitide", Oxford 1674, Tab. 5, Figur 2.

Abb. 8: Darstellungen der menschlichen Plazenta. Aus: Dietrich Wilhelm Heinrich Busch, „Atlas geburtshülflicher Abbildungen, mit Bezugnahme auf das Lehrbuch der Geburtskunde", 2. Auflage, Berlin 1851, Tafel XII, Figur 60, 61, 62, 63, 64 und 65.

Abb. 9: Skelettmuskulatur im Mikroskop. Aus: Heinrich Frey, „Das Mikroskop und die mikroskopische Technik. Ein Handbuch für Ärzte und Studirende", Leipzig 1863, S. 227, Figur 106.

Abb. 10: Abbildung der Muskelfasern der schwangeren Gebärmutter. Aus: William Hunter, „Anatomia uteri humani gravidi tabulis illustrata", London 1774, Tafel XIV.

Abb. 11: Gebärmutter einer Schwangeren. Präparat von Johann Gottlieb Walter, Sammlung Walter, Anatomisches Museum, Berlin 1785. Restauration 1994 von Günter Wilcke. Sammlungszugehörigkeit: Sammlung am Centrum für Anatomie, Charité, Berlin, URL: http://www.sammlungen.hu-berlin.de Foto: Barbara Herrenkind, Humboldt-Universität zu Berlin. Gedruckt mit freundlicher Genehmigung der Fotografin.

Abb. 12: Darstellungen der der glatten Muskulatur nach Albert Koelliker. Aus: Albert Koelliker, „Beiträge zur Kenntniss der glatten Muskeln", in: Zeitschrift für wissenschaftliche Zoologie, hg. von Carl Theodor von Siebold, Albert Kölliker, 1. Bd., Leipzig 1849, S. 48–87, Tafel VI, Figur 23 und 24.

Abb. 13: Die Geburt des Kindes in Schädellage. Aus: Dietrich Wilhelm Heinrich Busch, „Atlas geburtshülflicher Abbildungen, mit Bezugnahme auf das Lehrbuch der Geburtskunde", 2. Auflage, Berlin 1851, Tafel XVI, Figur 78 und 79.

Abb. 14: Der Eiergang und der Darm einer Henne. Aus: Carl Gustav Carus, „Zwanzig Kupfertafeln nebst deren Erklärung zur Zootomie", Leipzig 1818, Tafel XVI, Figur XVI.

Abb. 15: Darstellung eines Embryo aus der vierten Woche der Schwangerschaft, nach Johannes Müller. Aus: Rudolf Wagner, „Erläuterungstafeln zur Physiologie und Entwickelungsgeschichte mit vorzüglicher Rücksicht auf seine Lehrbücher über Physiologie und vergleichende Anatomie", Leipzig 1839, Tafel VII, Figur XII.

Abb. 16: Carl Gustav Carus, Mondnacht bei Rügen. Um 1819. Öl auf Leinwand, 38 x 47,5 cm. Galerie Neue Meister, Gal.-Nr. 2215 L Foto: © Albertinum/Galerie Neue Meister, Staatliche Kunstsammlungen Dresden, Jürgen Karpinski. Gedruckt mit freundlicher Genehmigung der Staatlichen Kunstsammlungen Dresden.

Abb. 17: Abbildungen unterschiedlicher Gehirne im Vergleich. Aus: Carl Gustav Carus, „Versuch einer Darstellung des Nervensystems und insbesondre des Gehirns nach ihrer Bedeutung, Entwickelung und Vollendung im thierischen Organismus", Leipzig 1814, Abbildungen der Tafel II bis VI.

Abb. 18: Darstellungen der menschlichen Gebärmutter. Aus: Carl Gustav Carus, „Lehrbuch der Gynäkologie", 1. Teil, Leipzig 1820, Tafel I, Figur I und II.

Abb. 19: Follikel im menschlichen Ovar. Aus: Carl Gustav Carus „System der Physiologie", Dresden, Leipzig 1838, S. 160.

Abb. 20: Darstellung eines Fötus im Mutterleib. Aus: Carl Gustav Carus, „Lehrbuch der Gynäkologie", 2. Teil, Leipzig 1820, Tafel II, Figur I, II, III und IV.

Abb. 21: Darstellung der künslichen Erweiterung des Muttermundes durch das Dilatatorium. Aus: Dietrich Wilhelm Heinrich Busch, „Atlas geburtshülflicher Abbildungen, mit Bezugnahme auf das Lehrbuch der Geburtskunde", 2. Auflage, Berlin 1851, Tafel XXX, Figur 125.

Abb. 22: Profilansicht einer Schwangeren zu unterschiedlichen Zeitpunkten der Schwangerschaft. Aus: Dietrich Wilhelm Heinrich Busch, „Atlas geburtshülflicher Abbildungen, mit Bezugnahme auf das Lehrbuch der Geburtskunde", 2. Auflage, Berlin 1851, Tafel IX, Figur 44, 45, 46 und 47.

Abb. 23: Das Geburtslager in Rückenlage des Weibes und das Geburtskissen. Aus: Dietrich Wilhelm Heinrich Busch, „Atlas geburtshülflicher Abbildungen, mit Bezugnahme auf das Lehrbuch der Geburtskunde", 2. Auflage, Berlin 1851, Tafel XXVIII, Figur 120 und 121.

Abb. 24: Die weiblichen Geschlechtsorgane außerhalb der Schwangerschaft. Aus: Friedrich Wilhelm Scanzoni, „Lehrbuch der Geburtshilfe", 1. Bd., Wien 1849, S. 35, Figur 11.

Abb. 25: Darstellung des Verlaufs der Muskelfasern an einer Gebärmutter kurz nach der Entbindung. Aus: Friedrich Wilhelm Scanzoni, „Lehrbuch der Geburtshilfe", 1. Bd., Wien 1849, S. 64, Figur 19 und 20.

Abb. 26: Darstellung des Graaf'schen Follikels mit darinliegender Eizelle. Aus: Friedrich Wilhelm Scanzoni, „Lehrbuch der Geburtshilfe", 1. Bd., Wien 1849, S. 37, Figur 12.

Abb. 27: Haltung des Fötus in der Gebärmutter. Aus: Friedrich Wilhelm Scanzoni, „Lehrbuch der Geburtshilfe", 1. Bd., Wien 1849, S. 101, Figur 50.

**Beiträge zur Wissenschafts- und Medizingeschichte
Marburger Schriftenreihe**

Herausgegeben von Irmtraut Sahmland

Band 1   Sabine Eckhardt: Die Gefäßchirurgie im Ersten Weltkrieg. 2014.

Band 2   Natascha Noll: Pflege im Hospital. Die Aufwärter und Aufwärterinnen von Merxhausen (16. - Anfang 19. Jh.). 2015.

Band 3   Nina Ulrich: Das Museum Anatomicum am Fachbereich Medizin der Philipps-Universität Marburg. Provenienzforschung zu einer Lehrsammlung des 19. Jahrhunderts. 2017.

Band 4   Gerhard Aumüller / Irmtraut Sahmland (Hrsg.): Karrierestrategien jüdischer Ärzte im 18. und frühen 19. Jahrhundert. Symposium mit Rundtisch-Gespräch zum 200. Todestag von Adalbert Friedrich Marcus (1753-1816). 2018.

Band 5   Annika Platte: Das Ereignis der Geburt. Medizinisches Wissen und Deutung des Geburtsaktes vom ausgehenden 18. bis zur Mitte des 19. Jahrhunderts. 2018.

www.peterlang.com

www.ingramcontent.com/pod-product-compliance
Ingram Content Group UK Ltd.
Pitfield, Milton Keynes, MK11 3LW, UK
UKHW021828210426
5322IPUK00004B/79